Alternative operative Therapien in der Uroonkologie

Martin Schostak
Andreas Blana
(Hrsg.)

Alternative operative Therapien in der Uroonkologie

Operationen, Interventionelle Techniken, Radiochemotherapie

Mit 109 Abbildungen

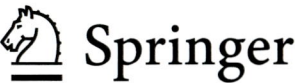 Springer

Herausgeber
Martin Schostak
Universitätsklinikum Magdeburg A.ö.R., Urologische Klinik,
Zertifiziertes Prostatakrebszentrum, Magdeburg

Andreas Blana
Klinikum Fürth, Klinik für Urologie und Kinderurologie, Fürth

ISBN 978-3-662-44419-1   978-3-662-44420-7 (eBook)
DOI 10.1007/978-3-662-44420-7

Die Deutsche Nationalbibliothek verzeichnet diese Publikation in der Deutschen Nationalbibliografie;
detaillierte bibliografische Daten sind im Internet über http://dnb.d-nb.de abrufbar.

Grafiker/Zeichner/Illustrator: Ingrid Schobel, Hannover
Umschlaggestaltung: deblik Berlin
Fotonachweis Umschlag: © thinkstock

Gedruckt auf säurefreiem und chlorfrei gebleichtem Papier

Springer-Verlag ist Teil der Fachverlagsgruppe Springer Science+Business Media
www.springer.com

Geleitwort: Uroonkologie – Paradigmenshifts

Bildgebende Verfahren spielten über Jahrzehnte keine wesentliche Rolle beim Prostatakarzinom. In den letzten 2 Jahren hat sich dieses Paradigma dramatisch geändert. Die Verfügbarkeit von 3-Tesla-MRT-Geräten und multiparametrischen Auswertungen hat nicht nur die Indikation zur Bildgebung im Rahmen der Früherkennung verändert, sondern auch die Technik der Prostatabiopsie. Durch die Möglichkeit, das Prostatakarzinom mit hoher Sensitivität und Spezifität im MRT zu erkennen und diese Information per Bildfusion auf Ultraschallgeräte zu übertragen, haben einige Zentren die Fusionsbiopsie zu einer potenziell überlegenen Alternative zur systematischen TRUS-Biopsie entwickelt.

Auch die fokale Therapie des Prostatakarzinoms hat durch die Fortschritte in der Bildgebung einen neuen Schub bekommen. Wird der Tumor »sichtbar« gemacht, kann das alte Paradigma, dass immer die gesamte Prostata »radikal« operiert oder bestrahlt werden müsse, ebenfalls hinterfragt werden.

Bei anderen Tumorarten (Harnblasenkarzinom, Nierenzellkarzinom) ist dieser Shift teils schon vollzogen, wird jedoch vermutlich vielerorts noch »unterbenutzt«. Beim Prostatakarzinom muss die fokale »organerhaltende« Therapie unter den Bedingungen moderner Bildgebung komplett neu evaluiert werden.

Die Bewertung innovativer Verfahren in der interventionellen Medizin ist bisweilen schwierig, die Pfade zwischen Innovationsbedürfnis, Marketing und soliden Daten aus klinischen Studien sind oft schmal. Die Zusammenstellung in diesem Buch soll helfen, sich auf diesem sich schnell ändernden Gebiet der Uroonkologie zu orientieren.

K. Miller

Vorwort der Herausgeber

Die chirurgische Behandlung urologischer Tumore war jahrzehntelang durch einen Ansatz aus den 1960er-Jahren geprägt: Eine Erkennung des Krebses zum frühestmöglichen Zeitpunkt und eine möglichst radikale Chirurgie des betroffenen Organs biete die besten Überlebensaussichten und sei unbedingt anzustreben. Im letzten Jahrzehnt hat sich hingegen in der operativen Uroonkologie ein neuer Trend hin zu möglichst organschonenden Therapieansätzen durchgesetzt. So ist eine Nierenteilresektion heutzutage als Standard in nationalen und internationalen Leitlinien verankert. Die Gleichwertigkeit einer Nierenteilresektion mit einer radikalen Nephrektomie bezieht sich im Wesentlichen auf onkologische Ergebnisse, d. h. krankheitsfreies Überleben und Gesamtüberleben. Die Gefahr einer konsekutiven Niereninsuffizienz korreliert mit dem Ausmaß entfernten Nierengewebes und ist deshalb heute das führende Argument für die Organschonung geworden.

Obwohl die Laparoskopie in der Nierenchirurgie schon seit ca. 20 Jahren angewendet wird und in der roboterassistierten Form auch bei komplexen Tumoren angewandt werden kann, ist die offene Nierenteilresektion noch immer weitverbreitet. Nachteile des gegenüber der Laparoskopie erhöhten Zugangstraumas, naturgemäß verbunden mit einer größeren Morbidität, werden dabei in einer Einrichtung, die nur offene Operationen durchführt, sicher nicht ausdrücklich hervorgehoben. Hier offenbart sich ein typisches Problem der Versorgungslandschaft. Insbesondere eine intransparente Aufklärung führt bei manchen Betroffenen zur Abkehr vom Standard und zur Suche nach alternativen Techniken. Dabei handelt es sich um Verfahren, welche als noch nicht standardisiert gelten, d. h. die wissenschaftliche Prüfung ist noch nicht abgeschlossen und es gibt bei der Anwendung unterschiedliche Modifikationen. Solche Techniken sollten idealerweise eine möglichst gleichwertige onkologische Effektivität bei weniger Invasivität bzw. besserem Erhalt der Lebensqualität erzielen. Auf die Nierenkrebstherapie bezogen wäre damit v. a. der operative Zugang gemeint.

Die durch das PSA-Screening (PSA: prostataspezifisches Antigen) in vielen Fällen ausgelöste Überdiagnose des Niedrigrisikoprostatakrebses führt in weiterer Folge häufig zu einer Übertherapie. Seit 2012 besteht deshalb eine sehr deutliche Abkehr sowohl von der Krebsfrüherkennung im Allgemeinen wie auch von den bisher dominierenden Standardtherapien der radikalen Prostatektomie und der perkutanen Strahlentherapie. In der Tat offenbarte sich nun, dass beide Standardtherapien im Laufe der Jahrzehnte zwar sehr deutliche Verbesserungen, z. B. die potenzschonende Technik, erfahren haben, jedoch das Grundprinzip der Behandlung des ganzen Organs nie infrage gestellt haben. Dieser Umstand wird nun von der Bevölkerung als bedeutender Nachteil wahrgenommen.

Als Ausweg aus diesem Dilemma bietet sich eine aktive Überwachung an. Zumindest in Deutschland ist die Akzeptanz der aktiven Überwachung jedoch bei Patienten und der Ärzteschaft noch relativ gering. Im Gegensatz dazu wurden 2014 in Skandinavien und den USA bereits etwa 75 % dieser Fälle nur aktiv überwacht. Die Angst, dass der Krebs im weiteren Verlauf wegen eines gefühlt untätigen Abwartens in ein ungünstigeres Stadium fortschreitet, dessen Heilung ungewiss ist, verleitet hierzulande offenbar viele Betroffene bereits in den ersten Jahren zum Abbruch der beobachtenden Strategie, ohne dass dies durch objektive Befunde untermauert wäre. Auf der anderen Seite ist die aktive Überwachung für die Ärzteschaft aufwendig und nicht zuletzt gegenüber Radikaltherapien auch schlecht bezahlt. Alternative Behandlungsmethoden und insbesondere eine sog. fokale Behandlung bieten sich als Kompromiss im Spannungsfeld zwischen den Polen an.

Dieses Buch trägt den umfangreichen Neuerungen in der operativen Uroonkologie Rechnung und fasst diese komprimiert zusammen. Die Beiträge zu hochintensivem Ultraschall, Kryotherapie und diversen anderen Therapien bei Nieren-, Blasen, Prostata- und Hodentumoren wurden von anerkannten Experten der jeweiligen Technik verfasst. Die Beiträge beschreiben die angewandte Technik in leicht nachvollziehbarer Weise, erläutern die vorliegende Evidenz und wurden durch persönliche Einschätzungen der Autoren zur Technik sowie durch Tipps und Tricks ergänzt. Wesentliche Verfahren werden in der praktischen Durchführung sehr detailliert dargestellt, was dem Leser die Nachvollziehbarkeit der Technik erleichtern soll.

Die Lektüre soll den Leser in die Lage versetzen, eine realistische Einschätzung der tatsächlichen Wertigkeit der beschriebenen Verfahren zu gewinnen. Die Herausgeber heben hervor, dass das Fazit der Autoren keineswegs durchgehend positiv ausfällt. Es werden auch Techniken beschrieben, die sich zwar in den letzten Jahren einer großen Bekanntheit und heftiger Publikationstätigkeit erfreut haben, die sich aber dennoch nicht in der Breite durchgesetzt haben.

Alternative Therapien werden nicht nur in frühen Stadien urologischer Tumoren, sondern gerade auch dann angewendet, wenn die Standards nicht mehr in gleicher Weise zur Verfügung stehen. Das gilt insbesondere für Zweit- oder Drittlinienbehandlungen, also Salvageverfahren. Im diesem Sektor werden einzelne Verfahren sogar in den Leitlinien als Behandlungsmöglichkeit genannt (Salvage-HIFU [hochintensiver fokussierter Ultraschall] bei Lokalrezidiv nach perkutaner Strahlentherapie der Prostata). Ein höheres Alter oder eine gesteigerte Komorbidität können ebenfalls Gründe sei, warum eine Standardtherapie wie z. B. die radikale Prostatektomie nicht ohne weiteres anwendbar ist und dringend Alternativen gesucht werden.

Ein Buch, das sich mit aktuellsten Entwicklungen in der operativen Urologie befasst, wird immer auch von den neuesten Entwicklungen überholt. Aus diesem Grund wurden die Kapitel bis kurz vor der Drucklegung aktualisiert und geben jeweils auch einen Ausblick auf die mögliche Zukunft der jeweiligen Methode.

M. Schostak, A. Blana

Die Herausgeber

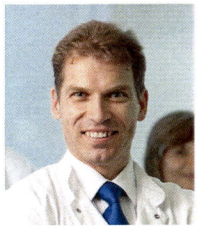 Prof. Dr. med. Martin Schostak wurde 2011 auf den Lehrstuhl für Urologie nach Magdeburg berufen. Er ist Direktor der urologischen Klinik des Universitätsklinikums. Seine Spezialgebiete sind organ- und funktionsschonende chirurgische Verfahren sowie die s.g. fokale Therapie urologischer Tumorerkrankungen. Er ist Vorsitzender des Arbeitskreises Fokale Therapie der Deutschen Urologen.

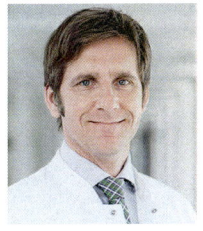 Prof. Dr. med. Andreas Blana ist seit 2009 Chefarzt der Klinik für Urologie und Kinderurologie am Klinikum Fürth. Schwerpunkt seiner klinischen und wissenschaftlichen Tätigkeit sind minimalinvasive operative Therapieverfahren. Insbesondere auf dem Gebiet des hochintensiven fokussierten Ultraschalls (HIFU) hat er eine langjährige Erfahrung.

Inhaltsverzeichnis

Autorenverzeichnis

Priv.-Doz. Dr. med. Daniel Baumunk

Klinik für Urologie und Kinderurologie
Universitätsklinikum Magdeburg A. ö. R.
Leipziger Straße 44
39120 Magdeburg

Prof. Dr. med. Andreas Blana

Klinik für Urologie und Kinderurologie
Klinikum Fürth
Jakob-Henle-Straße 1
90766 Fürth

Dr. med. Tina Bretschneider

Klinik für Radiologie und Nuklearmedizin
Universitätsklinikum Magdeburg A. ö. R.
Leipziger Straße 44
39120 Magdeburg

Priv.-Doz. Dr. med. Frank Christoph

Urologie Citywest
Praxis für Urologie und Andrologie
Joachim-Friedrich-Straße 16
10711 Berlin

Dr. med. Björn Friebe

Klinik für Radiologie und Nuklearmedizin
Universitätsklinikum Magdeburg A. ö. R.
Leipziger Straße 44
39120 Magdeburg

Priv.-Doz. Dr. med. Roman Ganzer

Klinik und Poliklinik für Urologie
Universitätsklinikum Leipzig
Liebigstraße 20
04103 Leipzig

Prof. Dr. med. Dr. h.c. Axel Heidenreich

Klinik für Urologie
Universitätsklinikum der RWTH Aachen
Pauwelsstraße 30
52074 Aachen

Dr. med. Thomas O. Henkel

Ihre Urologen / iBrachy Zentrum Berlin
Britzer Damm 63
12347 Berlin

Prof. Dr. med. Stefan Höcht

Xcare Praxis für Strahlentherapie
Hubert-Schreiner-Straße 1
66740 Saarlouis

Dr. med. Frank Kahmann

Ihre Urologen / iBrachy Zentrum Berlin
Britzer Damm 63
12347 Berlin

Priv.-Doz. Dr. med. Carsten Kempkensteffen

Klinik für Urologie
Charité – Universitätsmedizin Berlin
Hindenburgdamm 30
12203 Berlin

Prof. Dr. med. H. Christoph Klingler

Urologische Abteilung mit
Kompetenz-Zentrum für Kinderurologie
Wilhelminenspital, Wiener KAV
Montleartstraße 37
1160 Wien, Österreich

Priv.-Doz. Dr. med. habil. Uwe-Bernd Liehr

Klinik für Urologie und Kinderurologie
Universitätsklinikum Magdeburg A. ö. R.
Leipziger Straße 44
39120 Magdeburg

Prof. Dr. med. Kurt Miller

Klinik für Urologie
Charité – Universitätsmedizin Berlin
Hindenburgdamm 30
12203 Berlin

Dr. med. Martin Nausner

Xcare Praxis für Strahlentherapie
Hubert-Schreiner-Straße 1
66740 Saarlouis

Prof. Dr. med. Jens Ricke

Klinik für Radiologie
Universitätsklinikum Magdeburg A. ö. R.
Leipziger Straße 44
39120 Magdeburg

Priv.-Doz. Dr. med. Alexander Roosen

Klinik für Urologie
Augusta-Kranken-Anstalt gGmbH
Bergstraße 26
44791 Bochum

Priv.-Doz. Dr. med. Georg Salomon

Martini-Klinik am Universitätsklinikum
Hamburg-Eppendorf
Martinistraße 52
20246 Hamburg

Prof. Dr. med. Martin Schostak

Klinik für Urologie und Kinderurologie
Universitätsklinikum Magdeburg A. ö. R.
Leipziger Straße 44
39120 Magdeburg

Dr. med. Ludger Sentker

Urologische Gemeinschaftspraxis
Hauptstraße 71
74889 Sinsheim

Dr. med. Sabina Sevenco

Univ. Klinik für Urologie
Medizinische Universität Wien
Währinger Gürtel 18–20
1090 Wien, Österreich

Prof. Dr. med. Martin Susani

Univ. Klinik für Pathologie
Medizinische Universität Wien
Währinger Gürtel 18–20
1090 Wien, Österreich

Dr. med. Johann Jakob Wendler

Klinik für Urologie und Kinderurologie
Universitätsklinikum Magdeburg A. ö. R.
Leipziger Straße 44
39120 Magdeburg

Abkürzungsverzeichnis

A	Ampere	HDR	High Dose Rate
a.-p.	Anterior-posterior	HE	Hämatoxylin-Eosin
ABS	American Brachytherapy Society	HIFU	Hochintensiver fokussierter Ultraschall
ADT	Androgendeprivationstherapie	HELP	Hochintensiver Fokussierter Ultraschall
AMACR	α-Methylacyl-CoA-Racemase		[HIFU] und Eligard bei Hochrisiko-
AS	Active-Surveillance-Strategie		Prostatakrebspatienten
ASA	American Society of Anesthesiologists	HR	Hazard Ratio
ASTRO	American Society for Therapeutic	HSP	Hitzeschockproteine
	Radiology and Oncology	HT	Hyperthermie
AUO	Arbeitsgemeinschaft Urologische	Hz	Hertz
	Onkologie		
		IGRT	Image Guided Radiotherapy
BCG	Bacillus Calmette-Guérin	IIEF	Internationaler Index der erektilen
BPH	Benigne Prostatahyperplasie		Funktion
		IMRT	Intensitätsmodulierte Radiotherapie
CE	Communauté-Européenne	iPDT	Interstitielle photodynamische Therapie
Charr	Charrière	IPSS	Internationaler Prostata-Symptom-Score
Ci	Curie	IRE	Irreversible Elektroporation
CI	Konfidenzintervall		
CIS	Carcinoma in situ	KZT	Keimzelltumoren
COLD	Cryo On-Line Database		
CT	Computertomographie	LCD	Liquid Crystal Display
CTCAE	Common Terminology/Toxcity Criteria for	LDI	Light Density Index
	Adverse Events	LDR	Low Dose Rate
CTV	Clinical Target Volume	LENT/SOM	Late Effects of Normal Tissue (Subjective,
			Objective and Management Elements)
DEGRO	Deutsche Gesellschaft für Radioonkologie	LH	Luteinisierendes Hormon
DGU	Deutsche Gesellschaft für Urologie	LITT	Laserinduzierte interstitielle
DRG	Deutsche Radiologische Gesellschaft		Thermotherapie
DSA	Digitale Subtraktionsangiographie	LUTS	Lower Urinary Tract Symptoms
EAU	European Association of Urology	MAG3	^{99m}Tc-Mercaptoacetyltriglycin
EBRT	External Beam Radiation Therapy	MDR	Medium Dose Rate
ECOG	Eastern Cooperative Oncology Group	MIB-1	Molecular Immunology Borstel-1
eGFR	Estimated Glomerular Filtration Rate	MMC	Mitomycin C
EK	Evidenzklassen	MPG	Medizinproduktegesetz
EKG	Elektrokardiogramm	mpMRT	Multiparametrische Magnetresonanz-
EMDA	Electromotive Drug Admistration		tomographie
ESMO	European Society for Medical Oncology	MRT	Kernspintomographie/Magnetresonanz-
ESTRO	European Society of Therapeutic		tomographie
	Radiology and Oncology	MSKCC	Memorial-Sloan Kettering Cancer Center
		mTHPC	Meso-Tetrahydroxyphenylchlorin
FACT-P	Functional Assessment of Cancer Therapy		
	– Prostate Cancer	NADH	Nikotin-Adenin-Dinukleotid
FDA	Food and Drug Administration	NICE	National Institute for Health and Clinical
FSH	Follikelstimulierendes Hormon		Excellence
FTPC	Focal Therapy for Prostate Cancer	NIS	Nationwide Inpatient Sample
		NK	Natürliche Killerzellen
G	Gauge	NTIRE	Nonthermale irreversible Elektroporation
GFR	Glomeruläre Filtrationsrate	NW	Nebenwirkungen
GRE	Gradientenechosequenzen	NZK	Nierenzellkarzinom
GTV	Gross Tumor Volume		
Gy	Gray		

OAS	Overall Survival
OP	Operation
PDF5	Phosphodiesterase-5
PDT	Photodynamische Therapie
PET	Positronenemissionstomographie
PFÜ	Progressionsfreies Überleben
PI-RADS	Prostate Imaging-Reporting and Data System
PORPUS	Patient-Oriented Prostate Utility Scale
PSA	Prostataspezifisches Antigen
PSID	Permanent Seed Implant Dosimetry
RE	Reversible Elektroporation
RFA	Radiofrequenzablation
ROS	Reaktive Sauerstoffspezies
RPE	Radikale Prostatektomie
RR	Response Rate
RTOG	Radiotherapy and Oncology Group
SEER	Surveillance, Epidemiology and End Results
SIB	Simultaneous Integrated Boost
SIRT	Selektive interstitielle Radiotherapie
SPIRIT	Supporting Policy In health with Research: an Intervention Trial
SRM	Small Renal Masses
TACE/TAE	Transarterielle (Chemo-)Embolisation
TIN	Testikuläre intraepitheliale Neoplasie
TRUS	Transrektaler Ultraschall, transrektale Ultraschalluntersuchung
TUR	Transurethrale Resektion
TUR-B	Transurethrale Resektion der Blase/eines Blasentumors
TUR-P	Transurethrale Resektion der Prostata
UCLA-PCI	University of California-Los Angeles Prostate Cancer Index
V	Volt
VMAT	Volumetric Modulated Arc Therapy
VTP	Vascular Targeted Photodynamic Therapy
W	Watt
WST	Water-Soluble Tetrazolium Salt
WW	Watchful Waiting

Alternative Verfahren bei Prostatakrebs

M. Schostak, A. Blana, R. Ganzer, D. Baumunk, L. J. Sentker, G. Salomon, A. Roosen, F. Kahmann, T. O. Henkel

M. Schostak, A. Blana (Hrsg.), *Alternative operative Therapien in der Uroonkologie*,
DOI 10.1007/978-3-662-44420-7_1, © Springer-Verlag Berlin Heidelberg 2016

1.1 Hochintensiver fokussierter Ultraschall (HIFU)

1.1.1 Technische Grundlagen

M. Schostak

HIFU-Technik

Die HIFU-Therapie beruht auf piezoelektrischen oder piezokeramischen Schallsendern, die Ultraschallwellen mit Frequenzen von 0,5–10 MHz erzeugen. Diese Ultraschallwellen werden mithilfe akustischer Linsen oder parabolförmiger Reflektoren auf einen oder mehrere Fokuspunkte im Gewebe konzentriert. Die Wirksamkeit der HIFU-Therapie beruht auf dem thermischen und dem mechanischen Effekt:

- Durch Absorption des Ultraschalls im Gewebe kommt es zu einer Hitzedestruktion des Gewebes. Dabei ist die eingestrahlte Schallenergie zusammen mit einem Absorptionskoeffizienten des jeweiligen Gewebes für den Grad der Erwärmung (65–100 °C) und somit den **thermischen Effekt** verantwortlich.
- Durch den Unterdruck der Schallwellen entstehen Kavitationen (temporäre kleine Hohlräume im Gewebe), die nach wenigen Minuten kollabieren. Zusammen mit den dadurch entstehenden sehr hohen Drücken bedingen sie den **mechanischen Effekt** der HIFU-Therapie.

Das gemeinsame Ergebnis der beiden genannten Effekte sind Koagulationsnekrosen. Sie haben eine längsovale Form und ihre Größe ist vom jeweiligen Gerät abhängig. Es gibt dabei eine scharfe Demarkation zwischen Nekrose und nicht behandeltem Gewebe. Verantwortlich dafür ist der steile Temperaturgradient zwischen der Läsion und dem benachbarten Gewebe, wie durch histologische Untersuchungen nach HIFU nachgewiesen wurde. Um größere Volumina behandeln zu können, werden viele Läsionen nebeneinandergelegt. Die HIFU-Behandlung erfolgt bei der Therapie des Prostatakarzinoms in sich überlappenden Behandlungsblöcken, vom Apex zur Basis, unter Schonung des Rektums.

Das Gewebe, das zwischen Therapieschallkopf und Läsion liegt, wird weder durch den thermischen noch durch den mechanischen Effekt in Mitleidenschaft gezogen.

Gerätetypen

Derzeit gibt es auf dem Markt 2 Firmen, die HIFU-Geräte speziell zur Behandlung des Prostatakarzinoms anbieten.

Die Firma SonaCare Medical (USA) vertreibt das Gerät **Sonablate**. Das **Sonablate 200** wurde erstmals 1994 in Österreich klinisch eingesetzt, 2001 erhielt das **Sonablate 500** (◘ Abb. 1.1) das CE-Zeichen (CE: Communauté Européenne). Es besteht aus einer Konsole, die an einen Behandlungstisch gestellt wird, und einem zusätzlichen Kühlungssystem. Die Behandlung erfolgt in Steinschnittlage.

In deutschen Kliniken werden häufiger die HIFU-Geräte der Firma EDAP TMS (Frankreich) genutzt, wobei es 2 Gerätereihen gibt: **Ablatherm** und **Focal One**.

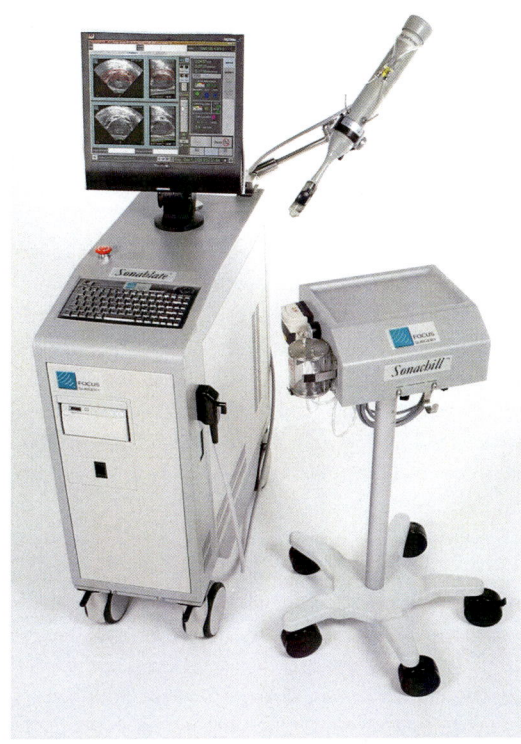

◘ **Abb. 1.1** Gerät Sonablate 500. (Mit freundlicher Genehmigung von Fa. SonaCare)

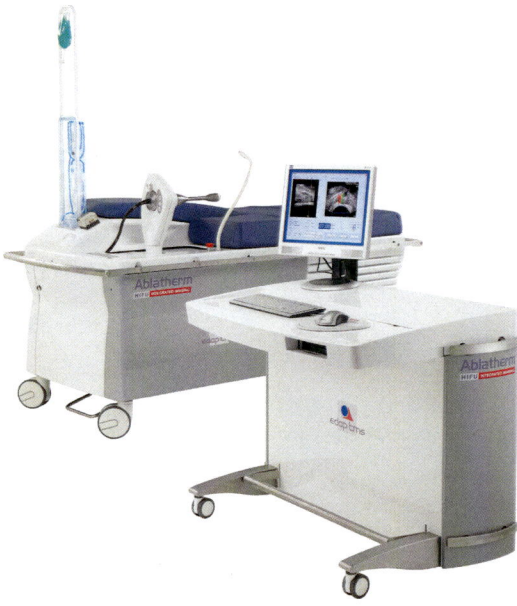

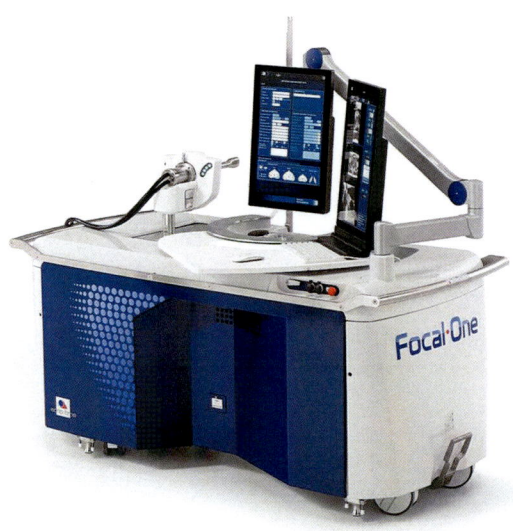

◘ Abb. 1.2 Gerät Ablatherm Integrated Imaging. (Mit freundlicher Genehmigung von Fa. EDAP TMS)

◘ Abb. 1.3 Gerät Focal One. (Mit freundlicher Genehmigung von Fa. EDAP TMS)

Ablatherm (◘ Abb. 1.2) besteht aus einem Patientenlagerungstisch, an dem der Applikator mit Bildgebungsschallwandler und therapeutischem Schallwandler sowie das Kühlungssystem befestigt werden. Der Patient liegt in Rechtsseitenlage auf dem Tisch, während der Arzt die Behandlung vom Bedienpult aus plant und überwacht.

Das **Focal One** (◘ Abb. 1.3) ist seit 2013 CE-zertifiziert und besteht aus einer Computerkonsole, in die die Halterungen für den Applikator mit Bildgebungsschallwandler (7,5 MHz) und therapeutischem Schallwandler (3 MHz) sowie das Kühlungssystem integriert wurden. Der Patient liegt in Rechtsseitenlage auf einem handelsüblichen Operationstisch, der mittels eines Kopplungssystems fest mit der Computerkonsole verbunden wird.

Technische Weiterentwicklungen

Im Folgenden werden die wichtigsten Unterschiede zwischen Ablatherm und Focal One beschrieben.

Elastische Fusion von MRT und Ultraschallbild

Beim Ablatherm wird die Therapie auf der Basis eines Ultraschallbildes der Prostata geplant und durchgeführt.

Beim Focal One wird ebenfalls ein virtuelles Ultraschallbild erstellt, das anschließend mit den Bildern einer multiparametrischen Kernspintomographie dreidimensional fusioniert werden kann (elastische Fusion).

Dynamische Fokussierung des Therapieschallkopfes

Der therapeutische Schallwandler des Ablatherm Integrated Imaging erzeugt mit jeder Auslösung eine Läsion mit einem Durchmesser von 1,7 mm und einer Länge zwischen 19 und 26 mm.

Beim Focal One erzeugen 16 isozentrische Ringe 8 Fokuspunkte mit einem Durchmesser von 1,7 mm und einer Läsionshöhe von jeweils 5 mm. Sie ermöglichen somit eine maximale Behandlungstiefe von 40 mm (a.-p.-Distanz, anterior-posterior-Distanz). Dank der dynamischen Fokussierung kann jeder Fokuspunkt bei jeder Auslösung einzeln angesteuert werden (◘ Abb. 1.4).

Erweiterte Behandlungsstrategien

Neben der kompletten Behandlung der Prostata (radikale HIFU-Therapie) konnten mit dem Ablatherm bereits Teilbehandlungen, z. B. Halbdrüsen-

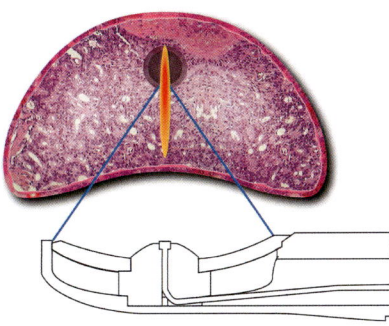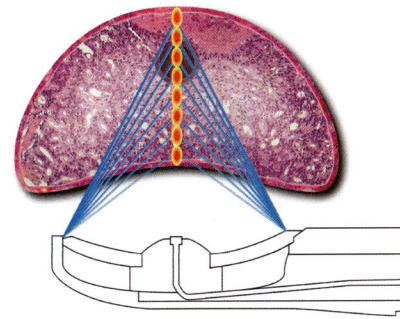

Abb. 1.4 Schnittzeichnungen Sonde Ablatherm und Focal One. (Mit freundlicher Genehmigung von Fa. EDAP TMS)

ablationen und zonale Behandlungen, vorgenommen werden. Mit Focal One sind dank der dynamischen Fokussierung zusätzlich noch hochfokale Behandlungen möglich.

Der Ablauf einer HIFU-Behandlung des Prostatakarzinoms

1. Während der Behandlung liegt der Patient in Rechtsseitenlage, wahlweise in Spinalanästhesie oder Vollnarkose. Eine HIFU-Behandlung dauert zwischen 30 min bei einer fokalen Therapie und 1,5–2 h bei einer radikalen Behandlung (**Abb. 1.5**).
2. Die Sonde wird rektal eingeführt. Sie besteht aus dem Behandlungsschallkopf (3 MHz, außen) und dem Diagnostikschallkopf

(7,5 MHz, mittig). Während der Behandlung ist der Schallkopf fortlaufend von einer Kühlflüssigkeit umgeben, um das Rektum zu kühlen (**Abb. 1.6**).

3. Der Diagnostikschallkopf erzeugt ein virtuelles 3-D-Modell der Prostata als Grundlage für die Behandlungsplanung (**Abb. 1.7**).
4. Beim Focal One können zusätzlich MRT-Bilder eingelesen und mit dem Ultraschallbild elastisch fusioniert werden. Bei der daran anschließenden Therapieplanung wird die Prostata in der Regel in mehrere Behandlungsblöcke eingeteilt (**Abb. 1.8**).
5. Anschließend führt das Gerät die vorgegebenen Läsionen computergesteuert durch. Dabei erfolgt die Kontrolle und Korrektur der

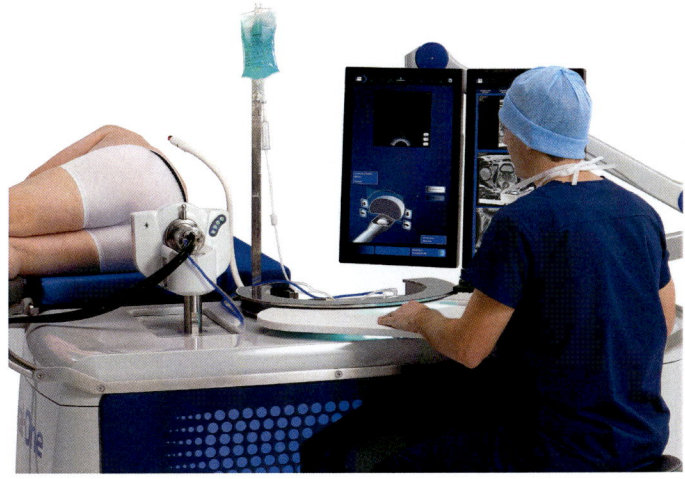

Abb. 1.5 Lagerung des Patienten und Position des Gerätes Ablatherm während der Therapie. (Mit freundlicher Genehmigung von Fa. EDAP TMS)

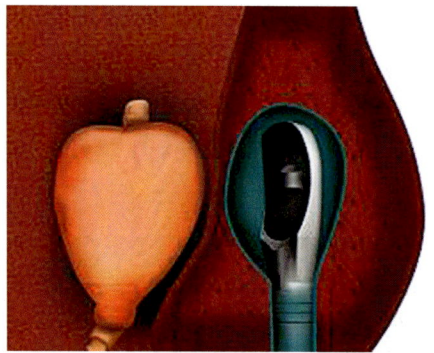

Abb. 1.6 Rektale Lage der HIFU-Sonde. (Mit freundlicher Genehmigung von Fa. EDAP TMS)

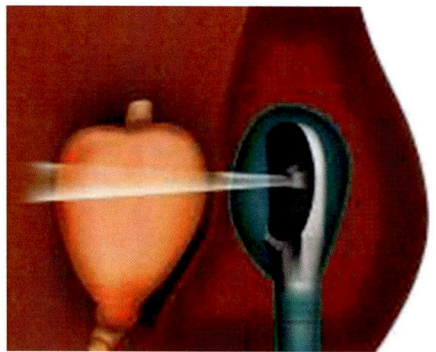

Abb. 1.7 Diagnostischer Ultraschall der HIFU-Sonde, Erstellung eines virtuellen 3-D-Modells der Prostata. (Mit freundlicher Genehmigung von Fa. EDAP TMS)

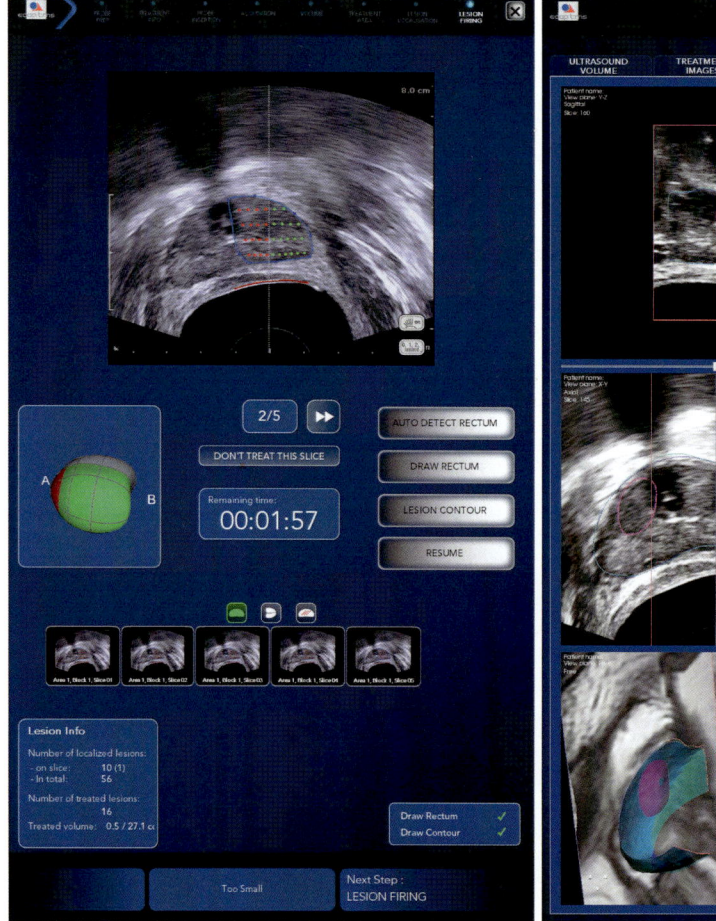

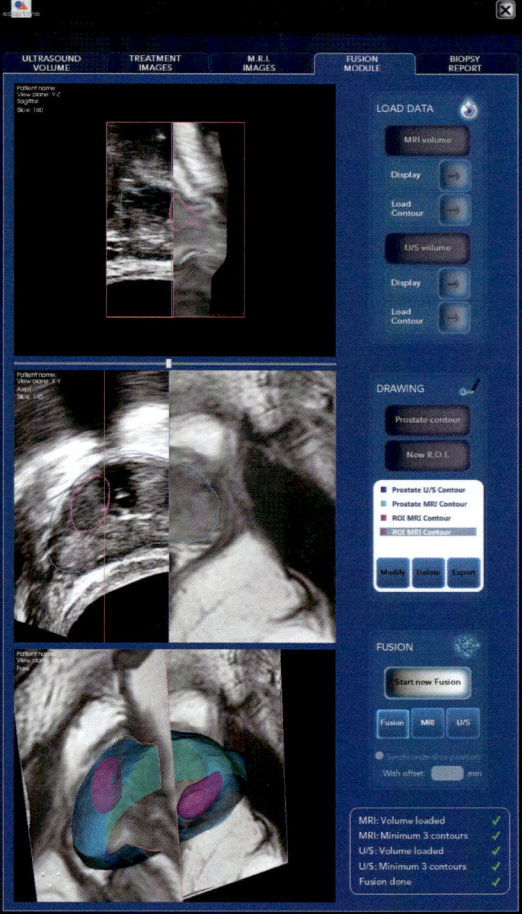

Abb. 1.8 Focal-One-Benutzerbildschirme. (Mit freundlicher Genehmigung von Fa. EDAP TMS)

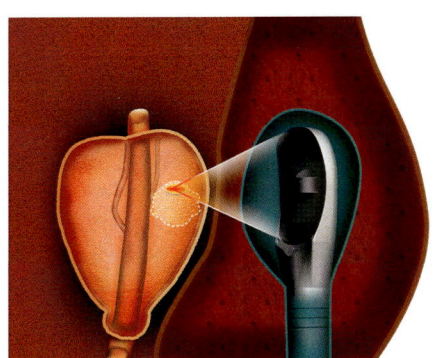

Abb. 1.9 Applikation hochintensiven fokussierten Ultraschalls durch den therapeutischen Anteil der HIFU-Sonde. (Mit freundlicher Genehmigung von Fa. EDAP TMS)

Position robotisch. Im Falle einer Abweichung von mehr als 1 mm von der Planung sorgen verschiedene Sicherheitssysteme automatisch für eine Unterbrechung der Behandlung (Abb. 1.9).

1.1.2 HIFU als Primärtherapie beim lokalisierten Prostatakarzinom

A. Blana

In der Bundesrepublik Deutschland werden pro Jahr über 63.000 neue Fälle mit Prostatakarzinom festgestellt (Robert-Koch-Institut 2012). Da sich heutzutage zunehmend mehr Männer einer Vorsorgeuntersuchung mit Screening des prostataspezifischen Antigens (PSA) unterziehen, werden die meisten Prostatakarzinome im Stadium der lokal begrenzten Erkrankung entdeckt. Therapeutisch dominiert die radikale Prostatektomie (RPE), aber es werden auch ca. 15.000 perkutane Radiotherapien der Prostata oder interstitielle Radiotherapien (Low-Dose-Rate-[LDR-]Brachytherapie/Seeds-Brachytherapie oder High-Dose-Rate-[HDR-]Brachytherapie) pro Jahr durchgeführt. Die Active-Surveillance-Strategie (AS) ist zwar ebenfalls seit einigen Jahren ein etabliertes, leitliniengerechtes Verfahren, allerdings ist die AS in Deutschland noch immer nicht sehr verbreitet.

Neben den oben aufgeführten Behandlungsverfahren des lokal begrenzten Prostatakarzinoms gibt es alternative Behandlungsformen wie die Kryotherapie und auch die Therapie mit HIFU. Beide Behandlungsformen gelten sowohl in den deutschen S3- als auch in den europäischen Leitlinien zur Therapie des Prostatakarzinoms (Heidenreich et al. 2014) als experimentell.

Wie im vorangegangenen Kapitel erläutert, gibt es aktuell 3 Geräte (Sonablate, Ablatherm und dessen Weiterentwicklung Focal One), die für die Behandlung des lokal begrenzten Prostatakarzinoms zugelassen sind. Alle Systeme applizieren den hochintensiven Ultraschall über eine Endorektalsonde, unterscheiden sich aber in Details, die für die Behandlungsstrategie ausschlaggebend sein können.

Bedeutung der transurethralen Resektion der Prostata (TUR-P) vor HIFU-Therapie

Aufgrund der maximalen Fokuslänge von 45 mm für das Sonablate-Gerät können auch große Drüsen behandelt werden, ohne dass eventuelle ventrale Drüsenanteile nicht erreicht werden.

Anders verhält es sich mit dem Ablatherm, dessen maximale Fokuslänge 26 mm beträgt. Ohne eine Reduktion der Drüsengröße würde sich die Indikation für eine komplette HIFU-Therapie auf nur kleine Prostatae beschränken. Eine Möglichkeit der Prostataverkleinerung besteht in einer neoadjuvanten Androgendeprivationstherapie (ADT), die allerdings zeitaufwendig und mit den bekannten Nebenwirkungen verbunden ist. Zuverlässig lässt sich die Verkleinerung der Prostata durch eine TUR-P erreichen. Die Kombination von TUR-P und HIFU wurde erstmalig von Chaussy und Thüroff (2003) sowie später von Vallancien et al. beschrieben (Vallancien et al. 2004). Neben der Möglichkeit, größere Drüsen für die HIFU-Therapie zugänglich zu machen, konnte durch die TUR-P die Katheterzeit nach HIFU-Anwendung signifikant verkürzt und die Beschwerdesymptomatik der Patienten gesenkt werden. Ein weiteres Argument für eine standardmäßige TUR-P vor HIFU sind eventuell vorhandene Verkalkungen der Prostata, die den Ultraschall unkontrolliert reflektieren könnten.

Aufgrund der oben aufgeführten Argumente werden heutzutage vor der Ablatherm-HIFU-Therapie nahezu sämtliche Patienten mittels TUR-P reseziert. Bei kleinen Drüsen unter 30 ml geschieht dies meist innerhalb einer Narkose, wohingegen die TUR-P bei größerem Drüsenvolumen 4–6 Wochen vor HIFU durchgeführt wird.

Es bleibt kritisch anzumerken, dass es zur Bedeutung der TUR-P im Rahmen der HIFU-Therapie keine vergleichenden Studien, geschweige denn prospektiv randomisierte Untersuchungen gibt. Es ist also offen, ob die verkürzte Katheterverweildauer sowie die verringerte Gewebeabstoßung über die Harnröhre nach HIFU nicht durch eine zusätzliche Morbidität der TUR-P aufgewogen werden. Immerhin wird durch die TUR-P die »berührungsfreie« reine HIFU-Therapie zu einer echten Operation mit potenziellem Blutverlust.

Die Möglichkeit einer kompletten Behandlung auch größerer Drüsen mit HIFU mit der Maschine Ablatherm ist begrenzt, durch die Weiterentwicklung Focal One mit einer maximalen Eindringtiefe von 40 mm nun jedoch möglich geworden.

Behandlungsabstand zum Apex

Die Fokusbreite einer einzelnen Läsion des Ablatherm beträgt 1,7 mm, sodass man bei idealen Verhältnissen (in vitro) die Behandlungsplanung bei ca. 0,9 mm vom Apex der Prostata beginnen könnte. Obwohl man die ideale Läsion berechnen kann, gibt es in vivo zahlreiche Störgrößen, wie z. B. die Unsicherheit des Gewebekoeffizienten, Hitzetransduktion durch Gefäße etc., die einen Sicherheitsabstand zum Schließmuskel rechtfertigen (Huber et al. 1996). Dazu kommt auch die Möglichkeit einer Mikrobewegung des Patienten, sodass meistens ein Sicherheitsabstand von 4–6 mm zwischen anatomischem Apex der Prostata und eigentlichem Behandlungsbeginn eingehalten wird. Zystoskopisch zeigt sich auch bei Einhaltung dieses Sicherheitsabstandes nach HIFU ein komplett destruierter Colliculus seminalis, sodass die onkologische Bedeutung unklar bleibt.

Mit dem Sonablate wurde das Konzept der visuellen Kontrolle der Behandlung mittels Beobachtung der Kavitation beschrieben (Illing et al. 2006). Auch mit diesem Kontrollmechanismus bleibt die Frage offen, wie nah man mit der Behandlung an den Schließmuskel herangehen kann, da die Effekte der Kavitation weniger präzise sind als die Temperatureffekte der HIFU (Huber et al. 1996). Die dynamische Fokussierung mit dem Focal One erlaubt eine präzise Konturierung der Drüse insbesondere auch im Apexbereich. Dazu gehört auch, dass die Harnröhre insbesondere in unmittelbarer Nähe zum externen Sphinkter gezielt ausgespart werden kann. Dass damit auch weniger Sicherheitsabstand zum Sphinkter eingehalten werden kann, ist hoch wahrscheinlich und wird von den ersten Anwendern auch so praktiziert. Allerdings ist dieses Vorgehen bisher noch nicht durch Daten belegt.

Überlappung der Behandlungsareale

Da die Prostata kein quadratischer Körper ist, sondern in den Randbereichen und am Apex eher flacher, zur Mitte hin eher erhaben geformt ist, besteht die Strategie der HIFU-Behandlung meist in der Applikation von 3 Behandlungsblöcken, die sich jeweils überlappen (◻ Abb. 1.10). Nur wenn alle Anteile der Prostata behandelt sind, kann man von einer kompletten Behandlung der Drüse sprechen. Um die nötige Überlappung der Blöcke zu garantieren und auch die ventralen Prostataanteile sicher im Behandlungsareal zu erfassen, wurde von einer Arbeitsgruppe der Begriff **Complete HIFU** für die Ablatherm-Therapie mit maximaler Prostatahöhe von 24 mm und Behandlung von mindestens 120 % des Drüsenvolumens definiert (Blana et al. 2012). Wie in ◻ Abb. 1.10 ersichtlich, kommt es bei der kompletten Erfassung aller Drüsenareale zu einer Mitbehandlung extraprostatischen Gewebes ventral der Drüse. Da alle Läsionen innerhalb einer Behandlungssequenz eines Behandlungsblockes gleich lang sind, bestimmt die größte Ausdehnung der Drüse diese Länge. Somit sind insbesondere die lateralen Bereiche meist über die Prostata hinaus behandelt. Infolgedessen könnten im besonders flachen Apexbereich auch Anteile des Beckenbodens mit behandelt werden, was zum Auftreten einer Belastungsinkontinenz bzw. einer Beckenschmerzsymptomatik führen kann.

Die Einführung einer dynamischen Fokussierung für jede einzelne HIFU-Läsion bei der neuen Gerätegeneration (Focal One) erlaubt es, die Behandlungskontur der Prostataanatomie entsprechend anzupassen (◻ Abb. 1.11). Diese Anpassung kann auch jederzeit während der Behandlung erfolgen. Dies ist insbesondere im Hinblick auf die Ver-

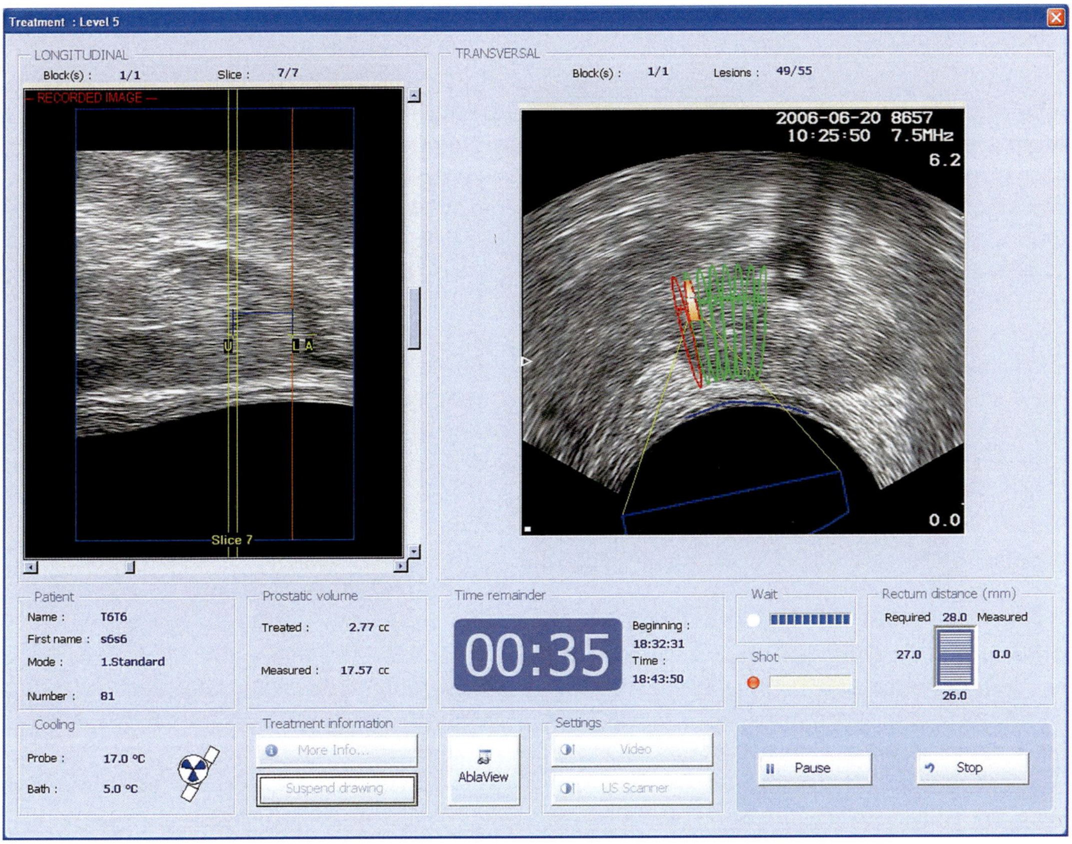

Abb. 1.10 Querschnitt der Prostata (transrektale Ultraschalluntersuchung, TRUS) während der HIFU-Therapie (Ablatherm) mit Läsionen des rechten Behandlungsblockes. *Rot* behandelt, *grün* geplant

änderungen der Drüsenkontur durch die Hitzeeinwirkung wichtig.

Experimentelle Techniken der HIFU-Therapie

Neben der bereits routinemäßig eingesetzten transrektalen HIFU-Therapie gibt es auch experimentelle Ansätze der transurethralen HIFU-Therapie sowie der mittels Magnetresonanztomographie (MRT) gesteuerten HIFU-Therapie (Siddiqui et al. 2010; Napoli et al. 2013). Ziel der transurethralen Applikation ist die Vermeidung der Rektumverletzung bei gleichzeitiger Aussparung der Urethra bei der Behandlung. Auch bei der transurethralen Technik bleibt das Problem der Grenzflächen zum Rektum, zum Sphinkter und zum Gefäßnervenbündel bestehen. Durch die Kombination von HIFU und MRT soll die Präzision der Therapie erhöht

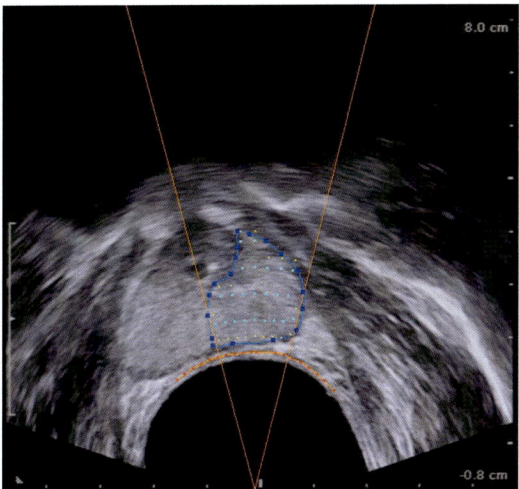

Abb. 1.11 Querschnitt der Prostata (TRUS) während der HIFU-Behandlung (Focal One) mit geplanten Läsionen der linken Seite unter Aussparung der Harnröhre

werden. Dieses Ziel kann theoretisch sowohl durch die verbesserte anatomische Erkennung der Prostata als auch durch die Temperaturmessung im Gewebe mithilfe des MRT als Erfolgskontrolle erfolgen. Beide Applikationsformen wurden bisher noch nicht an größeren Patientengruppen angewendet und zeichnen sich durch einen hohen technischen Aufwand aus.

Eine praktikablere Lösung stellt eine Bildfusion von MRT und Ultraschallbildern dar, wie sie mit dem Focal-One-Gerät gegeben ist. Die im Vorfeld der Behandlung diagnostisch angefertigten MRT-Sequenzen können dabei im HIFU-Behandlungsgerät mit den online erstellten Bildern des TRUS fusioniert werden. Diese Technik ist besonders für die Anwendung von HIFU als fokale Therapie von Vorteil, da die tumorsuspekten Areale im MRT markiert und dann gezielt behandelt werden können.

Indikation zur primären HIFU-Therapie

Bisher kommt die HIFU-Therapie primär bei lokal begrenztem Prostatakarzinom im Low-Risk- und Intermediate-Risk-Stadium nach D'Amico zur Anwendung (D'Amico et al. 2003). Da die Nachbeobachtungszeiten in den größten Fallserien im Mittel bei 8 und im Maximum bei 14 Jahren liegen (Ganzer et al. 2013; Thüroff und Chaussy 2013), müssen Patienten, deren Lebenserwartung mehr als 10–15 Jahre beträgt, über den Umstand des noch nicht ausreichend langen Follow-up-Beobachtungszeitraums informiert werden. Zur Behandlung von High-Risk-Tumoren mit HIFU gibt es nur wenige Einzelberichte (Ficarra et al. 2006). Angelehnt an die aktuellen Richtlinien zur Behandlung von High-Risk-Tumoren mittels externer Strahlentherapie (S3-Leitlinie) wurde eine prospektive Studie zur Kombination einer 2-jährigen antiandrogenen Therapie mit HIFU (HELP: Hochintensiver Fokussierter Ultraschall [HIFU] und Eligard bei Hochrisiko-Prostatakrebspatienten) aufgelegt, die unter der Schirmherrschaft der Arbeitsgemeinschaft Urologische Onkologie (AUO) durchgeführt wird.

Im Falle eines inzidenten Prostatakarzinoms stellt HIFU eine sinnvolle Therapieform dar, da die TUR-P bereits als Maßnahme gegen die Blasenauslassobstruktion durchgeführt wurde. Diese Patienten gehören im Allgemeinen der niedrigen Risikogruppe an, somit ist mit einer hohen Erfolgsrate der HIFU-Therapie zu rechnen. Hinzu kommt, dass die RPE nach TUR-P technisch schwieriger ist, was aufgrund der Mikrovernarbungen insbesondere für den Nervenerhalt gilt.

Da die HIFU-Therapie an sich nicht desobstruierend wirkt, selbst – wie weiter unten dargestellt – eine gewisse Rate an lokalen Nebenwirkungen aufweist und das Schicksal der Patienten nicht durch die lokale Therapie bestimmt ist, stellt HIFU bei metastasierten Patienten aktuell keine Therapieoption dar.

Die einzigen absoluten Ausschlusskriterien für eine transrektale HIFU-Therapie sind ein nicht vorhandenes, vorgeschädigtes oder zu enges Rektum sowie eine Rektumwand mit einer Dicke von mehr als 8 mm.

Onkologische Ergebnisse

Bei der Betrachtung der onkologischen Ergebnisse muss zunächst die Problematik der verschiedenen Endpunkte für rezidivfreies Überleben diskutiert werden, die bei der HIFU-Therapie zur Anwendung kommen.

In den ersten Publikationen wurde ein dauerhaftes Absinken des PSA-Wertes auf <4 ng/ml als Erfolgskriterium angewendet (Gelet et al. 2000). Später kamen sowohl die alten ASTRO-Kriterien (American Society for Therapeutic Radiology and Oncology) mit 3 konsekutiven PSA-Anstiegen (Horwitz et al. 1998) als auch die Phoenix-Kriterien mit einem PSA-Anstieg von >2 ng/ml über Nadir (Roach et al. 2006) zur Anwendung. Beide Definitionen sind für die Situation von Patienten nach Strahlentherapie evaluiert, weshalb die Anwendung für andere Therapieentitäten – wie HIFU – nur bedingt zulässig erscheint. Aus diesem Grund wurde anhand einer Analyse der Ergebnisdaten aus einer internationalen Datenbank (@Registry) eine Definition des PSA-Versagens anhand der Korrelation zum klinischen Versagen (positive Biopsie und/oder Beginn einer Salvagetherapie) mit PSA >1,2 ng/ml über Nadir definiert (Stuttgart-Definition; Blana et al. 2009). Die Stuttgart-Definition wurde bisher noch von keiner anderen Arbeitsgruppe evaluiert. Nach einer anfänglich breiteren Anwendung dieses Versagenskriteriums sind aktuell die meisten HIFU-Anwender wieder dazu

Tab. 1.1 Onkologische Ergebnisse der primären HIFU-Therapie

Studie, Studienart, Gerät	Patienten (n)	Follow-up-Zeitraum	Progressions-/krankheitsfreies Überleben (%), Dauer, Definition	Prostata-karzinom-spezifisches Überleben (%), Dauer	Negative Biopsien (%)
Blana et al. 2007, retrospektiv, Ablatherm	140	77 (Mittel; 6–86) Monate	77, 5 Jahre, Phoenix	98, 7 Jahre	86,4
Crouzet et al. 2010, retrospektiv, Ablatherm	803	42 (Mittel; ±33) Monate	83, 5 Jahre, Phoenix	99, 8 Jahre	85
Uchida et al. 2009, retrospektiv, Sonablate	517	24 (2–88) Monate	84 LR, 64 IR, 45 HR, 5 Jahre, Phoenix	100 (während FU)	Nicht durch-geführt
Pinthus et al. 2012, retrospektiv, Ablatherm	402	24 (6–48) Monate	68 (61–75), 4 Jahre, Stuttgart	Keine Angaben	Nicht syste-matisch durch-geführt
Ganzer et al. 2013, retrospektiv, Ablatherm	538	8,1 (2,1–14) Jahre	71 LR, 63 IR, 32 HR, 10 Jahre, Phoenix	96,7	74,4 (bei 55 % aller Patienten durchgeführt)
Thüroff und Chaussy 2013, retrospektiv, Ablatherm	704	5,3 (1,3–14) Jahre	68 LR, 60 HR, 10 Jahre, Phoenix	99, 10 Jahre	Nicht berichtet
Crouzet et al. 2014, retrospektiv, Ablatherm	1.002	6,4 (0,2–13,9) Jahre	76 LR, 63 IR, 57 HR, 8 Jahre, Phoenix	97, 10 Jahre	Nicht berichtet

FU fokussierter Ultraschall, *HR* High Risk, *IR* Intermediate Risk, *LR* Low Risk, *n* Anzahl

übergegangen, die HIFU-Therapie anhand der Phoenix-Kriterien zu beurteilen. Der Grund dafür liegt in der durch die Verwendung einheitlicher Kriterien gegebene Vergleichbarkeit der Ergebnisse mit der Strahlentherapie.

Die onkologischen Ergebnisse der relevanten Studien sind in ◻ Tab. 1.1 abgebildet. Die Auswahl der Publikationen erfolgte unter Berücksichtigung der Patientenzahl und der Länge des Follow-up-Zeitraums.

Erst die jüngsten Publikationen weisen einen Follow-up-Zeitraum mit ausreichender Länge von bis zu 14 Jahren auf (Ganzer et al. 2013; Thüroff und Chaussy 2013; Crouzet et al. 2014), der die Beurteilung des allgemeinen und tumorspezifischen Überlebens möglich macht. Das tumorspezifische Überleben liegt in der Arbeit von Ganzer et al. mit 100 % (Low Risk) und 96,2 % (Intermediate Risk) im glei-

chen Bereich, der für die externe Strahlentherapie bei identischer Nachbeobachtungszeit angegeben wird (100 % Low Risk und 96,5 % Intermediate Risk; Zelefsky et al. 2010).

Im Rahmen der ersten HIFU-Studien wurden standardmäßig Kontrollbiopsien der Restprostata nach 3–6 Monaten und in Abhängigkeit vom PSA-Verlauf durchgeführt. Aktuell beinhaltete kein Behandlungsprotokoll außerhalb von Studien zur fokalen HIFU-Therapie mehr eine Routinebiopsie nach HIFU. Somit sind die Ergebnisse der Kontrollbiopsien nur noch schwierig zu interpretieren, da die Rate an Patienten mit Kontrollbiopsien stetig abnimmt und eine Unterscheidung zwischen Routinebiopsien und solchen, die aufgrund eines PSA-Anstieges erfolgen, nicht möglich ist. Mit der Rate der Biopsien, die aufgrund eines PSA-Anstieges durchgeführt werden, steigt auch die Rate an positiven Biopsien, da die Patienten mit niedrigen PSA-Werten (Biopsien werden in den meisten Zentren bei PSA >0,4 ng/ml durchgeführt) und vermutlich nicht vorhandenem Tumor nicht mehr berücksichtigt sind. Die histologische Beurteilung der Biopsie nach HIFU ist im Gegensatz zur Situation nach Strahlentherapie meist eindeutig. Im Zweifelsfall können immunhistochemische Marker wie MIB-1 (Molecular Immunology Borstel-1) und AMACR (α-Methylacyl-CoA-Racemase) zwischen vitalem und nekrotischem Gewebe unterscheiden helfen (Walter et al. 2013). Offen bleibt die Frage, wie man vitales BPH-Gewebe (BPH: benigne Prostatahyperplasie) in Kontrollbiopsien werten soll. Dieses ist Ausdruck einer mangelhaften Behandlung des entsprechenden Areals durch HIFU, das für eventuell konstante, aber erhöhte postoperative PSA-Werte verantwortlich sein kann.

In allen HIFU-Serien werden Wiederholungsbehandlungen mit HIFU als Teil der Behandlungsstrategie im Falle eines Lokalrezidivs beschrieben. Ganzer et al. (2013) berichten über Wiederholungsraten von 13,1 % (niedrige Risikogruppe), 26,1 % (mittlere Risikogruppe) und 31 % (hohe Risikogruppe). Es ist einerseits ein Vorteil der HIFU-Therapie, dass sie im Falle eines Versagens wiederholt werden kann, auf der anderen Seite müsste man die Patienten mit einem Rezidiv- bzw. Residualtumor nach primärer HIFU-Behandlung eventuell als Therapieversager werten. Für diese Argumentation spricht, dass es Hinweise dafür gibt, dass Wiederholungsbehandlungen mit HIFU mit einer zusätzlichen Morbidität verbunden sind (Blana et al. 2006). Aktuell werden meist nur die Patienten als Therapieversager nach HIFU gewertet, die nach HIFU eine andere Therapieoption erhalten.

Funktionelle Ergebnisse und Nebenwirkungen

Die wesentliche Rationale für die Anwendung von HIFU als Alternative zu den etablierten kurativen Therapieoptionen ist die Hoffnung auf eine verringerte Rate an Nebenwirkungen. Prinzipiell gibt es keinen Bericht über Patienten, die perioperativ infolge der HIFU-Therapie verstorben sind oder andere lebensbedrohliche Komplikationen, wie z. B. Lungenembolien, Herzinfarkte etc. erlitten haben – wie es für die RPE beschrieben ist.

Die Inkontinenzrate nach HIFU-Behandlung wird mit einer sehr hohen Bandbreite von 0,8–16,9 % berichtet. Wie bereits oben erwähnt, hängt die zu erwartende Inkontinenz in hohem Maße davon ab, wie man den Sicherheitsabstand vom externen Sphinkter wählt. Wie bei allen Therapieverfahren kommen erhebliche Unterschiede bei den Inkontinenzraten auch durch die Art der Erfassung der Inkontinenz (mit oder ohne validierten Fragebogen) und die unterschiedlichen Wertungen der Problematik zustande. Beispielsweise werden in der Arbeit von Thüroff und Chaussy (2013) nur Patienten mit einem Vorlagengebrauch von >1/Tag als inkontinent gewertet (Inkontinenzrate 3,3 %), wohingegen in der Arbeitsgruppe von Ganzer et al. (2013) Patienten mit 1 Vorlage/Tag als erstgradig inkontinent gewertet wurden (Inkontinenzrate 16,9 %, davon 13,8 % mit 1 Vorlage/Tag).

Das Problem bei der Beurteilung der erektilen Dysfunktion nach HIFU-Therapie liegt darin, dass in fast keiner Studie eine validierte Erfassung der erektilen Dysfunktion vor und nach HIFU erfolgte. Weiterhin ist das mittlere Alter zum Zeitpunkt der HIFU-Behandlung meist höher als bei RPE, sodass ein Vergleich nicht legitim wäre. In jedem Fall ist eine komplette Behandlung der Prostata mit HIFU mit einem erheblichen Risiko einer erektilen Dysfunktion verbunden. Aus diesem Grund sparen manche Behandler den Rand einer Prostataseite bis auf 1–2 Läsionen aus. Dieses Vorgehen zeigt einen besseren Erhalt der erektilen Funktion bei allerdings auch erhöhter Rezidivgefahr und ist ein erster Schritt auf dem Weg zu einer fokalen Therapie.

Anfänglich wurde HIFU auch zur Therapie der BPH angewendet (Madersbacher et al. 2000). Trotz der nachweislichen Gewebeablation wurde diese Indikation aufgrund der Vernarbungen und Gewebeabstoßungen nach HIFU-Therapie mit damit verbundener Obstruktion wieder verlassen. Trotz der Kombination von HIFU mit einer TUR-P treten postoperative, interventionsbedürftige Obstruktionen bei der Behandlung des Prostatakarzinoms in bis zu 28,3 % auf. Diese narbigen Engen liegen meist im Bereich des Blasenhalses und können sich bei einer kleinen Prostata nach HIFU-Therapie bis zum externen Sphinkter ziehen. Die postoperative Obstruktion ist für viele Therapeuten die Hauptproblematik bei der HIFU-Therapie. In einer Analyse

▣ **Tab. 1.2** Nebenwirkungen der primären HIFU-Therapie

Studie, Studienart, Gerät	Inkontinenz (%)	Erektile Dysfunktion (%), Definition	Obstruktion (%)	Becken-schmerz (%)	Rekto-urethrale Fisteln (%)
Blana et al. 2007, retrospektiv, Ablatherm	5 (Grad 1) 0,7 (Grad 2)	43, GV möglich	13,6	5,7	0
Crouzet et al. 2010, retrospektiv, Ablatherm	k. A.	k. A.	k. A.	k. A.	k. A.
Uchida T et al. 2009, retrospektiv, Sonablate	0,8 (Grad 1)	28,9	17,2	0	0,9
Pinthus JH et al. 2012, retrospektiv, Ablatherm	k. A.	k. A.	k. A.	k. A.	k. A.
Ganzer et al. 2013, retrospektiv, Ablatherm	13,8 (Grad 1), 2,4 (Grad 2), 0,7 (Grad 3)	35, GV möglich, mit oder ohne PDF5-Inhibitor	28,3	k. A.	0,7
Thüroff und Chaussy 2013, retrospektiv, Ablatherm	3,3 (>1 Pad/Tag)	45, keine Definition, ⅔ mit PDF5-Inhibitor	23	0,7	0,2
Crouzet et al. 2014, retrospektiv, Ablatherm	18,7 (Grad 1), 5 (Grad 2/3)	57,6, IIEF5 >17 bei Patienten mit initialem IIEF5 >17	25,6	k. A.	0,4

GV Geschlechtsverkehr, *IIEF* internationaler Index der erektilen Funktion, *k. A.* keine Angaben, *PDF5* Phosphodiesterase-5

möglicher Einflussfaktoren auf die Entwicklung einer Blasenauslassobstruktion konnte bis auf ein höheres Alter der Patienten zum Zeitpunkt der HIFU-Therapie kein signifikanter Einflussfaktor gefunden werden (Blana et al. 2008)

Erfahrungsgemäß ist die rektale Toxizität des HIFU minimal. Es gibt aber keine systematische, fragebogenbasierte Erfassung dieses Themenkomplexes. Mit moderner Technik treten rektourethrale Fisteln nur noch in <1 % der Fälle auf.

Um in der direkt postoperativen Phase nach HIFU-Therapie Infektionen, längere Katheterzeiten und eine Beckenschmerzsymptomatik zu vermeiden, verordnen die meisten HIFU-Zentren eine Antibiotikaprophylaxe sowie ein nichtsteroidales Antiphlogistikum für mindestens 2 Wochen.

Die Arbeitsgruppe von Crouzet et al. (2014) konnte an einem großen Patientenkollektiv (n = 1.002) zeigen, dass sich mit neueren Gerätegenerationen die Rate aller Nebenwirkungen schrittweise gesenkt hat. Diese Entwicklung war bei den Blasenauslassobstruktionen auch statistisch signifikant.

▣ Tab. 1.2 gibt einen Überblick über die Nebenwirkungen der primären HIFU-Therapie.

Fazit

Transrektaler HIFU wird nun seit ca. 20 Jahren beim lokoregionären Prostatakarzinom angewendet. Innerhalb dieser Zeit haben sich zahlreiche technische Modifikationen ergeben, die die Therapie sicherer und effektiver gemacht haben. Die Veröffentlichungen aus den größten HIFU-Zentren mit langen Follow-up-Zeiträumen belegen den onkologischen Effekt der Therapie. Da es, wie auch für die anderen kurativen Therapieoptionen, für HIFU keine prospektiven, randomisierten, vergleichenden Studien gibt, fällt es schwer, einen Vergleich mit den Standardtherapieoptionen zu ziehen.

Ein wesentlicher Schritt in der Entwicklung der HIFU-Therapie könnte in einer Verbesserung der Bildgebung sowie einer Echtzeiterfassung der Gewebeablation bestehen. Beide Aspekte stellen auch Grundvoraussetzungen für eine Anwendung als fokale Therapie dar.

1.1.3 HIFU als Salvageverfahren nach Radiotherapie der Prostata

M. Schostak

Eine Strahlentherapie wird vor allem dann als Therapie beim lokal begrenzten Prostatakarzinom gewählt, wenn eine RPE oder ein abwartendes Verhalten nicht infrage kommen oder diese Verfahren abgelehnt werden. Ein wesentlicher Grund, eine Operation abzulehnen, ist vor allem ein erhöhtes Lebensalter wegen der damit verbundenen allgemeinen Operationsrisiken und insbesondere wegen der ansteigenden Wahrscheinlichkeit einer postoperativ persistierenden Inkontinenz (Simonin et al. 2010). Je nach Risikoklassifikation und eventuell begleitender ADT für Intermediate- und High-Risk-Patienten kommt es in 10–72 % der strahlentherapiebehandelten Patienten zu einem biochemischen Rezidiv (Zelefsky et al. 2002; Nilsson et al. 2004; Morris et al. 2005; Grimm et al. 2012).

Wird eine Hormonentzugstherapie durchgeführt, tritt der eventuelle Wiederanstieg des PSA-Wertes nahezu immer erst nach Ende dieser Medikation, also nach 2–3 Jahren, ein.

Im Falle eines biochemischen Rezidivs nach einer Radiotherapie stehen Patient und Arzt vor einem diagnostischen und therapeutischen Dilemma. Gemäß Phoenix-ASTRO-Konsensus spricht man von einem Rezidiv nach perkutaner oder interstitieller Radiotherapie, wenn der PSA-Nadir nach Therapie um 2,0 ng/ml überschritten wird (Roach et al. 2006). Es bleibt dabei zunächst unklar, wo das vermutete Rezidiv liegt. Die Bildgebung (z. B. Positronenemissionstomographie [PET], Computertomographie [CT]) weist im Niedrig-PSA-Bereich eine geringe Sensitivität auf (Martino et al. 2011; Olbert et al. 2012). Ein Skelettszintigramm besitzt zwar eine hohe Sensitivität für Knochenmetastasen, diese sind jedoch im Niedrig-PSA-Bereich sehr unwahrscheinlich (Rajarubendra et al. 2010). Mit einer Stanzbiopsie der Prostata kann es mitunter gelingen, ein Lokalrezidiv nachzuweisen. Allerdings ist die histopathologische Analyse in dieser Situation nicht einfach (Molinié et al. 2008) und selbst bei histologischer Bestätigung eines lokalen Rezidivs ist eine isochrone Metastasierung, z. B. in die pelvinen Lymphknoten, nicht ausgeschlossen.

Folgende Punkte sind im Falle eines lokalisierten Rezidivs nach primärer Radiotherapie zu bedenken:

- **Ist eine Salvagetherapie überhaupt sinnvoll?**
Grundsätzlich muss der meist langwierige Verlauf eines Prostatakarzinoms berücksichtigt werden. Bereits die Primärtherapie ist in mindestens 50 % eine Übertherapie (Welch und Albertsen 2009). Dies betrifft v. a. Low- und Intermediate-Risk-Fälle. Ein biochemisches Versagen führt dementsprechend keineswegs zwangsläufig zum krankheitsbedingten Tod. Eine besonders sorgfältige Abwägung zwischen der tatsächlichen Gefahr durch das Rezidiv und der natürlichen Lebenserwartung ist sehr wichtig. Dabei müssen insbesondere konkurrierende Erkrankungen berücksichtigt werden, welche die Lebenserwartung potenziell beeinträchtigen. Die Lebenserwartung für das Alter der Betroffenen ist am besten in den jährlich veröffentlichten Tabellen des Statistischen Bundesamtes abzulesen (http://www.destatis.de). Für die Einschätzung, welche Begleiterkrankungen möglicherweise zusätzlich die Prognose beeinträchtigen, kann z. B. der Charlson-Comorbidity-Score zurate gezogen werden. Jede Erkrankung, die einen Charlson-Punkt erbringt (z. B. Diabetes mellitus) kann mit ca. 5 Jahren Reduktion der Lebenserwartung eingerechnet werden (Wirth und Fröhner 2004).

Falls sich im individuellen Fall ergibt, dass das Prostatakarzinom prognostisch sehr wahrscheinlich keine entscheidende Rolle mehr spielt, wäre eine abwartende Strategie (d. h. Watchful Waiting, WW) die logische Konsequenz. Insbesondere wenn das Karzinom bereits primär die gleiche Risikoklassifikation aufwies und damit bereits damals ebenfalls eine hohe Wahrscheinlichkeit einer Übertherapie bestand, wäre die aktuelle Abkehr vom aktiven Vorgehen allerdings psychisch schwer vermittelbar, zumal sich in einem solchen Fall auch die Nachsorge im Nachhinein als falsch erweist; schließlich führt sie nur dazu, dass die Beobachtung im Augenblick des Rezidivs in ein Ignorieren der Erkrankung wechselt. Dieser Umstand kann zu einem Vertrauensverlust führen. Der nächste (oder übernächste) Arzt wird die vermeintlich notwendigen Konsequenzen einleiten. Wenn sich eine solche Situation abzeichnet, ist es Aufgabe des Arztes, eine angemessene, aber möglichst nebenwirkungsarme Variante der Zweitlinientherapie vorzuschlagen, um eine zusätzliche Morbidität in Grenzen zu halten.

Es gibt 2 mögliche Erklärungen für ein biochemisches Rezidiv nach einer Primärtherapie:
1. Es handelt sich um eine nicht heilbare Erkrankung und/oder die Primärtherapie kam zu spät.
2. Die Primärtherapie war nicht effektiv.

Sollte im Einzelfall die erste Erklärung zutreffen, so wird mutmaßlich auch jede weitere Salvagetherapie das Schicksal des Betroffenen hinsichtlich des Überlebens nicht nachhaltig positiv beeinflussen. Weitere Therapien bergen hingegen das Potenzial zusätzlicher Nebenwirkungen. Dementsprechend wäre jede weitere Therapie palliativ und sollte nur durchgeführt werden, wenn konkrete Krankheitserscheinungen damit behoben oder verhindert werden können. Wird dennoch eine Therapie angestrebt, so sollte die geringstmögliche Invasivität gewählt werden.

■ **Kommt eine Salvageprostatektomie in Betracht?**

Eine Salvageprostatektomie ist eine gesicherte Therapieoption, deren Wirksamkeit in Studien belegt ist (Nguyen et al. 2007; Heidenreich et al. 2010). Rein zahlenmäßig wird dieses Verfahren jedoch selten gewählt. Dafür verantwortlich ist in erster Linie, dass die Risiken und Nebenwirkungen einer Salvageprostatektomie (deutlich) höher sind als bei einer primären Prostatektomie. Eine Verbesserung der operativen Techniken in Serien der letzten Jahre ist zwar zu verzeichnen, dennoch liegt z. B. das Risiko einer Inkontinenz noch immer bei mindestens 20 % (Heidenreich et al. 2010).

Patienten, welche sich bereits primär, z. B. wegen ihres Alters oder entsprechender Begleiterkrankungen, gegen eine Radikaloperation entschieden haben bzw. dafür nicht infrage kommen, werden sich im Falle eines Rezidivs nach perkutaner Strah-

lentherapie wohl erst recht nicht für diese Therapieform entscheiden.

■ **Ist eine Hormonentzugstherapie als alleinige palliative Therapie gerechtfertigt?**

Die am häufigsten gewählte Therapie ist eine alleinige palliative Androgendeprivation (Sylvester et al. 2001). In der Situation des Rezidivs nach Radiotherapie senkt diese zwar den PSA-Wert, ein späterer, möglicherweise fataler Progress wird jedoch nicht verhindert. So konnte Pinover (2003) zeigen, dass zwar das biochemisch rezidivfreie Überleben, nicht jedoch das Gesamtüberleben verbessert wird. Nahezu sicher sind hingegen Nebenwirkungen einer Androgendeprivation, die 70–100 % der Betroffenen erleiden (Grossmann und Zajac 2011).

■ **Eignet sich HIFU als Salvagetherapie?**

Eine HIFU-Therapie ist technisch und onkologisch geeignet, ein Lokalrezidiv nach Radiotherapie zu behandeln. Dies betrifft sowohl die perkutane Therapie wie auch die Seeds-Applikation. Der Ansatz dieser Therapie soll weniger invasiv als eine Salvageprostatektomie und nicht nur rein palliativ wie eine Hormonentzugstherapie sein.

Im Folgenden werden die technischen Bedingungen und klinischen Varianten gegenüber einer Primärtherapie einerseits und die onkologischen Ergebnisse und Nebenwirkungen andererseits dargestellt.

Technische Modifikationen bei HIFU als Salvagetherapie

Die technische Durchführung einer primären HIFU-Therapie wird im vorangestellten Kapitel (► Abschn. 1.1.1) ausführlich dargestellt. Eine perkutane Radiotherapie ist ein nichtoperatives Verfahren, welches die Integrität des unteren Harntraktes primär erhält. Dennoch geht man davon aus, dass die Radiotherapie die Vulnerabilität, gerade im Hinblick auf zukünftige Maßnahmen, deutlich erhöht (Meeks et al. 2011). Das betrifft nicht nur die Harnblase, sondern insbesondere auch den Schließmuskel und die Stabilität des Rektums (Michalski et al. 2010; Krol et al. 2012).

Man kann davon ausgehen, dass jedwede operative Maßnahme, egal ob es sich dabei um eine

◘ Tab. 1.3 Vergleichende Darstellung der Komplikationsraten einer Salvage-HIFU

Studie, Studienart, Gerät	Inkontinenz über alle Grade (%)	Urethrale Stenosen (%)	Rektourethrale Fisteln (%)	Reoperation (n)
Gelet et al. 2004, retrospektiv, Ablatherm	7	17	6	Urethrotomia interna: 12, Sphinkterprothese: 4
Zacharakis et al. 2008, retrospektiv, Sonablate 500	7	36	7	TUR-P/Urethrotomia interna: 11
Poisonnier et al. 2008, retrospektiv, Ablatherm	44	30	–	–
Murat et al. 2009, retrospektiv, Ablatherm	49,5, 22 (Grad 2), 9,5 (Grad 3)	20	3	Sphinkterprothese: 18
Berge et al. 2010, prospektiv, Ablatherm	17, 15 (Grad 2), 2 (Grad 3)	–	2,1	TUR-P vor HIFU bei 30/46 (65 %), Blasenhalsinzision bei 100 % der Patienten
Asimakopoulos et al. 2012, retrospektiv, Ablatherm	21	–	–	Bandimplantation: 2
Crouzet et al. 2012, prospektiv, Ablatherm	50, 23 (Grad 1), 14 (Grad 2), 9 (Grad 3)	–	2	–

n Anzahl, *TUR-P* transurethrale Resektion der Prostata

TUR-P, um eine thermoablative Therapie oder ein anderweitiges Verfahren handelt, höhere Nebenwirkungen oder Folgeerscheinungen aufweist, als es bei einer Primärtherapie der Fall gewesen wäre. Inkontinenz, Harnröhrenstrikturen, eine Sphinktersklerose und rektourethrale Fisteln sind die am häufigsten genannten Komplikationen in der Kombination von Radiotherapie und transurethraler Resektion (Ishiyama et al. 2014). Insofern ist auch bei dem thermoablativen Verfahren HIFU (mit oder ohne TUR-P) nach Radiotherapie von einer wesentlich höheren Nebenwirkungsrate auszugehen. Möglicherweise steigt das Risiko besonders, je mehr Therapien (d. h. Radiotherapie plus TUR-P plus HIFU) miteinander kombiniert werden. Die Ergebnisse aus klinischen Studien bezüglich der Nebenwirkungen werden in ◘ Tab. 1.3 detailliert dargestellt.

Das Ablatherm der Firma EDAP TMS (Vaulx-en-Velin, Frankreich) bietet verschiedene vorgegebene, automatisierte Behandlungsprotokolle. Neben dem Protokoll für eine primäre Therapie gehört dazu auch ein Protokoll für eine Salvage-behandlung nach perkutaner Radiotherapie sowie für die Therapie nach Seeds. ◘ Tab. 1.4 stellt die Unterschiede im technischen Behandlungsprotokoll dar.

Für die neueste Gerätegeneration ist ein ähnliches Salvageprotokoll entwickelt worden, das den Prinzipien des Vorgängerprotokolls der Ablatherm-Maschine folgt.

◘ Tab. 1.4 Programmmodifikationen des Ablatherm zwischen primärer Therapie, zweiter HIFU-Therapie und Salvage-HIFU-Therapie

Protokoll	Schall aktiv (s)	Pause (s)	Energie (%)
Primär	6	4	100
Re-HIFU	5	4	100
Salvage nach perkutaner Radiatio	5	5	90
Salvage nach Seeds	4	6	85

Unabhängig von den technischen Modifikationen hat das Erscheinen der neuen Gerätegeneration die Grundfrage neu angeregt, ob nicht gerade im biochemischen Rezidiv eine fokale Behandlung des Tumorherdes allein, unter Schonung der restlichen Drüse, genügt. Im Gegensatz zur bisherigen Strategie, den Tumor nach Möglichkeit zu eradizieren, steht dabei die lokale Tumorkontrolle bis zum natürlichen Tod. Die Durchführung einer fokalen Therapie im Rezidiv unterscheidet sich nicht grundsätzlich von einer fokalen Primärtherapie – noch liegt jedoch nur sehr wenig Evidenz vor. Immerhin zeigten El Fegoun et al. (2011) an einer Serie von 12 Patienten mit einem medianen Follow-up-Zeitraum von 10 Jahren ein Gesamtüberleben von 90 % aller Patienten und ein tumorspezifisches Überleben von 100 %. Bemerkenswert ist die vollständig erhaltene Kontinenz bei allen Patienten. Speziell dieser Punkt unterscheidet sich deutlich von den oben erwähnten Studien. Wie im ▶ Abschn. 1.1.4 erläutert, ist eine adäquate Bildgebung mittels multiparametrischer Magnetresonanztomographie (mpMRT) und eine dazu passende bioptische Sicherung des Befundes von besonderer Bedeutung. In Anbetracht eines bislang noch vollständig fehlenden standardisierten Auswertungsschemas der mpMRT analog der PI-RADS-Klassifikation (Prostate Imaging-Reporting and Data System) bei der primären Diagnose kommt einer leitliniengerechten 10- bis 12-fach-Biopsie auch im Rezidiv besondere Bedeutung zu.

Klinisch-praktische Überlegungen im Rahmen einer Salvage-HIFU

Neben den technischen Modifikationen, welche automatisiert ablaufen, gibt es auch eine Reihe klinischer Faktoren, die der Arzt bei der Behandlung unbedingt berücksichtigen muss.

Befall des Apex prostatae

Wie oben geschildert, unterliegt der Schließmuskel nach einer Radiotherapie einer erhöhten Vulnerabilität für zukünftige Therapien. Wie im ▶ Abschn. 1.1.2 ausführlich beschrieben, wird die unmittelbar distale Region der Prostata auch im Falle einer primären HIFU-Therapie nicht mit behandelt. Üblicherweise wird ein Sicherheitsabstand von 4 mm zum Sphinkter eingehalten. Dieser Sicherheitsabstand muss im Falle einer Salvagebehandlung auf mindestens 6 mm erhöht werden. Insofern ist ein Befall des Apex prostatae durch ein Rezidiv ein unmittelbares Ausschlusskriterium für eine erfolgreiche Durchführung der Salvage-HIFU-Therapie. Konsequenterweise ist eine subtile Biopsietechnik, welche sicher darstellt, ob der Apex prostatae befallen ist oder nicht, eine mittelbare Voraussetzung.

Fibrosierung und Verkalkungen in der Drüse, Notwendigkeit einer prätherapeutischen TUR-P

Wie bereits ▶ Abschn. 1.1.2 dargestellt, gibt es einige Argumente, die für eine TUR-P als Vorbehandlung zu einer HIFU-Therapie sprechen. Dazu gehören ein erhöhter IPSS (Internationaler Prostata-Symptom-Score), signifikanter Restharn, eine Größe von deutlich über 40 g oder eine Höhe, die 25 mm wesentlich überschreitet. Ein weiterer Grund, welcher eine TUR-P als Vorbehandlung notwendig machen kann, sind Prostatasteine oder andere Verhärtungen im Organ, welche eine longitudinale Schallausbreitung verhindern.

Eine Radiotherapie der Prostata hat typischerweise folgende Auswirkungen auf die Drüse: Es kommt zu einer relativen Fibrosierung des Organs (Roznovanu et al. 2005; Petraki und Sfikas 2007; Chalasani et al. 2010) und die Wahrscheinlichkeit der Ausbildung sog. Prostatasteine ist relativ hoch. Die veränderte Elastizität kann sowohl Auswirkungen auf den Grad der Obstruktion wie auch auf die spätere Berechnung der HIFU-Läsionen haben. Infolge dieser relativen Abnahme der Elastizität der Drüse kann sich eine Obstruktion in weiterer Folge stärker auswirken als bei nicht strahlentherapeutisch vorbehandelter Prostata. Eine besonders subtile Beachtung der oben beschriebenen Parameter (Prostatagröße, IPSS, Restharn, Prostatasteine und a.-p.-Durchmesser) ist deshalb unbedingte Voraussetzung für die Planung der Salvage-HIFU-Therapie. Im Zweifel sollte im Vorfeld eine TUR-P durchgeführt werden. Hierbei ist zu bedenken, dass die TUR-P an sich ebenfalls geeignet ist, Nebenwirkungen im Sinne einer Sklerosierung am Sphinkter und am Blasenhals zu produzieren (Ishiyama et al. 2014).

Deshalb sollte die Resektion einerseits ausreichend gründlich durchgeführt werden, um z. B.

sämtliche schallauslöschenden Verkalkungen zu beseitigen, andererseits möglichst schonend und mit ausreichendem Abstand zum Sphinkter und zum Rektum. Weiterhin ist ein ausreichender zeitlicher Sicherheitsabstand von mindestens 4 Wochen zwischen der transurethralen Resektion der Prostata und der Salvage-HIFU-Therapie einzuplanen.

In den beiden Serien von Murat et al. 2009 und Crouzet et al. 2012 wurde in allen Fällen vor der HIFU-Therapie eine TUR-P durchgeführt. Wie oben beschrieben, bewirkt allein die Kombination aus Strahlentherapie und TUR-P ein gewisses Risiko einer Inkontinenz und anderer Komplikationen. Möglicherweise ist ein Teil der der HIFU-Therapie zugeschriebenen Folgen eigentlich bereits Folge dieser Kombination. Ob der weitestmögliche Verzicht auf eine TUR-P im Zusammenhang mit einer Salvage-HIFU-Therapie eine geringere Inkontinenzgefahr oder anderer Risiken mit sich bringt, muss in zukünftigen Studien systematisch untersucht werden.

Kontrollbiopsien

Die HIFU-Therapie bietet die Möglichkeit, die lokale Therapieeffektivität mithilfe von Kontrollbiopsien zu überprüfen. Damit unterscheidet sie sich wesentlich vom Standard der RPE. Die Biopsie kann helfen, im Falle eines erneuten Progresses zu differenzieren, ob es sich um ein lokales Versagen der Salvagetherapie handelt oder ob eine weitere systemische Manifestation des Tumors vorliegt.

Onkologische Ergebnisse

In den letzten 8 Jahren wurden 7 monozentrische Studien mit insgesamt 698 Patienten publiziert (Mural et al. 2009; Crouzet et al. 2012; Gelet et al. 2004; Zacharakis et al. 2008; Poissonnier et al. 2008). Die Übersicht der Studienergebnisse ist in ◘ Tab. 1.5 dargestellt.

Der mediane Follow-up-Zeitraum aller Studien betrug 18,1 Monate (7,4–48). Das progressionsfreie Überleben lag nach 5 Jahren in der größten prospektiven Serie je nach Risikostratifizierung bei 45 % (Low Risk nach D'Amico), 31 % (Intermediate Risk) und 21 % (High Risk); das Gesamtüberleben wird nur in 2 Studien angegeben: Poisonnier et al. (2008) – 5 Jahre – 90 %; Murat et al. (2009) – 3 Jahre – 84 %.

Die Art und Weise, wie die onkologischen Ergebnisse verifiziert wurden, war unterschiedlich. So wurde nicht in allen Studien eine Kontrollbiopsie durchgeführt, und wenn sie durchgeführt wurde, fand dies zu unterschiedlichen Zeitpunkten statt. Auch die übrigen Versagenskriterien waren uneinheitlich. Speziell gibt es keine studienübergreifende Definition, welcher PSA-Anstieg zu einer Rebiopsie führen soll und welche PSA-Grenze unabhängig von der Rebiopsie als biochemisches Rezidiv gewertet wird.

In Anbetracht der kurzen Nachbeobachtungszeiten und des a priori langsamen Wachstums des Prostatakrebses ist eine Analyse des Gesamtüberlebens als fragwürdig anzusehen. Eine derartige Analyse wird auch nur in 2 Studien durchgeführt. Die bisher größte prospektive Analyse stellt die Ergebnisse bei 290 Patienten dar, welche zwischen 1995 und 2009 eingeschlossen wurden. Das mediane Alter lag bei 68,7±6 Jahren. Der mediane PSA-Wert bei Einschluss in die Studie lag bei 6,38±7,61 ng/ml. Die Bildgebung (Ganzkörperszintigramm) zeigte keine ossäre Metastasierung. In dieser Studie betrug der mittlere Follow-up-Zeitraum 48 Monate und die Rate einer konsekutiven Hormonentzugstherapie lag bei 55,8 %. Der PSA-Nadir wurde nach im Mittel 5,55 Monaten mit im Mittel 1,54±3,38 ng/ml erreicht. Kontrollbiopsien wurden in dieser Studie durchgeführt und waren in 81 % der Fälle negativ. Die biochemische Rezidivfreiheit war abhängig von verschiedenen prätherapeutisch bestehenden Parametern. Eine Gleason-Klassifikation von ≥8 führte zu einer signifikanten Verschlechterung des Outcomes, ebenso wie eine zuvor durchgeführte Hormonentzugstherapie. Weiterhin waren die Ergebnisse signifikant abhängig vom prätherapeutischen PSA. Die genannten Prognosekriterien werden durch alle anderen Studien bestätigt, der negative Faktor Hormonvorbehandlung nur durch die Studie von Murat et al. 2009.

Gerade die engere Korrelation zwischen PSA und Prognose scheint in Bezug auf die Salvage-HIFU-Therapie zur Konsequenz zu haben, dass eine solche Therapie möglichst umgehend nach Diagnosesicherung erfolgen sollte. Für Patienten mit hohem Gleason-Score indes scheint die Prognose unabhängig vom gewählten Salvageverfahren schlecht zu sein.

Tab. 1.5 Vergleichende Darstellung onkologischer Ergebnisse einer Salvage-HIFU

Studie, Studienart, Gerät	Patienten (n)	Medianer Follow-up-Zeitraum (Monate)	Progressions-/krankheitsfreies Überleben (%), Dauer	Gesamt-überleben (%), Dauer	Negative Biopsien nach Salvage-HIFU-Therapie (%)
Gelet et al. 2004, retrospektiv, Ablatherm	70	14,8 (6–86)	44	–	80
Zacharakis et al. 2008, retrospektiv, Sonablate500	31	7,4 (3–24)	71	–	–
Poisonnier et al. 2008, retrospektiv, Ablatherm	72	39±28	50, 3 Jahre, 44, 5 Jahre	94, 3 Jahre, 90, 5 Jahre	80
Murat et al. 2009, retrospektiv, Ablatherm	167	18,1 (3–121)	53 LR, 42 IR, 25 HR, 3 Jahre	84	73
Berge et al. 2010, prospektiv, Ablatherm	46	9	60,9, 9 Monate	–	–
Asimakopoulos et al. 2012, retrospektiv, Ablatherm	19	48	47,4, 4 Jahre	–	–
Crouzet et al. 2012, prospektiv, Ablatherm	290	48	80, 7 Jahre	–	81

HR High Risk, *IR* Intermediate Risk, *LR* Low Risk, *n* Anzahl

Im Hinblick auf die Daten der vorliegenden Studien ist die Salvage-HIFU-Therapie bezüglich der onkotherapeutischen Ergebnisse mit den anderen Salvageverfahren vergleichbar. Die Aussagekraft der Ergebnisse hinsichtlich des biochemischen rezidivfreien Überlebens nach Salvage-HIFU-Therapie ist jedoch durch die Tatsache eingeschränkt, dass das krankheitsfreie Überleben nicht nur vom PSA nach Intervention, sondern offensichtlich auch von der Dynamik des präinterventionellen PSA und der anderen genannten Prognosefaktoren abhängig ist. Gerade die engere Korrelation zwischen PSA und Prognose scheint in Bezug auf die Salvage-HIFU-Therapie zur Konsequenz zu haben, dass eine solche Therapie möglichst umgehend nach Diagnosesicherung erfolgen sollte.

Nebenwirkungen

Eine Übersicht der Nebenwirkungen aus den verschiedenen Studien ist in ■ Tab. 1.3 dargestellt. Wie bereits erwähnt, wurde in den beiden größten, prospektiven Serien bei allen Salvage-HIFU-Therapien zuvor eine TUR-P durchgeführt. Die Nebenwirkun-

gen dieser Studien resultieren daher aus 3 konsekutiven Verfahren (Radiotherapie, TUR-P, HIFU).

Neben den üblichen, durch HIFU bedingten Nebenwirkungen, wie Harnwegsinfekten und Blasenhalssklerosen, wurde im Rahmen der Salvage-therapiestudien ein besonderes Augenmerk auf die Nebenwirkungen Inkontinenz sowie rektourethrale Fistel gelegt. Die Inkontinenz über alle Grade lag zwischen 7 und 60 %, wobei eine Grad-3-Inkontinenz bei 2–32 % angegeben wird. In der größten, prospektiven Studie wird eine Gesamtinkontinenzrate von 50 % (Grad 2: 9 %) angegeben. Urethrale Strikturen wurden in 8,8–30 % beobachtet, rektourethrale Fisteln in 2,2–7 % der Fälle.

Fazit

Die derzeitige Datenlage zur Wertigkeit der Salvage-HIFU-Therapie für Patienten mit isoliertem Lokalrezidiv nach perkutaner Bestrahlungstherapie ist unzureichend und bedarf weiterer, vor allem prospektiver und multizentrischer Datenerhebung, um das Evidenzlevel und die Validität der Ergebnisse zu verbessern. Weiteres Verbesserungs-

potenzial liegt in der Optimierung und Vereinheitlichung der Studienmethodik sowie in einer ein-
heitlichen und spezifischen Definition für das Therapieversagen.

Für Patienten mit stanzbioptisch gesichertem
Tumorlokalrezidiv nach perkutaner Bestrahlungstherapie und fehlenden Metastasen, für die eine alleinige palliative Androgendeprivation als Therapie
nicht infrage kommt, kann die Salvage-HIFU-Therapie eine Therapieoption sein. Von der Salvage-
HIFU-Therapie könnten vor allem Patienten mit
niedrigem Gleason-Score der Rezidivbiopsie profitieren sowie Patienten, die nach Salvage-HIFU-
Therapie schnell einen PSA-Nadir <0,2 ng/ml erreichen. Ein schneller PSA-Anstieg vor Salvagebehandlung scheint prognostisch ungünstig, egal
welches Salvageverfahren in Betracht gezogen wird.

Die postoperativen funktionellen Parameter
sowie die Nebenwirkungsraten der Salvage-HIFU-
Therapie scheinen denjenigen der anderen Salvageverfahren, insbesondere der Salvageprostatektomie,
nicht unterlegen zu sein.

Aufgrund der speziellen Anforderungen und
der Technik ist bei einem Hauptteil der Patienten
vor oder nach Salvage-HIFU-Therapie die Durchführung einer desobstruierenden Therapie erforderlich.

1.1.4   HIFU als fokale Therapie

R. Ganzer

Einleitung

Vor dem Hintergrund der hohen Raten an Überdiagnostik und Übertherapie des Prostatakarzinoms
gewinnt das Konzept der fokalen Therapie in den
letzten Jahren weltweit eine wachsende Bedeutung.
Die flächendeckende Verbreitung des PSA-Screen-
ings wird mit dafür verantwortlich gemacht, dass
die Rate an Überdiagnostik in der Literatur mit einer Spanne von 1,7–67 % angegeben wird (Loeb
et al. 2014). Durch die radikale Therapie (radikale
Prostatektomie und Radiatio) von Patienten mit Tumoren mit günstiger Prognose wird weltweit eine
Rate an Übertherapie von ca. 30 % angenommen.
Mögliche Folgen für den Patienten sind die mit der
radikalen Prostatektomie und der Radiatio verge-

sellschafteten möglichen Nebenwirkungen wie Inkontinenz, Impotenz und rektale Toxizität. Die Senkung der Gesamtmortalität konnte für die radikale
Prostatektomie zwar für Patienten mit PSA-Werten
>10 ng/ml belegt werden, nicht aber für jene mit
einem PSA-Wert <10 ng/ml (Wilt et al. 2012). Be-
stünde die Möglichkeit, die Progressionstendenz
und das biologische Verhalten des Tumors für den
einzelnen Patienten exakt vorherzusagen, wäre die
Active Surveillance bei einem klar definierten Patientenkollektiv ohne Einschränkungen als Alternative zur sofortigen Therapie zu empfehlen. Publizierte Serien der aktuellen Literatur belegen jedoch,
dass ca. ⅓ aller Patienten innerhalb des Follow-up-
Zeitraums aus der Active Surveillance ausscheidet
(Godtman et al. 2013; Klotz 2005). Nicht selten
spielen psychische Gründe eine triggernde Rolle bei
der Entscheidung für eine radikale Therapie. Zudem besteht kein Konsens zur Definition eines Progresses unter Active Surveillance (Penson 2009).

Das Konzept der fokalen Therapie beinhaltet
»eine Art der Behandlung, die zum Ziel hat, Tumorgewebe innerhalb der Prostata zu eradizieren. Un-
betroffenes Gewebe soll mit dem Ziel geschont werden, die Funktionen des Urogenitaltraktes zu erhalten« (de la Rosette et al. 2010). Bislang existiert
keine klare Definition des Begriffs »fokale Therapie«. Im Rahmen einer Teilbehandlung der Prostata
wurden folgende Behandlungsschemata beschrieben: ¾-Ablation, Hemiablation, zonale Ablation,
Indextumorablation und fokale Ablation.

Bisher bestehen keine klaren Einschlusskriteri-
en bei der Patientenselektion und keine klaren
Empfehlungen, welche Behandlungsmodalität für
die fokale Therapie des Prostatakarzinoms optimal
erscheint. Mit HIFU ist jede Form der fokalen Therapie beim Prostatakarzinom technisch möglich.

HIFU als fokale Therapie

Die HIFU-Therapie bietet die Möglichkeit einer
minimalinvasiven Teilbehandlung der Prostata
durch sofortige Induktion einer Koagulationsnekrose in einem vom Arzt geplanten Behandlungsareal. Sie kann in Spinalanästhesie und theoretisch
ambulant durchgeführt werden. Im Gegensatz zur
Strahlentherapie muss keine kumulative Gesamtdosis berücksichtigt werden. Daher ist die fokale
HIFU-Therapie theoretisch mehrfach wiederholbar.

Über die technischen Grundlagen sowie die auf dem Markt kommerziell erhältlichen Geräte wurde an anderer Stelle in diesem Buch berichtet (▶ Abschn. 1.1.1). Es existieren keine prospektiven oder retrospektiven Untersuchungen, die einen Vergleich der Behandlungseffektivität zwischen verschiedenen HIFU-Gerätetypen zulassen würden.

Die Möglichkeiten der fokalen HIFU-Behandlung des jeweiligen Gerätes werden in erster Linie durch die Eindringtiefe und die Höhe der Läsionen bestimmt. Wie im ▶ Abschn. 1.1.1 im Detail beschrieben, unterscheiden sich in diesem Punkt das Sonablate 500 (Fa. SonaCare Medical, USA), das Ablatherm Integrated Imaging und das Focal One (beide Fa. EDAP TMS, Frankreich) voneinander. Eine wegweisende Neuerung bringt das Focal One mit sich, indem es eine Fusion von mpMRT und TRUS zur Therapieplanung ermöglicht. Zur Therapiekontrolle kann am Ende der Behandlung eine Kontrastmittelsonographie der Prostata zum Nachweis von Perfusionsdefekten innerhalb der behandelten Areale durchgeführt werden.

Ergebnisse der fokalen HIFU-Therapie

Die einfachste Form der fokalen Behandlung mittels HIFU ist die Hemiablation bei Patienten, bei denen anhand diagnostischer Befunde von Stanzbiopsie und ggf. Bildgebung ein einseitiger Tumorbefall vorliegt. Die Idee hinter der Hemiablation besteht in der Schonung des neurovaskulären Bündels auf der Gegenseite. Zusätzlich erwartet man niedrigere Nebenwirkungen als nach Whole-Gland-HIFU-Therapie, was in erster Linie die Ausbildung einer Blasenhalssklerose betrifft.

Die erste Fallserie einer fokalen HIFU-Behandlung wurde von Muto et al. 2008 vorgestellt. Mit der Fragestellung der Effektivität und Sicherheit der HIFU-Behandlung wurden 70 Patienten mit dem Sonablate 500 behandelt. Es erfolgte eine Selektion der Patienten, die anhand einer 12-fach-Biopsie und der MRT der Prostata einen einseitigen Befall eines klinisch lokal begrenzten Prostatakarzinoms aufwiesen. In beiden Behandlungsarmen waren Patienten mit Low-, Intermediate- und High-Risk-Prostatakarzinom, 24 (34,3 %) von ihnen waren zum Zeitpunkt der Behandlung unter Hormontherapie. Bei 29 Patienten mit einseitigem Tumornachweis wurden beide peripheren Zonen sowie die ipsilaterale

Transitionalzone behandelt, bei den restlichen 41 Patienten die gesamte Prostata. Im Follow-up wurden Sextantenbiopsien nach 6 und 12 Monaten entnommen und PSA-Werte bis 36 Monate bestimmt. Biochemisches Versagen wurde nach den ASTRO-Kriterien definiert. Es wurden Fragebögen zu Miktion (IPSS) und Lebensqualität (University of California-Los Angeles Prostate Cancer Index, UCLA-PCI) erhoben. Veränderungen von Kontinenz und Potenz wurden hingegen nicht erfasst. Der mediane Follow-up-Zeitraum in der fokalen Therapiegruppe betrug 32 (9–45) Monate. Die bioptische Tumorfreiheit nach 6 und 12 Monaten betrug 89,3 % bzw. 76,5 %. Zwischen beiden Gruppen wurden keine Veränderungen beim Uroflow festgestellt, jedoch war in der fokalen Gruppe die Katheterverweildauer kürzer und die Rate an Harnröhrenstrikturen geringer. Insgesamt kann festgestellt werden, dass die Machbarkeit einer Prostatateilbehandlung mittels HIFU belegt wurde. Als Einschränkung kann jedoch die Behandlung beider peripherer Zonen trotz einseitigen Tumorbefalls gesehen werden, wodurch die Schonung der kontralateralen neurovaskulären Strukturen fraglich erscheint.

Im Rahmen einer Phase-IIa-Machbarkeitsstudie führten van Velthoven et al. 2014 bei 31 Patienten mit einem PSA <15 ng/ml, einem T-Stadium ≤T2b und unabhängig vom Gleason-Score bei einseitigem Tumorbefall eine Hemiablation mit dem Ablatherm-System durch. Bei allen Patienten erfolgte präoperativ ein 3-Tesla-mpMRT. Der mediane Follow-up-Zeitraum lag bei 38 (12–61) Monaten, der mittlere PSA-Nadir bei 1,49±2,0 ng/ml. Das biochemisch rezidivfreie Überleben lag nach 3 Jahren bei 82,7 % (Phoenix-Kriterien). In dieser Serie erfolgten keine planmäßigen Nachbiopsien. Bei der letzten Visite waren 100 % der Patienten ohne Vorlagenverbrauch kontinent. Von 20 präoperativ potenten Patienten hatten 75 % im Verlauf für Geschlechtsverkehr ausreichende Erektionen.

Die Arbeitsgruppe um Ahmed et al. aus London veröffentlichte 2011 Ergebnisse einer Phase-I/II-Studie zur Hemiablation mit dem Sonablate 500 an 20 Patienten mit einem Follow-up-Zeitraum von 12 Monaten. Im Gegensatz zu den anderen Gruppen erfolgte eine Diagnostik mittels templategesteuerter transperinealer Mappingbiopsie der Prostata in Kombination mit einem mpMRT. 19 von

20 Patienten hatten ausreichende Erektionen für Geschlechtsverkehr, 90 % waren ohne Verbrauch von Vorlagen und 17 von 19 Patienten waren in der Kontrollbiopsie tumorfrei. Zusammenfassend erreichten 89 % der Patienten zu einem Zeitpunkt von 12 Monaten die Kriterienkombination aus Tumorfreiheit in der Kontrollbiopsie, erhaltener Kontinenz und Potenz (Ahmed et al. 2011).

Dieselbe Arbeitsgruppe stellte 2012 Ergebnisse einer Serie von Patienten mit erweiterten Einschlusskriterien vor. Es wurden sowohl Patienten mit unilateralem und unifokalem Tumor als auch Patienten mit multifokalen bilateralen Befunden fokal behandelt (Ahmed et al. 2012). Die primären Endpunkte waren Machbarkeit, Sicherheit und Nebenwirkungen. Eingeschlossen wurden Patienten mit lokal begrenztem Prostatakarzinom, einem PSA-Wert ≤15 ng/ml und einem Gleason-Score ≤4+3=7. Alle Patienten erhielten ein mpMRT der Prostata sowie eine templategesteuerte transperineale Mappingbiopsie im Abstand von 5 mm. Behandelt wurde nach dem Grundsatz, dass max. 60 % des Prostatagewebes ablatiert werden durften und dass bei einseitiger Behandlung der Abstand von der Behandlungszone zum neurovaskulären Bündel mindestens 10 mm bzw. bei bilateralem Tumorbefall mindestens 5 mm sein sollte. Kein tumortragendes Gewebe sollte unbehandelt verbleiben. Tumorareale wurden mit einem Sicherheitsabstand von 3–5 mm behandelt. Der Follow-up-Zeitraum betrug 12 Monate. Nach 6 Monaten erfolgten eine erneute mpMRT-Untersuchung sowie eine gezielte Biopsie der behandelten Areale. Bei positiver Biopsie wurde eine fokale Wiederholungsbehandlung des Areals zugelassen. Zwischen 2007 und 2010 wurden 42 Patienten rekrutiert, 41 waren auswertbar. Bei 20 (49 %) Patienten wurde ein Areal behandelt, bei 15 (37 %) bilateral 2 Areale und bei 6 (15 %) Patienten ein mittig gelegenes Areal. Nach 1 und 3 Monaten kam es zu einem Abfall des IIEF-15-Scores, jedoch waren die Parameter nach 12 Monaten vergleichbar mit den Ausgangswerten. Von 35 Patienten mit guter Potenz vor Behandlung berichteten 89 % nach 12 Monaten über ausreichende Erektion für eine Penetration. Ein ähnlicher Verlauf wurde für die Kontinenz beobachtet. Nach 6 Monaten wurde bei 30 von 39 Patienten (77 %) bioptisch kein Tumor nachgewiesen, bei 36 (92 %) kein signifikantes Karzinom. Gewöhnlich wurden in der ersten Zeit nach der Behandlung LUTS (Lower Urinary Tract Symptoms) beobachtet, die jedoch spontan sistierten. Bei 7 (17 %) Patienten trat ein Harnwegsinfekt und bei 1 Patienten eine behandlungspflichtige Harnröhrenstriktur auf. Es traten keine schweren Nebenwirkungen auf.

Der von der Gruppe betriebene umfangreiche diagnostische Aufwand mittels mpMRT und Templatebiopsie unterscheidet sich vom Vorgehen der meisten anderen Gruppen. Die diagnostische Aussagekraft durch dieses Vorgehen ist sehr hoch. Es sollte aber erwähnt werden, dass insbesondere die Templatebiopsie in Narkose bei vielen Patienten auf Ablehnung stößt. Auffällig ist, dass die Autoren in ihrer Arbeit nicht über Nebenwirkungen der Biopsie berichten, wobei hier die Raten an Harnwegsinfekten, Harnverhalt und einer passageren erektilen Dysfunktion interessieren würde. Gerade beim Low-Risk-Prostatakarzinom wären mögliche Nebenwirkungen im Rahmen der Diagnostik und auch der fokalen Behandlung im Vergleich zur Active Surveillance kritisch zu hinterfragen.

Von großem Interesse sind erste Behandlungsergebnisse der fokalen HIFU-Therapie mit Focal One unter Anwendung der elastischen MRT-Fusion. Zur Validierung führten Crouzet et al. 2014 eine Machbarkeitsstudie an 10 Patienten durch. Diese hatten ein T1-T2-Prostatakarzinom mit einem Gleason-Score 3+4=7 oder höher und mindestens einen sichtbaren Tumorfokus im MRT mit gezielter histologischer Sicherung. Tumorareale wurden mit einem Sicherheitsabstand von 6 mm behandelt. Nach Abschluss wurden die behandelten Areale mittels Kontrastmittelsonographie (SonoVue, Fa. Bracco, Italien) kontrolliert und mit dem Planungs-MRT korreliert. Falls nötig, erfolgte eine Nachbehandlung der Areale. Es wurden keine Unterschiede zwischen dem prä- und dem postinterventionellen IIEF-5-Score beobachtet. Ebenso trat keine Inkontinenz auf. Nach 1 Monat wurde eine kontrastmittelgeführte Biopsie durchgeführt. Jeweils 2 Biopsien wurden aus den behandelten Arealen und 3 vom Rand entnommen. Bei allen Patienten waren die Biopsien tumorfrei. Im MRT zeigte sich kein Hinweis auf Tumoren (Crouzet et al. 2014).

HIFU-spezifische Besonderheiten

Keine Behandlungstechnologie hat sich bisher für die fokale Therapie als ideal herauskristallisiert. Die Erwartungen an eine fokale Therapie sind u. a. ein möglichst uneingeschränkter Erhalt der Lebensqualität ohne Nebenwirkungen. Für jede Technologie sind aber spezifische Einschränkungen und ein individuelles Nebenwirkungsspektrum zu berücksichtigen. Bei HIFU betreffen die Einschränkungen in erster Linie das Volumen und die Höhe der Prostata. Aufgrund der Art der Sondenapplikation sind Behandlungen bei Rektumstenose oder bei Zustand nach Rektumamputation nicht möglich. In dieser Situation wäre eine fokale Behandlung mit einer anderen Technologie, die nicht auf eine transrektale Applikation angewiesen ist, zu bevorzugen (z. B. Kryotherapie, Brachytherapie, irreversible Elektroporation).

Bislang liegen keine größeren Fallzahlen vor, die das Outcome einer Salvageprostatektomie nach fokaler HIFU-Therapie beschreiben. Auch wenn die Gewebeveränderungen bei fokaler Behandlung erwartungsgemäß geringer ausfallen, so ist dennoch mit periprostatischen Fibrosierungen und Umgebungsreaktionen zu rechnen, die eine nervschonende radikale Salvageprostatektomie ggf. erschweren und möglicherweise deren Ergebnisse beeinflussen. Ein weiterer wichtiger Aspekt betrifft die Deformierung der Prostata, die unter der Behandlung auftritt. Von Whole-Gland-Ablationen ist HIFU-Anwendern das Phänomen bekannt, dass sich die Grenzen der Prostata trotz akkurater Planung unter der Behandlung verschieben können und eine Neuplanung erforderlich machen. Shoji et al. (2013) waren die ersten, die Deformierungen der Prostata im Rahmen einer HIFU-Behandlung genauer untersuchten. An 44 Patienten konnte unter Whole-Gland-HIFU-Therapie (Sonablate 500) gezeigt werden, dass es unter der Behandlung zu einer Prostataschwellung von im Median 13 % sowie einer Verschiebung von 5,5 mm (0,2–14 mm) kommt (Shoji et al. 2013). Dieser Effekt war sogar bei kleinem Prostatavolumen stärker ausgeprägt. Inwieweit der Effekt bei einer fokalen HIFU-Behandlung auftritt, ist bisher nicht untersucht. Es muss jedoch davon ausgegangen werden, dass die Planungszone vom behandelten Bereich abweichen kann und daher ein bisher nicht definierter Sicherheitssaum eingehalten werden sollte. Dieser Effekt ist insbesondere für Behandlungen multifokaler Tumoren mit dem Focal One zu beachten, da damit zu rechnen ist, dass die Übereinstimmung des MRT mit den Läsionen im Verlauf der Behandlung abnimmt.

Die häufigste Nebenwirkung einer Whole-Gland-HIFU-Behandlung ist die Ausbildung einer narbigen Blasenhalsstenose, welche in bis zu 28,3 % nach einer mittleren Zeit von 1,4 Jahren auftritt (Ganzer et al. 2013). Möglicherweise sind die bisher publizierten Nachbeobachtungszeiträume nach fokaler HIFU-Therapie zu kurz, um die Rate von Blasenhalssklerose bzw. Urethrastrikturen im Verlauf einschätzen zu können. Größere Patientenkollektive und längere Follow-up-Zeiträume werden zeigen, ob die Behandlungsart (Hemiablation versus fokale Behandlung) und die Lokalisation der Behandlungsareale einen Einfluss darauf haben. Nach fokaler HIFU-Therapie sind die publizierten Raten an Urethrastrikturen gering, sie liegen bei 2,6–4 % (Muto et al. 2008; Ahmed et al. 2012; Van Velthoven et al. 2014).

Strategien der fokalen HIFU-Therapie

Unabhängig von der Technologie stellt sich die grundsätzliche Frage, wo die fokale Therapie anzusiedeln ist. Wird eine fokale Therapie ausschließlich als sofortige Alternative zur Active Surveillance gesehen, kann zwar davon ausgegangen werden, dass jegliches experimentelles Behandlungsverfahren beim Low-Risk-Prostatakarzinom onkologisch sicher ist. Dieser Ansatz muss sich aber der Kritik stellen, dass bei Eignung zur Active Surveillance jede sofortige Behandlung eine Übertherapie darstellt, die mit Nebenwirkungen verbunden sein kann. Barret et al. (2013) berichteten über eine Serie von 106 Patienten, die zwischen 2009 und 2011 an einer Klinik mit verschiedenen Verfahren fokal behandelt wurden. Bei insgesamt 13 % der Patienten traten Komplikationen auf. Bei 1 Patienten nach fokaler Kryotherapie musste sogar eine temporäre Kolostomie bei rektourethraler Fistel angelegt werden (Barret et al. 2013).

Die Argumentationsgrundlage, die beim Low-Risk-Prostatakarzinom eine fokale Therapie rechtfertigt, wird durch die nicht zu unterschätzenden Progressionsraten in publizierten Active-Surveillance-Serien gestützt. Außerdem ist für viele Patienten ein Krebsleiden mit Angst, Depression und emotionaler Belastung verbunden (McCormick 2002).

Ursprünglich wurde die fokale HIFU-Therapie als Alternative zur Active Surveillance beim Low-Risk-Prostatakarzinom und streng einseitigem Tumorbefall gesehen. Die vorliegenden Ergebnisse der Machbarkeitsstudien einer Hemiablation belegen die Sicherheit der fokalen HIFU-Therapie bei geringen Nebenwirkungsraten und zufriedenstellenden ersten onkologischen Ergebnissen. Fortschritte in der Bildgebung (mpMRT) und der Biopsie (MRT gezielt bzw. MRT-TRUS-fusionierte Biopsie) sowie ein wachsendes Verständnis der Multifokalität beim Prostatakarzinom dehnen die Einschlusskriterien weiter aus. Es stellt sich daher die Frage, ob eine fokale HIFU-Therapie ausschließlich bei klinisch einseitigem Prostatakarzinom durchgeführt werden soll (Hemiablation) oder ob in Zukunft auch multifokale Behandlungen bei bilateralen Tumoren, wie von der Gruppe um Ahmed et al. (2011) beschrieben, sicher durchführbar sind.

Histologische Untersuchungen zeigen, dass in 67–87 % ein multifokales Wachstum vorliegt (Meiers et al. 2007).

Nach der Indextumortheorie wird die Prognose vom größten Tumorfokus bestimmt, der bis zu 80 % des gesamten Tumorvolumens einnimmt (Muller et al. 2013). Begleitende kleine Tumorfoci werden als indolent angesehen und sind daher nicht zwingend primär zu behandeln. Multifokalität schließt also eine fokale HIFU-Therapie nicht aus, solange der Indextumor sicher diagnostiziert und ablatiert werden kann. Dem multiparametrischen MRT kommt dabei eine zunehmende Bedeutung zu. Beim multiparametrischen 3-Tesla-MRT (T1, T2, dynamische Kontrastverstärkung, Diffusionswichtung) werden Sensitivitäten und Spezifitäten in der Detektion von Tumoren >0,5 ml von 80–88 % bzw. 96–100 % erzielt, wobei eine Lernkurve von mindestens 50 Untersuchungen als Voraussetzung angesehen wird. Eine Befundung nach der PI-RADS-Klassifikation wird empfohlen (Muller et al. 2013). Geräte wie Focal One bieten durch die Möglichkeit

◻ Tab. 1.6 Ergebnisse nach fokaler HIFU-Therapie

Studie, Gerät	Patienten (n)	Behandlungsform	Follow-up-Zeitraum (Monate)	Potenzrate	Kontinenzrate (%)	Negative Biopsierate
Muto et al. 2008, Sonablate 500	29	Periphere Zone bds. + ipsilaterale Transitionalzone	32 (9–45)	k. A.	k. A.	89,3 % bzw. 76,5 % nach 6 und 12 Monaten
Van Velthoven et al. 2014, Ablatherm Integrated Imaging	31	Hemiablation	38 (12–61)	75 % von präoperativ potenten Patienten	100 bei letzter Visite	Keine reguläre Nachbiopsie
Ahmed et al. 2011, Sonablate 500	20	Hemiablation	12	19/20 Patienten mit Erektion ausreichend für GV	90 ohne Vorlagenverbrauch	17/19 Patienten (89,5 %)
Ahmed et al. 2012, Sonablate 500	41	Multifokale Ablation	12	89 % nach 12 Monaten	100 ohne Vorlagenverbrauch nach 3 und 12 Monaten	30/39 Patienten (77 %)

bds. beidseits, *GV* Geschlechtsverkehr, *k. A.* keine Angabe, *n* Anzahl der elastischen MRT-TRUS-Fusion ideale Voraussetzungen für die Planung und Durchführung einer fokalen Therapie.

Ausblick

Nach den EAU-Leitlinien (EAU: European Association of Urology) kann eine fokale Therapie außerhalb klinischer Studien nicht als Therapiealternative angeboten werden. Daher ist der Einschluss in gut geplante Studien wichtig. Wünschenswert wären randomisierte Studien mit hoher Patientenzahl und langem Follow-up-Zeitraum, die eine fokale HIFU-Therapie zum einen gegen Active Surveillance und zum anderen gegen radikale Prostatektomie bzw. Radiatio randomisieren. Die Erfahrung zeigt jedoch, dass Randomisierungen dieser Art schwierig sind und diese Studien und deren Ergebnisse wahrscheinlich nicht existieren werden. Daher sind klar strukturierte, prospektive, multizentrische Studien wichtig, die weitere Aufschlüsse über Lebensqualität, Sicherheit und onkologische Ergebnisse liefern. Nur so wird es möglich sein, die fokale Therapie in absehbarer Zeit als alternative Standardtherapie zu etablieren.

Mittlerweile existieren einige Empfehlungen von Konsensusgruppen, die bei der Studienplanung als Orientierung dienen können (van den Bos et al. 2014). Studienergebnisse der nächsten Jahre sind zwingend erforderlich, um den Stellenwert des HIFU unter den verschiedenen Technologien einordnen zu können. Die Ergebnisse der bisher vorliegenden Fallserien zur fokalen HIFU-Therapie sind vielversprechend (■ Tab. 1.6).

1.2 Kryotherapie des Prostatakarzinoms

D. Baumunk

Kryotherapie mittels bestimmter Salz-Eis-Mischungen wurde bereits im 19. Jahrhundert zur Behandlung von Hals- und Brusttumoren eingesetzt. In den 1960er- und 1970er-Jahren wurden erstmals Patienten mit Prostatakarzinom einer Kryotherapie unterzogen. Die Zugangswege waren transurethral sowie offen chirurgisch perineal, das Kryogen zu dieser Zeit flüssiger Stickstoff.

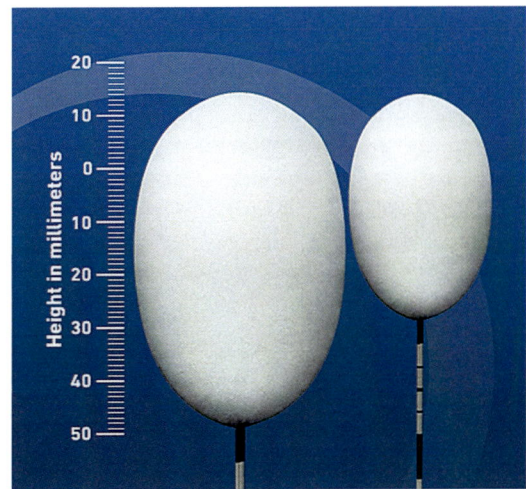

■ **Abb. 1.12** Spezialnadeln zur Applikation. (Mit freundlicher Genehmigung von Fa. Galil Medical)

Mit der Verbreitung des TRUS begann die 2. Generation der Kryotherapie des Prostatakarzinoms mit der Applikation von flüssigem Stickstoff über ein perineales Template. In der aktuellen 3. Generation erfolgt die Gabe von Argongas als Kryogen über spezielle, sehr dünne 17-G-Nadeln, welche über ein perineales Template TRUS-gesteuert (biplanare TRUS-Sonde) platziert werden können (**Kryotherapienadeln**, ■ Abb. 1.12). Die am weitesten verbreiteten Kryotherapiesysteme benutzen Argongas zur Kühlung und Heliumgas zur Erwärmung unter Ausnutzung des sog. Joule-Thomson-Effekts. Argon eignet sich insbesondere, da die Kühlwirkung proportional zur Menge des verwendeten Gases ist und damit eine sehr gute Steuerung erreicht werden kann. Die Harnröhre wird mit einem speziellen Wärmekatheter geschützt. Die Ausdehnung des Eisballs beim Frierzyklus wird TRUS-gesteuert kontrolliert. Zusätzlich werden mehrere Temperatursonden platziert, beispielsweise im Bereich der Denonvillier-Faszie, um Schädigungen am Rektum zu vermeiden, sowie im Bereich des Sphinkters. Auch eine aktive Schonung von Gewebe, z. B. des Rektums und/oder der neurovaskulären Bündel durch Erwärmung mittels Heliumgas über perineal eingelegte Sonden ist technisch möglich und wird regelmäßig eingesetzt. Die Prozeduren werden in Steinschnittlagerung und in Narkose durchgeführt (► Abschn. 1.2.2).

1.2.1 Präoperative Diagnostik

Die histopathologische Sicherung erfolgt in der überwiegenden Zahl der Fälle mittels template-gestützter perinealer Mappingbiopsie. Dies hat den Vorteil, dass die Korrelation mit der nachfolgenden, ebenfalls templategestützten Kryotherapie optimal gelingen kann. Insbesondere bei der fokalen Kryotherapie gelingt so eine gute Reproduzierbarkeit der Tumorlokalisationen. Zur Sicherstellung eines lokal begrenzten Tumorwachstums empfiehlt sich beispielsweise die Durchführung einer präinterventionellen mpMRT der Prostata.

Kontraindikationen für eine Kryotherapie sind ein Zustand nach ausführlicher TURP, eine schwere obstruktive Miktionsstörung, eine sehr große Prostata, Zustand nach Operationen an der Urethra, rektale Stenosen, rektale Fisteln, Zustand nach Rektumkarzinom, schwere (entzündliche) Erkrankungen des Enddarms und/oder Gastrointestinaltraktes mit Beteiligung des Rektums.

1.2.2 Biologische Wirkung

Kälte führt im Gewebe zu einer inflammatorischen Reaktion sowie zu einer Gewebedestruktion. Während milde Kälte eher zu einer inflammatorischen Reaktion führt und beispielsweise bei Erkrankungen des rheumatischen Formenkreises eingesetzt wird, führt sehr starke Kälte zur Destruktion des Gewebes im Sinne einer Koagulationsnekrose (Hoffmann und Bischof 2002).

Bei der Kryotherapie können Temperaturen von −40 bis −50 °C erreicht werden. Da das Frieren sehr schnell vollzogen wird, kann die Zelle nicht dehydrieren. Somit ist eine Nekrose der Zellen hoch wahrscheinlich (siehe Therapiezonen um Spezialnadeln, ◻ Abb. 1.12). Dieser Bereich wird dementsprechend als »killing zone« bezeichnet. Technisch bedingt zeigen diese Nekrosezonen einen klar definierten, scharfen Rand.

◻ Abb. 1.13 zeigt die idealisierte Platzierung der Spezialnadeln in der Prostata. Dabei ist die Lage der einzelnen Nadeln von entscheidender Bedeutung für das Erreichen einer Überlappung der einzelnen Therapieareale und somit für eine optimale Frierwirkung im Gewebe (◻ Abb. 1.14).

Das derzeit international konsentierte technische Vorgehen bei einer Kryotherapie wird wie folgt beschrieben:

1. Initiale Zystoskopie zur Beurteilung des Abstandes Ureterostien–Blasenhals, ggf. Ureterschienung; Vorlage eines Am-Platz-Drahtes
2. Einführen der biplanaren Ultraschallsonde in das Rektum
3. Platzierung der Kryotherapienadeln von ventral nach dorsal in bogenförmigen Gruppen mit 1 cm Abstand zwischen den Nadeln und je 0,5 cm Abstand zu Prostatakapsel, Urethra und Blasenhals
4. Platzierung der Temperaturmessnadeln in den Denonvillier-Raum (zumeist 2 Nadeln für den »Taumodus«) und in der Prostata, vorzugsweise im Bereich positiver Biopsien
5. Ausschluss von Nadelfehllagen mittels flexibler Zystoskopie
6. Vorlage eines transurethralen Wärmekatheters über den Am-Platz-Draht zum Schutz der urethralen Schleimhaut
7. Gefrierzyklus 1: Aktivierung der Nadeln von ventral nach dorsal; nach Erreichen von −30 °C Halten der Temperatur für 10 min; Aktivierung der »Wärmenadeln«, wenn Temperatur im Denonvillier-Raum unter 20 °C fällt; Wärmenadeln noch 2 min aktiv nach Beendigung des Frierzyklus; zunächst passives Tauen, bis ein Plateau im Temperaturverlauf erreicht wird, dann intermittierendes, aktives Tauen (»bar code thawing«), bis die Prostata im TRUS wieder sichtbar wird
8. Gefrierzyklus 2: Gleichzeitige Aktivierung aller Nadeln und nachfolgendes Tauen wie oben beschrieben

Nicht nur die erreichte Temperatur beeinflusst den Therapieerfolg, sondern auch die Zeitdauer des Frierzyklus. Dieser sollte mehrere Minuten andauern, jedoch gibt es keine hinreichende wissenschaftliche Evaluierung der optimalen Frierzeit. Derzeit werden die Frierzyklen um (5)–10 min durchgeführt.

Wichtig für das Verständnis der Gewebedestruktion bei Kryotherapie ist die Gewebedestruktion während des Auftauens. Hierbei entstehen in den

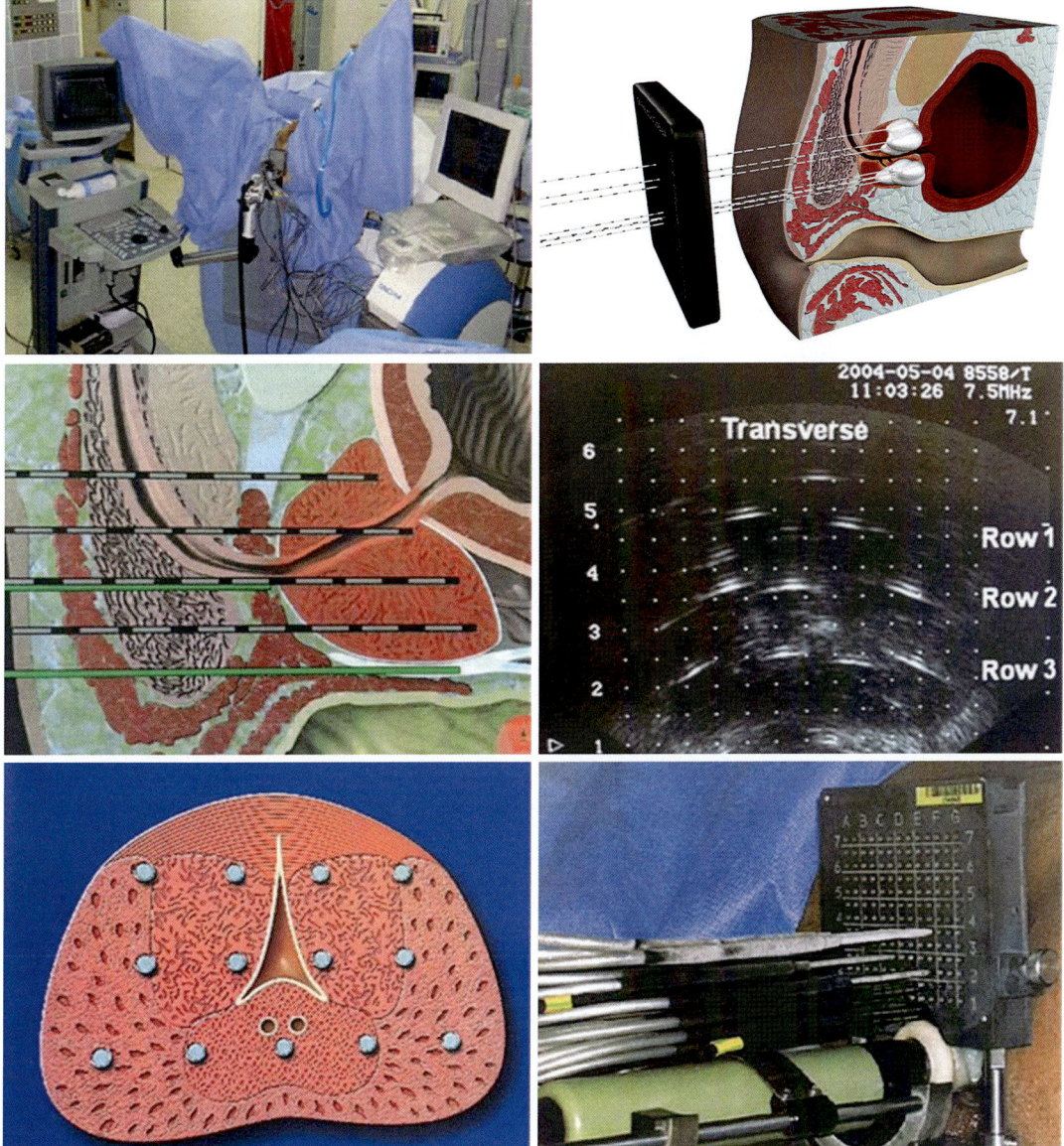

🔲 **Abb. 1.13a–f** Positionierung der Kryotherapienadeln.
(**a:** Mit freundlicher Genehmigung von Dr. med. Ulrich Witzsch, Krankenhaus Nordwest, Frankfurt am Main, **b:** Mit freundlicher Genehmigung von Fa. Galil Medical, **c–f:** Aus Campbell und Walsh 2007, mit freundlicher Genehmigung)

Zellen Eiskristalle, deren Scherkräfte das Gewebe mechanisch zerstören können. Das Auftauen soll so langsam durchgeführt werden wie technisch praktikabel, um den oxidativen Stress der Zelle so lange wie möglich aufrechtzuerhalten.

Mehrere Studien konnten zeigen, dass der optimale Gewebeeffekt bei 2 Zyklen Frieren und passi-vem Tauen zu erreichen ist, ohne dabei die Rate unerwünschter Wirkungen zu erhöhen (Shinohara et al. 1997; Pisters et al. 1997).

Die postoperative Nachsorge umfasst:
- Ausschluss einer Harnwegsinfektion mittels Urinkultur, insbesondere innerhalb der ersten 6 Wochen nach Therapie.

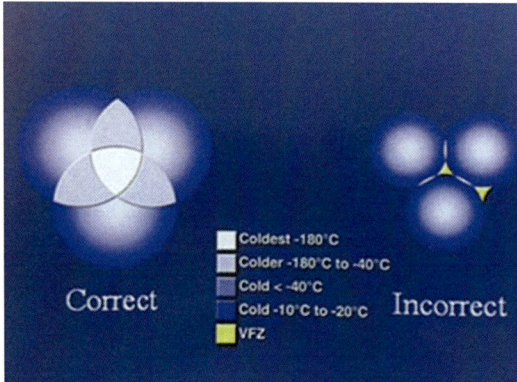

◘ Abb. 1.14 Überlappung der Therapieareale. (Aus Campbell und Walsh 2007, mit freundlicher Genehmigung)

— Vermeidung rektaler Manipulationen für ca. 10–12 Wochen.
— Erste PSA-Kontrolle nach ca. 12 Wochen, nachfolgend 3-monatlich bis zum Erreichen des PSA-Nadirs (durchschnittlich nach 3–6 Monaten).
— Optimale Behandlungsergebnisse ergeben sich für postinterventionelle PSA-Werte unter 0,1 ng/ml.

Wesentliche Nebenwirkungen der Kryotherapie sind die Harninkontinenz und der Verlust der Erektionsfähigkeit. Weiterhin sind insbesondere narbige Stenosen der Harnröhre postinterventionell möglich, welche unter Umständen operativ beseitigt werden müssen.

Die onkotherapeutische Wertigkeit wird in den nachfolgend vorgestellten Studien zum Thema evaluiert.

1.2.3   Wertigkeit der Kryotherapie in Deutschland

Während die Kryotherapie insbesondere in den USA verbreitet ist und ein wesentliches Standbein der alternativen Prostatakarzinomtherapien darstellt, ist die Methode in Deutschland nur wenig verbreitet und wird nur in einem spezialisierten Zentrum angeboten.

Die derzeit zur Verfügung stehenden Daten zur Ganzdrüsenkryotherapie weisen – in Abhängigkeit

von der Risikostratifizierung nach D'Amico – ein biochemisches rezidivfreies 5- bis 7-Jahres-Überleben zwischen 36 % bis 92 % auf (Long et al. 2001; Bahn et al. 2002; Han et al. 2003). Nachteil dieser Studien ist ihr retrospektiver Charakter und die zumeist monozentrische Datenerhebung. Das Nebenwirkungsspektrum ist mit dem der aktiven Standardtherapien der radikalen Prostatektomie und der Bestrahlungstherapie vergleichbar.

Die Kryotherapie als Salvagetherapieoption bei Strahlentherapieversagen ist technisch möglich und wird ebenfalls in hierfür spezialisierten Zentren angewandt. Die Raten an kurzfristigem biochemischem rezidivfreiem Überleben schwanken zwischen 31 % und 72 % bei erhöhtem Nebenwirkungsspektrum, insbesondere der Gefahr der Inkontinenz sowie der obstruktiven Harnblasenentleerungsstörung (Bahn et al. 2003).

Aufgrund des fehlenden Beweises der Überlegenheit gegenüber den aktiven Standardtherapien sowie der aufwendigen technischen Voraussetzungen bleibt die Ganzdrüsenkryotherapie sowohl in der primären Therapiesituation als auch in der Salvageoption spezialisierten Zentren vorbehalten und ist somit per se nur einer kleineren Patientengruppe zugänglich. Diese Voraussetzungen gelten grundsätzlich auch für die fokale Therapie des Prostatakarzinoms mittels Kryotherapie. Nachfolgend soll auf diese therapeutische Option dennoch ausführlicher eingegangen werden.

1.2.4   **Kryotherapie als fokale Therapie**

Einleitung

Die Kryotherapie ist technisch geeignet, nur Teile der Prostata zu behandeln. Eine solche fokale Therapie soll bei gleicher onkologischer Wirksamkeit eine weitere Reduktion unerwünschter, therapieassoziierter Nebenwirkungen im Vergleich zur Gesamtbehandlung der Drüse erreichen (Baumunk et al. 2013; Emberton 2012).

Der Begriff der fokalen Therapie subsumiert die Behandlung verschiedenster Teilbereiche der Prostata. Grundsätzlich wird eine reine fokale Behandlung ausschließlich des Tumors innerhalb der Prostata von der Halbseitenbehandlung und der Behandlung von ¾ der Prostata unter Aussparung des

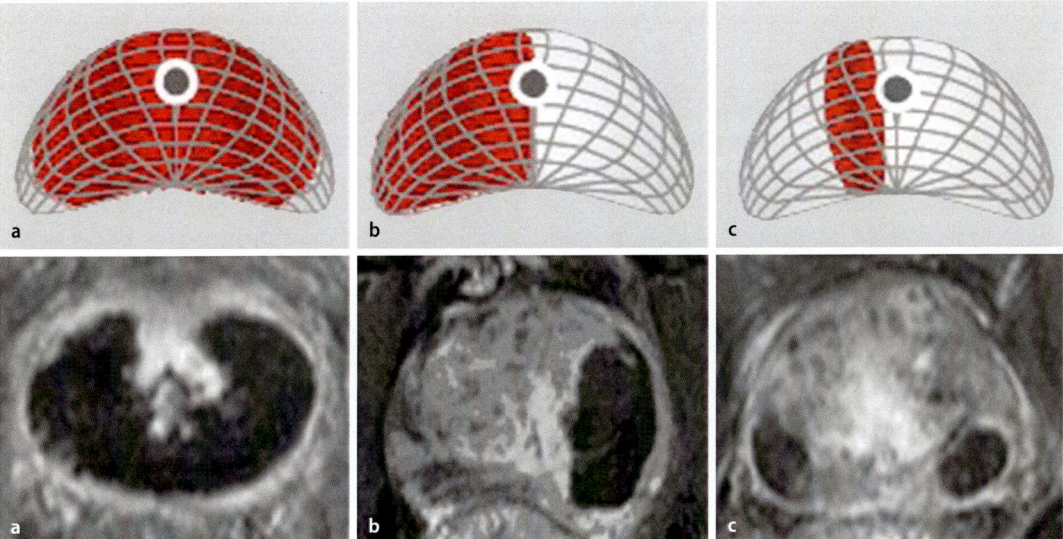

Abb. 1.15a–c Fokale Therapie. **a** Subtotale Therapie, **b** Hemitherapie, **c** fokussierte Therapie. (Aus Baumunk et al. 2013, mit freundlicher Genehmigung von Fa. EADP TMS [*oben*] und Fa. Steba Biotech [*unten*])

kontralateralen Gefäß-Nerven-Bündels unterschieden. Es koexistieren jedoch auch alle anderen denkbaren Behandlungsvolumina, welche keine Gesamtbehandlung der Prostata darstellen. Da eine Vergleichbarkeit und Reproduzierbarkeit der Studien zur fokalen Therapie von entscheidender Bedeutung ist, sind viele Studienprotokolle zur fokalen Therapie auf eine Halbseitenbehandlung ausgelegt. Die Halbseitenbehandlung scheint am einfachsten zu vereinheitlichen zu sein. **•** Abb. 1.15 veranschaulicht Möglichkeiten der fokalen Behandlung.

Im Allgemeinen bedarf die Wahl therapeutischer Alternativen zu den Standardtherapien in der Behandlung des Prostatakarzinoms einer aufmerksamen Selektionierung der Patienten (Ahmed et al. 2012). Dies gilt insbesondere dann, wenn ein therapeutisches Alternativverfahren im Rahmen einer fokalen Therapie gewählt wird. In diesem Zusammenhang könnte ein Vorteil der alternativen Operationsverfahren und insbesondere der Kryotherapie sein, dass sie auch bei Patienten mit ausgeprägten Komorbiditäten, welche nicht für größere operative Eingriffe prädestinieren, durchführbar sind und dass möglicherweise eine rein palliative Behandlung des Prostatakarzinoms mit fraglichem Nutzen vermieden werden kann (Al Ekish et al. 2013). In Ergänzung hierzu besteht ein weiterer

Vorteil der fokalen Kryotherapie darin, dass die Therapie aufgrund des perinealen Zugangsweges auch bei Erkrankungen des Rektums durchgeführt werden kann.

Ein grundlegendes Problem der fokalen Therapie liegt in der sicheren Diagnostik der Tumorlokalisation sowie deren Reproduzierbarkeit. Die anstehenden diesbezüglichen Probleme werden insbesondere durch die Weiterentwicklungen im Bereich der mpMRT sowie der Möglichkeit und weiterer Verbreitung der Fusion aus mpMRT und TRUS zukünftig besser gelöst werden können und somit die fokale Therapie beim gut selektionierten Patienten sicherer machen (Ukimura et al. 2013).

Die fokale Kryotherapie wurde bereits Mitte der 1990er-Jahre in Einzelfällen durchgeführt. Diese ersten Ergebnisse veröffentlichte die Arbeitsgruppe um Onik et al. im Jahr 2002 in einer Pilotstudie mit 11 Patienten. Es folgten Studien in Kleinstserien, beispielsweise der Arbeitsgruppe um Bahn et al. (2006). Auf diese Studien folgten weitere Studien mit größeren Fallzahlen, welche im Folgenden vorgestellt und diskutiert werden.

Studienlage zur fokalen Kryotherapie

Zum Thema gibt es derzeit 8 Studien, welche aussagekräftige Daten liefern. Die Validität der Ergebnisse wird von Studie zu Studie durch variierende strukturelle Schwächen teilweise erheblich eingeschränkt.

Im Jahr 2007 veröffentlichten Ellis et al. in Urology retrospektive Daten ihrer unizentrischen Studie an 60 Patienten mit fokaler Kryotherapie, welche im Sinne einer Hemitherapie durchgeführt wurde. Es wurden Patienten der klinischen Stadien T1–T3 N0 M0 mit nachgewiesenem, einseitigem Tumorbefall eingeschlossen, welche entweder eine Standardtherapie oder ein Watchful Waiting abgelehnt hatten. 66,7 %, 23,3 % und 10 % der Patienten waren gemäß Risikostratifizierung nach D'Amico (1994) Low-Risk-, Intermediate-Risk- und High-Risk-Patienten. Alle Therapien wurden von einem Operateur durchgeführt. Der PSA-Nadir im Beobachtungszeitraum von 15,2±7,4 Monaten lag bei 1,7 ng/ml. 51/60 Patienten konnten vollständig nachverfolgt werden. Nach 12 Monaten wurden die Patienten rebiopsiert im Sinne einer transrektalen 12-fach-Biopsie. Hierbei wurde bei 14 von 34 biopsierten Patienten ein vitaler Tumor nachgewiesen, wobei in 13 der 14 Fälle ein kontralateraler Tumor nachgewiesen wurde und in 1 Fall ein Tumor im Behandlungsgebiet. Somit waren 80,4 % der Patienten während des Beobachtungszeitraums ohne Anzeichen der Erkrankung. Informationen zum Gleason-Score der pathologischen Rebiopsien wurden nicht veröffentlicht. Kein Patient starb während des Follow-up-Zeitraums. Die Ausbildung einer rektourethralen Fistel wurde nicht beobachtet. Nach Ablauf von 12 Monaten zeigten 70,4 % der zuvor potenten Patienten eine geschlechtsverkehrfähige erektile Funktion. Nach 6 Monaten waren 96,4 % der Patienten ohne jeglichen Urinverlust kontinent. Obstruktive Miktionsbeschwerden waren nicht nachweisbar. Bei 11 der 13 Patienten mit nachgewiesenem vitalem Tumor der kontralateralen Prostata in der Rebiopsie erfolgte ebenfalls eine fokale Kryotherapie. Von diesen Patienten waren im weiteren Verlauf 8 ohne Nachweis der Erkrankung (Ellis et al. 2007).

Ebenfalls 2007 stellten Lambert et al. in Urology retrospektive monozentrische Daten zur fokalen Kryotherapie mit einem mittleren Follow-up-Zeitraum von 28 Monaten in einer Kleinserie an 25 Patienten vor, welche ebenfalls im Sinne einer Hemitherapie behandelt wurden. Alle Patienten hatten eine lokalisierte Low-Risk- bzw. frühe Intermediate-Risk-Erkrankung nach D'Amico (T1c, Gleason-Score 6 und 7a). Der postinterventionelle PSA-Nadir lag bei 2,4 ng/ml. Das progressionsfreie Überleben im Behandlungszeitraum lag bei 88 %. Patienten mit einem PSA-Nadir über 1,0 ng/ml und/oder einem Anstieg von mehr als 2 ng/ml über dem PSA-Nadir wurden rebiopsiert (12-fach, transrektal). Von diesen 7 Patienten war bei 3 Patienten ein vitaler Tumor nachweisbar, wobei 2-mal die kontralaterale Seite und 1-mal die behandelte Seite betroffen waren. In allen 3 Fällen lag ein Gleason-Score 6 in der Rebiopsie vor. Nach erneuter Kryotherapie waren die betroffenen 3 Patienten im weiteren Follow-up-Zeitraum ohne Nachweis der Erkrankung. 4 % der Patienten beklagten postoperativ eine obstruktive Miktionssymptomatik. Bei zuvor potenten Patienten erholte sich die erektile Funktion in 71 % der Fälle. Alle Patienten waren postoperativ kontinent. Postoperativ erlitt 1 Patient einen Harnverhalt mit konsekutiver 3-wöchiger Katheterableitung ohne die Notwendigkeit einer weiteren Therapie (Lambert et al. 2007).

Die Arbeitsgruppe um Onik et al. stellte im Jahr 2007 erstmals retrospektive unizentrische Daten von 55 Patienten vor, welche im Sinne einer streng fokalen Therapie ausschließlich eine Kryotherapie der tumorbefallenen Region der Prostata erhalten hatten. Dabei wurden Diagnose und Lokalisation mittels perinealer Mappingbiopsie gestellt. 26, 20 und 9 Patienten waren Low-Risk-, Intermediate-Risk- und High-Risk-Kategorien zuzuordnen (D'Amico). 25 der 29 Patienten der High- und Intermediate-Risk-Gruppen erhielten präinterventionell für 6 Monate eine Androgendeprivation mit sofortiger Beendigung nach fokaler Kryotherapie. Der postoperative PSA-Nadir lag in dieser Kohorte bei 2,4 ng/ml. Im Follow-up-Zeitraum von 3,6 Jahren zeigten sich ein progressionsfreies Überleben von 95 % und ein Gesamtüberleben von 100 %. Bei allen 55 Patienten wurde im Verlauf eine Rebiopsie (12-fach, transrektal) durchgeführt, welche bei 4 Patienten auf der kontralateralen Seite der Prostata Tumorzellen nachweisen konnte. Informationen zum Gleason-Score der pathologischen Rebiopsien wurden nicht angegeben. Diese 4 Patienten wurden nachfolgend mittels Kryotherapie der gesamten Prostata behandelt und waren im Beobachtungszeitraum ohne Nachweis der Erkrankung. Die erektile Funktion blieb bei 85 % der zuvor potenten Patienten auch postoperativ erhalten. 95 % der Patienten der Kohorte waren postoperativ voll kontinent (Onik et al. 2007).

Auf den Daten dieser 2007 veröffentlichten Studie aufbauend, stellte dieselbe Arbeitsgruppe im Jahr 2008 in Urologic Oncology weitere retrospektive Daten zur fokalen Kryotherapie bei 48 Patienten mit einem medianen Follow-up-Zeitraum von 4,5 Jahren (Range: 2–10 Jahre) vor. Wie bereits in der Vorstudie wurde auch bei diesen Patienten streng fokal ausschließlich der tumortragende Teil der Prostata behandelt. 23, 18 und 7 Patienten wurden gemäß D'Amico in Low Risk, Intermediate Risk und High Risk klassifiziert. Patienten mit einem Gleason-Score von ≥ 7 in der initialen Biopsie erhielten für 6 Monate eine Androgendeprivation mit Beendigung nach erfolgter fokaler Kryotherapie. Der postinterventionelle PSA-Nadir lag bei 2,19 ng/ml. 94 % der Patienten waren zum Zeitpunkt des letzten Follow-up ohne Erkrankungsnachweis. Bei allen Patienten wurde eine Rebiopsie durchgeführt, die bei 4 der 48 Patienten auf der unbehandelten Seite einen Tumornachweis erbrachte (ohne Angabe des Gleason-Scores dieser pathologischen Biopsien). Diese Patienten erhielten im Verlauf eine Gesamtdrüsenkryotherapie, wobei mittelfristig nur 2 Patienten hiervon profitieren konnten. Alle 48 Patienten waren postoperativ kontinent und bei 90 % der zuvor potenten Patienten erholte sich postoperativ die erektile Funktion. Bei 1 Patienten entwickelte sich postoperativ eine obstruktive Miktionsstörung, welche mittels TURP behandelt wurde (Onik et al. 2008).

Truesdale et al. stellten 2010 retrospektive Daten ihrer unizentrischen Studie an 77 Patienten mit fokaler Kryotherapie im Sinne einer Hemitherapie vor. Alle Behandlungen wurden von einem Operateur durchgeführt. 44, 31 und 2 Patienten waren Low-Risk-, Intermediate-Risk- und High-Risk-Kategorien zuzuordnen (D'Amico). Der mediane Follow-up-Zeitraum lag bei 24 Monaten (0–87 Monate). Zum Zeitpunkt der letzten Nachsorge waren 72,7 % der Patienten ohne Erkrankungsnachweis und alle Patienten der Kohorte am Leben. Bei 22 Patienten wurde aufgrund eines biochemischen Rezidivs rebiopsiert (12-fach, transrektal). 10 dieser Patienten zeigten eine positive Biopsie, davon 3 Patienten auf der Seite der durchgeführten Therapie und 7 auf der

unbehandelten kontralateralen Seite. Bei 1 Patienten waren beide Seiten der Prostata betroffen. Es zeigte sich bei 2 positiven Rebiopsien ein Gleason-Upgrading, bei 2 positiven Rebiopsien ein Gleason-Downgrading sowie bei den übrigen 6 positiven Rebiopsien ein gleicher Gleason-Score im Vergleich zum präoperativen Befund. In der Multivariatanalyse war die Kombination aus Anzahl der präoperativ positiven Stanzbiopsate und präoperativem PSA ein geeigneter positiver Prädiktor für die Voraussage eines Therapieversagens. Bei Patienten mit präoperativ erhaltener Erektionsfähigkeit zeigte sich nach Ablauf von 12 Monaten eine Verschlechterung der erektilen Funktion im Mittel um 1,9 Punkte im IIEF-5-Score. Kein Patient litt unter einer postoperativen Inkontinenz (Truesdale et al. 2010).

Bahn et al. veröffentlichten 2012 in European Urology retrospektive Daten ihrer Studie mit 73 Patienten ihres Zentrums, hiervon 24 Patienten mit Low-Risk- und 49 mit Intermediate-Risk-Profil (D'Amico), mit einem medianen Follow-up-Zeitraum von 3,7 Jahren (1–8,5 Jahre). Eine eventuelle Androgendeprivation wurde mit Einschluss in die Studie beendet. Die Patienten erhielten eine fokale Kryotherapie im Sinne einer Hemitherapie. Die Autoren beschreiben eine PSA-Reduktion um 70 % auf 1,6 ng/ml postoperativ. 48 der 73 Patienten wurden postoperativ biopsiert (nach 6, 12, 24 usw. Monaten), wobei 75 % (36/48) eine negative Biopsie aufwiesen. Von den 12 Patienten mit Tumornachweis lagen die Tumorareale in 11 Fällen auf der unbehandelten Seite, in 1 Fall auf der behandelten Seite. Nur bei 1 Patienten kam es zu einem Upgrading im Gleason-Score der Rebiopsie im Vergleich zur initialen Biopsie. 8 Patienten wurden in der Folge mittels Active Surveillance geführt, 2 Patienten erhielten eine weitere Kryotherapie, 1 Patient erhielt eine Brachytherapie plus IMRT und ein Patient erhielt eine Androgendeprivation. Alle Patienten waren zum Zeitpunkt der letzten Kontrolle kontinent. 86 % der zuvor potenten Patienten hatten postoperativ geschlechtsverkehrfähige Erektionen. Aufgewertet wurde diese Studie durch einen direkten Matched-Pairs-Vergleich zu Patienten im Verlauf nach radikaler Prostatektomie. Die Autoren konnten im Beobachtungszeitraum (bis zu 7 Jahre) keine Unterschiede hinsichtlich des onkologischen Erfolgs (salvagetherapiefreies Überleben) zwischen der fokalen Kryotherapie und der radikalen Prostatektomie nachweisen (Bahn et al. 2012).

Barret et al. veröffentlichten 2012 retrospektive Daten zum eigenen Patientenkollektiv. Von insgesamt 1.213 Patienten mit lokalisiertem Prostatakarzinom erhielten insgesamt 106 Patienten eine fokale Therapie im Sinne einer Hemitherapie, hiervon 50 Patienten mit einer fokalen Kryotherapie. Insgesamt stellt die Studie die Ergebnisse aller Fokaltherapien gemeinsam dar, weswegen die Extrahierung der speziellen Daten zur fokalen Kryotherapie erschwert ist. Weder eine genaue Beschreibung des Patientenkollektivs mit fokaler Therapie noch ausreichende Informationen über die onkologischen Ergebnisse der fokalen Kryotherapie sind beschrie-

ben. Insgesamt zeigte sich keine postoperative Inkontinenz. Diejenigen Patienten mit zuvor erhaltener Erektion zeigten postoperativ eine Verschlechterung der erektilen Funktion, welche mit 5 Verlustpunkten im IIEF-5-Score beziffert wurde. Bei 1 Patienten entwickelte sich nach fokaler Kryotherapie eine rektourethrale Fistel mit Perinealabszess, welche zu einer operativen Ausräumung und passagerer Anlage (4 Monate) eines protektiven Anus praeter führte. Weiterhin litt 1 Patient unter einer postinterventionellen Urethrastriktur, welche mittels Urethrotomia interna behoben werden musste (Barret et al. 2013).

Die mit Abstand größte Patientenzahl fasste die retrospektive Datenbankanalyse der sog. COLD

◩ **Tab. 1.7** Studien zur fokalen Kryotherapie

Autor	Patienten (n)	Methodik[a]	Alter (Jahre)	Behandlungsvolumen, Rezidivkriterien[b]	Follow-up-Zeitraum[c]
Ellis et al. 2007	60	Retrospektiv, unizentrisch, nicht vergleichend	69	Hemitherapie, ASTRO	15,2±7,4 Monate
Lambert et al. 2007	25	Retrospektiv, unizentrisch, nicht vergleichend	68	Hemitherapie, ASTRO/Phoenix	28 Monate
Onik et al. 2007	55	Retrospektiv, unizentrisch, nicht vergleichend	–	Lesion Target, ASTRO/Phoenix	3,6 Jahre
Onik et al. 2008	48	Retrospektiv, unizentrisch, nicht vergleichend	–	Lesion Target, ASTRO/Phoenix	4,5 (2–10) Jahre
Truesdale et al. 2010	77	Retrospektiv, unizentrisch, nicht vergleichend	69,5	Hemitherapie, ASTRO/Phoenix	24 (0–87) Monate
Bahn et al. 2012	73	Retrospektiv, unizentrisch, Matched-Pair-Analyse	64	Hemitherapie, ASTRO/Phoenix	3,7 (1–8,5) Jahre
Barret et al. 2013	50	Retrospektiv, unizentrisch, nicht vergleichend	–	Hemitherapie, ASTRO/Phoenix	8 Monate
Ward und Jones 2012	1.160	Retrospektive Datenbankanalyse	68	–	1,8 Jahre

n Anzahl, *OAS* Overall Survival/Gesamtüberleben, *PFÜ* progressionsfreies Überleben
[a] Auswertungskriterien
[b] Konsensuskonferenz ASTRO-Kriterien des Rezidivs nach Bestrahlungstherapie (Roach et al. 2006)
[c] Sofern eruierbar, mit Angabe der Standardabweichung oder Range
[d] Kontrollbiopsien mit Angabe der positiven Biopsien sowie Angabe der Lokalisation in Bezug auf die Behandlungsseite
[e] Im Beobachtungszeitraum
[f] Im Behandlungszeitraum
[g] Obstruktive Miktionsstörungen postoperativ
[h] In % oder anhand der Verschlechterung des IIEF-Scores; sofern bekannt, mit Angabe des Messzeitraums
[i] Sofern bekannt, mit Angabe des Messzeitraums

Registry (COLD: Cryo On-Line Database) der Arbeitsgruppe um Ward und Jones, veröffentlicht 2012, zusammen. Die Autoren analysierten dabei 1.160 fokale Kryotherapien aller möglichen Behandlungsvolumina, welche in der COLD Registry zwischen 1997 und 2007 erfasst wurden. Es wurden dabei ausschließlich Patienten mit niedrigem bis frühem intermediärem Risiko nach D'Amico behandelt. Der postoperative PSA-Nadir lag bei 2,15 ng/ml. Im mittleren Follow-up-Zeitraum von 1,8 Jahren zeigten sich bei 75,7 % der Patienten nach fokaler Kryotherapie keine Anzeichen der Erkrankung. Das progressionsfreie Überleben der fokalen Kryotherapiegruppe war damit identisch mit dem der Patienten der COLD Registry, welche

eine Kryotherapie der Gesamtdrüsen erhalten hatten (4.099 Patienten; progressionsfreies Überleben: 75,5 %). Bei 14 % der Patienten nach fokaler Kryotherapie (entsprechend 163 Patienten) wurde aufgrund eines biochemischen Rezidivs eine Rebiopsie durchgeführt. Bei 43 Patienten (3,7 %) wurde dabei ein vitaler Tumor nachgewiesen. Postoperativ litt 1 Patient unter einer rektourethralen Fistel. Die erektile Funktion blieb postoperativ bei 58,1 % der zuvor potenten Patienten erhalten. 98,4 % der Patienten waren zum Zeitpunkt der letzten Kontrolle voll kontinent (Ward und Jones 2012).

◘ Tab. 1.7 fasst die wesentlichen epidemiologischen Daten und Ergebnisse der benannten Studien zusammen.

Kontrollbiopsien[d]	PSA-Nadir (ng/ml)	PFÜ (%)[e]	OAS (%)[f]	Obstruktion (%)[g]	Erektile Funktion[h]	Kontinenz (%)[i]	Evidenzlevel
14/34 (40 %) positiv: 13/14 kontralateral (12 Monate)	1,7	80,4	100	–	70,6 % (12 Monate)	96,4 (6 Monate)	4a
3/7 (42 %) positiv: 2 kontralateral, 1 ipsilateral	2,4	88	–	4	71 %	100	4a
4/55 (7 %) positiv: 4 kontralateral	2,4	95	100	–	85 %	95	4a
4/48 positiv: 4 kontralateral	2,19	94	100	2	90 %	100	4a
10/22 (45 %) positiv: 2 ipsilateral, 7 kontralateral, 1 beidseitig	–	72,7	100	0	−1,9 Punkte (IIEF, 12 Monate)	100	4a
12/48 (25 %) positiv: 1 ipsilateral, 11 kontralateral	1,6	75	100	–	86 % (30 Monate)	100 (6 Monate)	3
–	–	–	–	2	−5 Punkte (IIEF)	100	4a
163/1160 Patienten: 43 positiv (3,7 %)	2,15	75,7	–	1,1	58,1	98,4	4a

Diskussion und Bewertung der Studien

Die benannten Studien repräsentieren die derzeit validesten Ergebnisse zur fokalen Kryotherapie. Manche Studien können über beträchtliche Langzeitverläufe berichten und dabei mit exzellenten, den Standardtherapien nicht unterlegenen, onkologischen Ergebnissen aufwarten. Weiterhin scheinen die klassischen Nebenwirkungen der postoperativen Inkontinenz und Impotenz im Vergleich zu den Standardtherapien im Rahmen einer fokalen Kryotherapie teilweise erheblich weniger aufzutreten, bei Kontinenzraten im Kurzzeitverlauf zwischen 95 und 100 % und Potenzraten zwischen 58 und 90 %.

Die Validität dieser Studienergebnisse wird jedoch teilweise erheblich eingeschränkt. Insbesondere methodische Schwächen wie die unizentrischen, retrospektiven Datenanalysen sowie eine uneinheitliche Auswahl der eingeschlossenen Patienten lassen eindeutige Rückschlüsse auf die Vergleichbarkeit und Nachvollziehbarkeit nicht zu. Insbesondere wird in den Studien, bei denen auch Patienten mit zuvor erhaltener Androgendeprivation eingeschlossen wurden, der Einfluss derselben nicht ausreichend reflektiert und bewertet. Weitere Schwächen bestehen in der uneinheitlichen Strategie zur präoperativen Diagnostik, insbesondere der diagnostischen Prostatastanzbiopsie. Die positiven Ergebnisse der Studien sollten in diesem Kontext vorsichtig betrachtet und interpretiert werden. Dennoch liegt die Wichtigkeit der Erforschung und Anwendung alternativer Therapieverfahren angesichts der bekannten, erheblichen Rate an Übertherapien durch die Standardverfahren auf der Hand. Die Aktualität der Diskussion zeigt sich auch in der Tatsache, dass im Jahr 2013 gleich 4 sehr ausführliche Übersichtsarbeiten zur Wertigkeit der fokalen Therapie im Allgemeinen (Kasivisvanathan et al. 2013; Bozzini et al. 2013; Valerio et al. 2014) und der fokalen Kryotherapie im Speziellen (Nguyen et al. 2013) hochrangig publiziert wurden.

Grundsätzlich muss sich jede neue Therapieform mit dem Goldstandard, also den Standardtherapien und -strategien (Prostatektomie, Bestrahlungstherapie/Brachytherapie, Active Surveillance), messen. Die Definition von Parametern, die zu einem direkten oder indirekten Vergleich der fokalen Kryotherapie mit den Standardoptionen geeignet sein könnten, ist insbesondere bei Patienten mit einer Low-Risk- oder frühen Intermediate-Risk-Erkrankung erschwert und derzeit ungeklärt. Sowohl eine Radikaltherapie als auch eine Active-Surveillance-Strategie gelten bei solchen Patienten als leitliniengerechte Standardoptionen (Deutsche Gesellschaft für Urologie 2014). Daher bleibt derzeit die Definition der Effektivität einer fokalen Kryotherapie zumindest für solche Patienten unklar, denn die Frage, ob eine fokale Kryotherapie gleichwertige Ergebnisse wie eine Standardtherapie erzielen muss oder ob eine verbesserte Tumorkontrolle gegenüber der Active Surveillance genügt, kann auf Basis der diskutierten Studien nicht beantwortet werden.

Derzeit ebenfalls unklar ist eine eigenständige Definition eines Therapieversagens nach fokaler Kryotherapie. Bislang orientieren sich die fokalen Verfahren an der Definition des Therapieversagens nach Radiotherapie gemäß Phoenix-ASTRO-Konsensus (Roach et al. 2006).

Zur Frage, ob nach fokaler Kryotherapie in jedem Falle eine effektive Sequenztherapie, z. B. mit einem der Standardverfahren, durchführbar ist, liegt praktisch keine Literatur vor. Aus Einzelfallberichten sind Beschreibungen einer erschwerten Radikaloperation bekannt, eine externe Bestrahlungstherapie scheint dagegen durchführbar.

Um diese diskutierten Schwächen der bisherigen Studien zu evaluieren, ist die exakte und akribische Dokumentation der Ergebnisse wichtig. Die bereits erwähnte COLD Registry fasst derzeit die Ergebnisse von mehr als 6.000 Patienten nach Kryotherapie zusammen, davon ca. 2.000 Patienten nach fokaler Kryotherapie. Vorteile solcher Datenbanken liegen einerseits in einer Vereinheitlichung der präoperativen Diagnostik und Patientenselektion sowie andererseits in der Diagnostik im Rezidivfall, sie könnten somit zur Definition des Therapieversagens nach (fokaler) Kryotherapie beitragen. Weiterhin könnte die Teilnahme mehrerer Zentren zu einer Qualitätsoptimierung im Sinne eines Benchmarkings führen.

Multizentrische Langzeitstudien werden den Evidenzlevel der Daten verbessern. Aktuell rekrutieren 3 Studien Patienten zur Evaluierung der fokalen Kryotherapie (Guazzoni 2015; Ward 2015; Eastham 2015). Diese Studien werden in ◘ Tab. 1.8 vorgestellt.

◻ **Tab. 1.8** Derzeit rekrutierende Studien zur fokalen Kryotherapie

Autor	Trial No.[a]	Patien-ten (n) [b]	Einschlusskriterien			Follow-up-Zeit-raum (Monate)	Primärer End-punkt	Sekundäre Endpunkte
			PSA-Wert (ng/ml)	Gleason-Score	Risiko-gruppe[c]			
Guazzoni 2015	NCT00928603	100	<10	3+3	Low	60	Sicher-heit der Therapie	Tumorkon-trolle; Mik-tionsbeein-flussung: Obstruktion (IPSS), Konti-nenz; erektile Funktion (IIEF); Lebensquali-tät (FACT-P, MSKCC)
Ward 2015	NCT00877682	100	≤10	≤3+4	Low und interme-diate	36	Tumor-kontrolle (biopsie-gesi-chert)	Miktionsbe-einflussung: Obstruktion, Kontinenz; erektile Funk-tion; Neben-wirkungen Rektum; Lebens-qualität
Eastham 2015	NCT00774436	50	<10	–	Low	6	Tumor-kontrolle	Lebens-qualität

FACT-P Functional Assessment of Cancer Therapy – Prostate Cancer, *MSKCC* Memorial-Sloan Kettering Cancer Center, *n* Anzahl

[a] Studienidentifikationsnummer im Clinical Trials Database (https://clinicaltrials.gov)
[b] Geplante Anzahl der einzuschließenden Patienten
[c] Risikostratifizierung nach D'Amico et al. (1994)

Die rasante Entwicklung der diagnostischen Möglichkeiten, insbesondere der MRT-Diagnostik, wird die Durchführung einer fokalen Kryotherapie günstig beeinflussen, denn die Patientenselektion sowie die Genauigkeit der Tumorlokalisation werden hierdurch erleichtert. Die optimistischen onkologischen Ergebnisse bei geringer Rate an unerwünschten Wirkungen müssen zügig in multizentrischen Studien mit größerer Fallzahl validiert werden. Sofern dies gelingt, könnte die fokale Kryotherapie für einen Teil der betroffenen Patienten eine geeignete Therapieoption in der Behandlungsstrategie des lokalisierten Prostatakarzinoms darstellen.

1.3 Die photodynamische Therapie (TOOKAD Soluble)

1.3.1 Allgemeine Grundlagen der photodynamischen Therapie

L. J. Sentker

Das Grundprinzip jeder photodynamischen Therapie (PDT) besteht aus der Applikation eines primär inaktiven, photosensitiven Agens, dem Photosensibilisator, welcher mittels Lichtexposition in Anwesenheit von Sauerstoff in seine pharmakologisch aktive Form umgewandelt wird. Generell zeichnen sich die verschiedenen Photosensibilisatoren durch ihre gemeinsame Fähigkeit aus, durch Lichtabsorption aufgenommene Energie auf die Umgebung zu übertragen. Im Rahmen eines photophysikalischen Prozesses werden hierbei reaktive Sauerstoffspezies (ROS) wie Singulett-Sauerstoff, Hyperoxide und hochreaktive Hydroxylradikale generiert, welche einen starken zytotoxischen Effekt aufweisen, wodurch Zellstrukturen irreversibel geschädigt werden.

Erste Beschreibungen einer photodynamischen Therapie im weitesten Sinne reichen bis in die Anfänge des letzten Jahrhunderts zurück, als z. B. oberflächlich aufgebrachtes Eosin als Photosensibilisator unter Exposition sichtbaren Lichtes zur Therapie des Lupus vulgaris bzw. von Hautkrebserkrankungen eingesetzt wurde (Von Tappeiner und Jodlbauer 1907).

Von dem heute besonders in der Dermatologie weitverbreiteten Einsatz verschiedener Photosensibilisatoren zur Therapie unterschiedlicher Hautläsionen ist die sog. interstitielle photodynamische Therapie (iPDT) zur gezielten Gewebedestruktion z. B. von Tumoren in tiefer gelegenen Körperstrukturen bzw.-organen zu unterscheiden. Das für den photodynamischen Effekt erforderliche Licht wird hierbei über eingebrachte Lichtleitfasern unter Verwendung von Laserlicht niedriger Leistung einer bestimmten Wellenlänge in das zu behandelnde Zielgewebe geführt.

Die für die iPDT zur Verfügung stehenden Photosensibilisatoren unterscheiden sich in ihren pharmakokinetischen sowie pharmakophysikali-schen Eigenschaften deutlich voneinander. Neben der Applikationsform (oral/intravenös) und dem jeweils spezifischen Lichtabsorptionsspektrum der einsetzbaren Substanzen bestehen insbesondere Unterschiede in Bezug auf ihre Verteilung im Körper. Sowohl die erzielbaren Wirkungen am Zielgewebe als auch das Ausmaß unerwünschter Wirkungen für den Patienten werden wesentlich von den unterschiedlichen Verteilungseigenschaften und damit dem Ort ihrer möglichen Aktivierung bestimmt. In das Gewebe diffundierende Photosensibilisatoren benötigen unter Umständen Tage, um in ausreichender Konzentration im Zielorgan zu akkumulieren, weshalb ihre Aktivierung durch Licht erst einige Tage nach ihrer Gabe erfolgen kann. Gleichzeitig erfordert ihre Anreicherung in der Haut bei insgesamt verzögerter Elimination unter Umständen eine längere Abschirmung des Patienten vor ungeschützter Lichtexposition, um unerwünschte Hautreaktionen zu vermeiden.

Hiervon abzugrenzen sind solche Photosensibilisatoren, welche sich im Wesentlichen intravasal verteilen und rasch wieder eliminiert werden. Unmittelbar nach ihrer intravenösen Gabe können diese Substanzen mit dem Erreichen einer ausreichenden intravasalen Konzentration am Zielorgan über dort platzierte Laserfasern aktiviert werden. Eine längere Lichtabschirmung des Patienten ist aufgrund ihrer rascheren Elimination nicht erforderlich.

Erste klinische Studien an kleinen Patientenzahlen zur photodynamischen Therapie beim Pros-

◻ Tab. 1.9 Übersicht über verschiedene Photosensibilisatoren zur photodynamischen Therapie der Prostata

Photosensibilisator	Gabe	Wirkort	Aktivierung	Patienten (n)	Studie
Hämatoporphyrin	i.v.	Zellulär	Nach 48 h	1	Windahl et al. 1990
Photofrin	i.v.	Zellulär	Nach 72 h	1	Windahl et al. 1990
Temoporfin	i.v.	Zellulär	Nach 72 h	14	Nathan et al. 2002
5-ALA/PpIX	p.o.	Zellulär	Nach 4 h	6	Zaak et al. 2003
Motexafin lutetium	i.v.	Vaskulär	Nach 3, 6 oder 24 h	17	Patel et al. 2008
Padoporfin	i.v.	Vaskulär	Nach 10 min	28	Trachtenberg et al. 2008
Padeliporfin	i.v.	Vaskulär	Nach 10 min	85	Azzouzi et al. 2013

h Stunden, *min* Minuten, *n* Anzahl

tatakarzinom reichen bis in die 1990er-Jahre zurück. ◻ Tab. 1.9 gibt einen Überblick über verschiedene bis dato eingesetzte Substanzen.

Bei dem im Folgenden in seiner Wirkungsweise eingehender beschriebenen Padeliporfin (WST-[water-soluble tetrazolium salt-]11, TOOKAD Soluble, Fa. Steba Biotech, Luxemburg) handelt es sich, wie der Tabelle zu entnehmen ist, um einen lediglich intravasal agierenden Photosensibilisator. Aufgrund dieser pharmakokinetischen Eigenschaft hat sich für die photodynamische Therapie mit Padeliporfin (WST-11, TOOKAD Soluble) in der englischsprachigen Literatur die Bezeichnung Vascular Targeted Photodynamic therapy (VTP) etabliert.

1.3.2 Zur Technik der VTP mit TOOKAD Soluble (Padeliporfin)

L. J. Sentker

Bei Padeliporfin (WST-11, TOOKAD Soluble) handelt es sich um ein wasserlösliches, palladiumsubstituiertes Bakteriochlorophyllderivat (Pd-Bacteriopheophorbidmonolysotaurin). Als Bakteriochlorophyll bezeichnet man das zur Photosynthese genutzte charakteristische Pigment phototropher Purpur- und Schwefelbakterien. Es stellt eine pharmakologische Weiterentwicklung des ursprünglich verwendeten lipophilen Padoporfin (WST-09, TOOKAD) dar, welches wegen aufgetretener Nebenwirkungen nicht weiter verwendet wurde (Trachtenberg et al. 2007; Trachtenberg et al. 2008).

Das Lichtabsorptionsmaximum von Padeliporfin (WST-11, TOOKAD Soluble) liegt bei einer Wellenlänge von 753 nm. Nach intravenöser Gabe beträgt seine Eliminationshalbwertszeit 1,5–2 h, es bindet dabei an Serumalbumin (Betrouni et al. 2011).

Wird intravasal zirkulierendes Padeliporfin (WST-11, TOOKAD Soluble) von Laserlicht mit einer Wellenlänge von 753 nm aktiviert, so geht es augenblicklich in einen angeregten Zustand über. Die Energie dieses angeregten Elektronenzustandes geht bei der Interaktion mit molekularem Sauerstoff auf diesen über und führt zur Bildung der bereits erwähnten ROS. Diese hochzytotoxischen ROS bewirken zum einen eine lokale Schädigung des vaskulären Endothels. Die aus einem hohen Sauerstoffverbrauch resultierende lokale Hypoxie bewirkt zusätzlich eine ausgeprägte Vasokonstriktion mit lokaler Thrombusbildung. In der Summe resultiert hieraus innerhalb weniger Minuten eine irreversible Okklusion des Blutgefäßes, in dessen Folge es zu einer Nekrose des von der Gefäßversorgung abhängigen Gewebes kommt (Betrouni et al. 2011; Azzouzi et al. 2013).

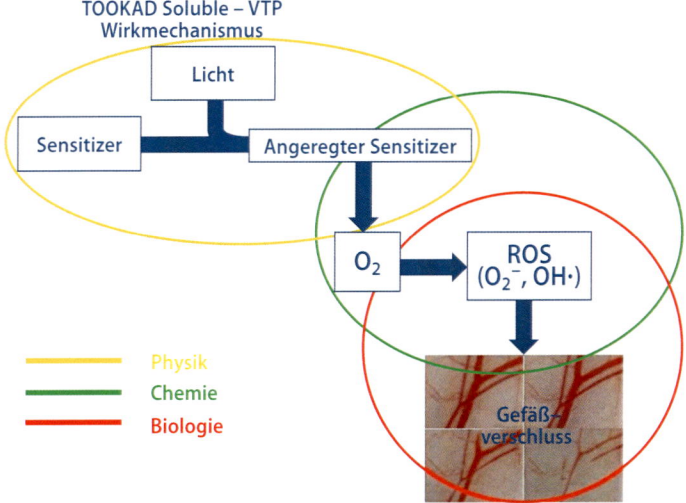

◻ **Abb. 1.16** Wirkungsweise von TOOKAD Soluble. (Mit freundlicher Genehmigung von Fa. Steba Biotech)

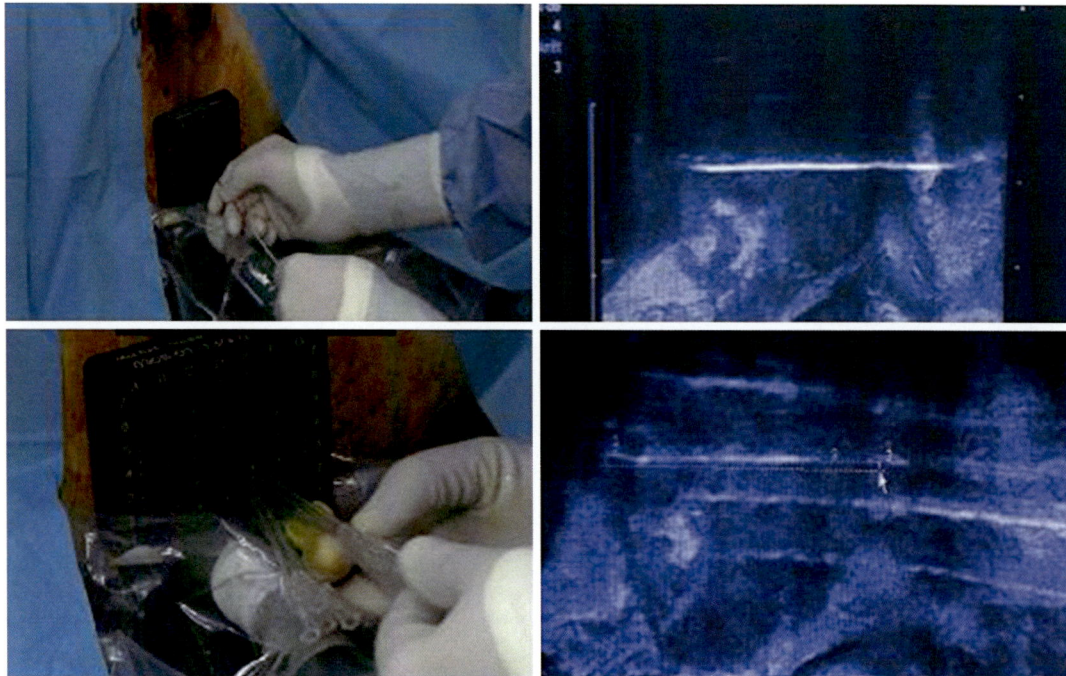

◘ Abb. 1.17 Einlage der transparenten Hohlnadeln unter Ultraschallkontrolle. (Mit freundlicher Genehmigung von Fa. Steba Biotech)

Operationsablauf Padeliporfin (WST-11, TOOKAD Soluble) zur photodynamischen Therapie (VTP)

Die Gesamtdauer des Operationsverfahrens beträgt ca. 1½–2 h (einschließlich Narkoseeinleitung [Intubationsnarkose], Platzierung der Laserfasern, Infusion des Photosensibilisators und Laserlichtabgabe). Der Patient befindet sich hierzu in einer Steinschnittlage. Vor dem Eingriff wird ein transurethraler Katheter eingelegt. Die Platzierung der Laserfasern in der Prostata erfolgt, vergleichbar mit der LDR-Brachytherapie, über ein Template mit 5-mm-Lochabstand über einen perinealen Zugang. Hierzu werden mit einem Metallstift armierte transparente Plastikhohlnadeln unter transrektaler Ultraschallkontrolle im Zielgebiet mit einem Sicherheitsabstand von je 5 mm zur Kapsel bzw. zur Urethra vorgelegt.

Um das Zielvolumen vollständig zu erfassen, stehen Laserfasern mit einer variablen Länge des aktiven lichtemittierenden Abschnittes von 1–5 cm zu Verfügung (zylindrischer Diffusor). Neben der anatomischen Gegebenheit wird die Länge des lichtemittierenden Abschnittes durch einen zusätzlich einzuhaltenden Sicherheitsabstand von jeweils 5 mm zur Basis sowie zum Apex der Prostata bestimmt. Für jede Position wird die erforderliche Länge des zylindrischen Diffusors sonographisch ausgemessen und die entsprechenden Laserfasern werden eingelegt. Aus Sicherheitsgründen wird zusätzlich eine Lichtmesssonde im Rektum platziert, um eine Aktivierung des Photosensibilisators in der Rektumwand mit der möglichen Gefahr einer Fistelbildung ausschließen zu können.

Unmittelbar nach einer 10-minütigen Infusion von Padeliporfin (WST-11, TOOKAD Soluble) in einer Konzentration von 4 mg/kg KG erfolgt die Aktivierung mit Laserlicht von 753 nm mit einer Leistung von 150 mW/cm und einer Dosis von 200 J/cm. Diese aus Phase-II-Studien als optimal ermittelten Dosisparameter werden nach einer Laseraktivierung über exakt 22 min und 15 s erreicht (Betrouni et al. 2011; Azzouzi et al. 2013).

Mit Einleitung der Infusion wird der Operationssaal abgedunkelt und der Patient von Kopf bis

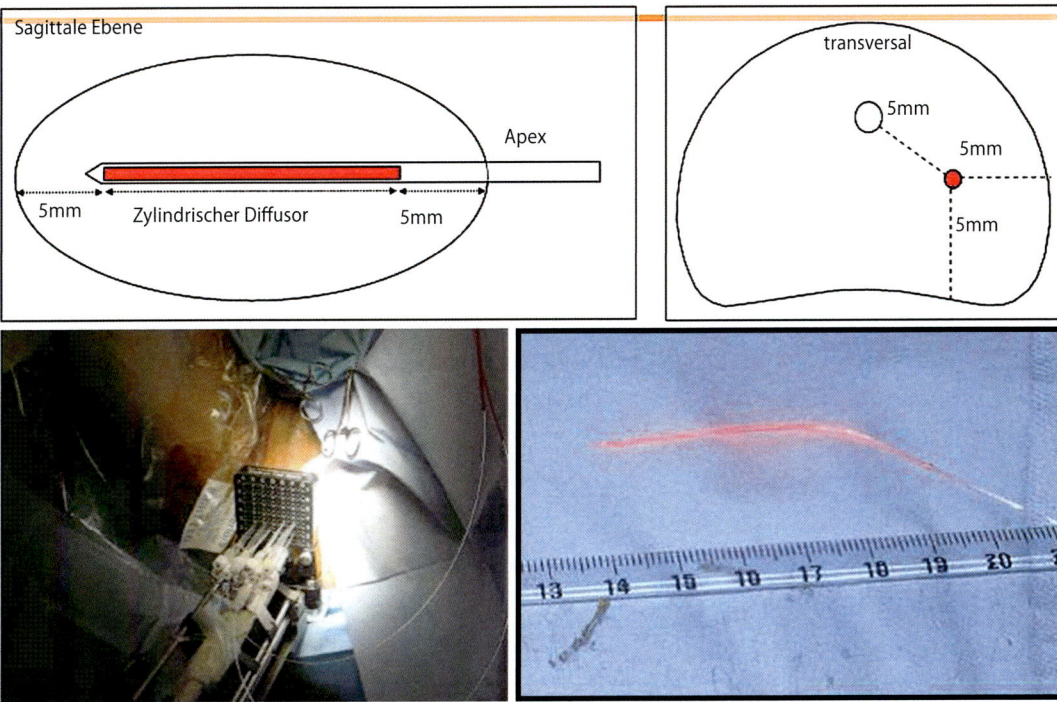

Abb. 1.18 Einlage der Laserfasern als zylindrische Diffusoren. (Mit freundlicher Genehmigung von Fa. Steba Biotech)

Fuß lichtgeschützt abgedeckt. Nach Abschluss der Laseraktivierung können die Hohlnadeln unmittelbar wieder entfernt werden. Der Patient wird nach dem Eingriff mindestens 6 h in einem abgedunkelten Raum überwacht und kann am Abend des Eingriffstages, nach Entfernen des transurethralen Katheters, entlassen werden. Aus Sicherheitsgründen wird der Schutz vor extremer Lichtexposition für weitere 48 h empfohlen.

1.3.3 Die PDT als Salvage- und Primärtherapie

G. Salomon

Der Einsatz einer photodynamisch aktiven Substanz zur Behandlung der Prostata bei Prostatakarzinom wurde – wie oben ausgeführt – bereits 1990 beschrieben. Mögliche Behandlungskonzepte umfassen die gesamte Prostata, den Einsatz in einer Salvagesituation nach Bestrahlungstherapie oder zukunftsweisend die fokale, also partielle der Prostata.

Die verfügbaren Substanzen für eine PDT unterscheiden sich hinsichtlich ihrer Verträglichkeit, Verfügbarkeit, Effektivität und der Zeit des Verbleibens im Körper und wurden zunächst im Tierversuch untersucht.

Erste klinische Behandlungen der Prostata mittels PDT

Erste Versuche mit einer PDT wurden bereits 1990 erfolgreich bei lokalisiertem Prostatakarzinom von Windahl, Anderson und Lofgren unternommen (Windahl et al. 1990). In dieser Studie wurden lediglich 2 Patienten nach stattgehabter transurethraler Resektion der Prostata mit jeweils unterschiedlicher intravenös verabreichter Substanz (Hämatoporphyrin bzw. Photofrin) behandelt. Die Aktivierung erfolgte über Laserfasern bei Illumination mit 638 nm. Die 3 Monate nach Behandlung durchgeführte Kontrollbiopsie zeigte in beiden Fällen tumorfreies Prostatagewebe. Eine Autopsie ergab bei einem Patienten, der 6 Monate nach Therapie an einer anderen Ursache verstarb, dass kein vitales Tumorgewebe in der Prostata verblieben war.

In der ersten zugelassenen Studie (Phase I–II) wurden Patienten mit Prostatakarzinomrezidiv nach primärer Strahlentherapie mittels PDT unter Einsatz von meso-Tetrahydroxyphenylchlorin (mTHPC) behandelt (Nathan et al. 2002). Nachteil der Substanz war ein bis zu 6 Wochen andauerndes Verbleiben der Substanz im Körper. Im Gegensatz zu mTHPC bietet WST-09/-11 den Vorteil einer raschen Eliminierung aus dem Körper und damit eine Reduktion unerwünschter Nebenwirkungen. Die unterschiedlichen photoaktiven Substanzen unterscheiden sich nicht nur hinsichtlich der Zeit der Eliminierung aus dem Körper, sondern auch hinsichtlich des Wirkungsortes. Neuere selektive photoaktive Substanzen können im Gefäßsystem aktiviert werden und so den gewünschten Gewebeuntergang verstärken und damit die Tumorzerstörung hervorrufen. Diese gefäßgerichteten (»vascular targeted«) Substanzen (▶ Abschn. 1.3.4, Studienlage) wurden in mehreren klinischen Studien hinsichtlich Ihrer biologischen Wirksamkeit und klinischen Verträglichkeit getestet und modifiziert.

WST-09 (Padoporfin, TOOKAD) und WST-11 (Padeliporfin, TOOKAD Soluble)

Es existieren 2 veröffentlichte Studien zur Überprüfung der Sicherheit und Effektivität von WST-09. Die erste klinische Studie (Trachtenberg et al. 2007) mit TOOKAD erfolgte an Patienten, die ein Rezidiv nach Strahlentherapie hatten. Ziele waren hier, die Sicherheit und optimale Behandlungsbedingungen (Dosiseskalation) zu finden. Insgesamt wurden 24 Patienten bei histologisch gesichertem Prostatakarzinomrezidiv nach Strahlentherapie mit TOOKAD behandelt. Es handelte sich nicht um eine Therapie der gesamten Prostata. Die Studie wurde 2-armig angelegt. Ziel war die optimale Dosisfindung (0,1–2,0 mg/kg KG), und darauf folgend im 2. Arm die optimale Lichtdosisfindung (230–360 J/cm). Wie in den nachfolgenden Studien wurden die Lebensqualität (Potenz, Stuhlgang, Miktion) zu Beginn und postoperativ im Monat 1, 2, 3 und 6 erfasst. Als objektivierbare Maßeinheit dienten der IPSS und ein validierter Lebensqualitätsbogen (Patient-Oriented Prostate Utility Scale, PORPUS). Ein MRT wurde am Tag 7 nach stattgehabtem Eingriff durchgeführt. Die Effektivität der Behandlung wurde durch eine Standard-

12-fach-Biopsie 6 Monate postoperativ überprüft. PSA-Messungen erfolgten ebenfalls im 1., 2., 3. und 6. postoperativen Monat.

Die maximale Plasmakonzentration von TOOKAD wurde nach 20-minütiger Infusion erreicht und nahm dann kontinuierlich ab. Phototoxische Nebenwirkungen (Hautreaktionen) konnten 3 h nach Infusion durch ultraviolette A- oder B-Strahlung bei jeglicher applizierter Dosis nicht mehr festgestellt werden. Nach 6 h zeigte sich keine nennenswerte Veränderung der Miktion oder der erektilen Funktion. Das Nebenwirkungsspektrum war gering. Bei 12 Patienten zeigte sich 5 min nach Infusion mit TOOKAD eine Hypotension. Diese konnte jedoch medikamentös oder durch Volumengabe korrigiert werden. Spätfolgen der Hypotension gab es nicht. Sowohl Rektum als auch Urethra blieben bei allen Patienten unversehrt. Somit zeigte sich ein Sicherheitsabstand von 3–5 mm zu den oben angegebenen Strukturen als ausreichend.

Das onkologische Behandlungsergebnis ergab bei den ersten 3 Patienten im Dosisfindungsarm nach 7 Tagen keinerlei sichtbare Läsionen im Kontroll-MRT. Die optimalen Behandlungsbedingungen (2 mg/kg KG TOOKAD bei 360 J/cm) zeigten bei allen 6 Patienten bilaterale Läsionen. Die nach 6 Monaten durchgeführte posttherapeutische Biopsie zeigte in den im MRT dargestellten avaskularisierten Arealen einen fibrotischen Umbau und keinerlei Karzinom. Es konnten nicht nur die optimalen Behandlungsmodalitäten gezeigt werden, sondern das kontrastmittelverstärkte MRT konnte auch als guter Surrogatmarker für ein Therapieansprechen gewertet werden.

Zur Optimierung der Lichtdosis bei 2 mg/kg KG mit WST-09 erfolgte eine Phase-II-Studie derselben Arbeitsgruppe (Trachtenberg et al. 2008) mit Gesamtbehandlung der Prostata. Die Anzahl und Lokalisation der Lichtfasern wurde anhand einer Planungssoftware und eines prätherapeutischen MRT festgelegt. 28 Patienten mit einem Prostatakarzinomrezidiv nach primärer Strahlentherapie wurden in dieser Studie behandelt. Es erfolgte die Überprüfung des Behandlungserfolges mittels kontrastmittelverstärktem MRT am Tag 7 nach Therapie. Es zeigte sich, dass mit steigender Lichtdosis die Avaskularität im MRT erreicht werden konnte. Von 13 Patienten, die eine Lichtdosis von mindestens

90 % erhalten hatten (entsprechend 23 J/cm), wurde bei 8 Patienten nach 24 Monaten ein Behandlungserfolg mit negativen Biopsien verzeichnet. Korrespondierend hierzu zeigte sich bei Patienten, die mindestens 60 % devaskularisiertes Gewebe im Kontroll-MRT aufzeigten, ebenfalls ein Behandlungserfolg. Eine Devaskularisation des Rektums wurde bei 10 Patienten festgestellt. Klinische Konsequenzen ergaben sich nur bei 1 Patienten in Form einer bestehenden rektourethralen Fistel. Bei einem weiteren Fall mit einer solchen Fistel kam es zur spontanen Ausheilung.

Bezüglich der Ergebnisse zeigten die Autoren dieser Studie, dass TOOKAD bei den behandelten Patienten eine Balance zwischen onkologischer Kontrolle und Erhalt der Lebensqualität bewirken kann. Häufiger beobachtet wurden kardiovaskuläre Nebenwirkungen und Hypotension. Ursächlich hierfür wurde die Substanz Cremophor® angesehen. Diese Substanz wurde als Zusatz benutzt, um eine intravenöse Applikation zu gewährleisten. Durch eine Veränderung der Zusammensetzung (WST-11, TOOKAD Soluble) konnte eine Wasserlöslichkeit erreicht werden, die somit den Einsatz von Cremophor überflüssig machte und das Nebenwirkungsspektrum® verringerte (Moore et al. 2011).

Dieses konnte in den folgenden Phase-I- und -II-Studien (PCM 201, PCM 202 und PCM 203) mit WST-11 (TOOKAD Soluble) gezeigt werden. Die nun etablierte Medikamenten- (4 mg/kg KG) und Lichtdosis (200 J/cm bei einer Wellenlänge von 753 nm) zeigte effektive Behandlungsergebnisse (Betrouni et al. 2011). Die Studienergebnisse werden ausführlich in ▶ Abschn. 1.3.4 (Studienlage) beleuchtet.

1.3.4 TOOKAD als fokale Therapie

A. Roosen

Studienlage

Zur fokalen Therapie des lokalisierten Niedrigrisiko-Prostatakarzinoms liegen derzeit 3 Phase-II-Studien vor. Aktuell befinden sich 2 multizentrische randomisierte und kontrollierte Phase-III-Studien in der Durchführung (Europa und Südamerika) –

vorläufige Resultate aus der europäischen Studie (mit je 200 Patienten im Behandlungs- und Kontrollarm) sind in Kürze zu erwarten.

Die 3 Phase-II-Studien (PCM 201, PCM 202, PCM 203; insgesamt 155 Patienten) dienten im Wesentlichen der Ermittlung von Wirkstoffdosis und Lichtintensität, um bei ausgewählten Patienten mit einseitigem, lokalisiertem Niedrigrisiko-Prostatakarzinom durch eine Hemiablation im VTP-Verfahren eine suffiziente, im MRT nachweisbare Gewebenekrose und negative Kontrollbiospien zu erreichen. Als optimale Dosis für TOOKAD Soluble wurde hierbei eine Konzentration von 4 mg/kg KG ermittelt. Als weiterer optimaler Behandlungsparameter wurde ein Energielevel des Diodenlasers von 200 J/cm (zylinderförmige Emission um den »Diffusor« genannten lichtemittierenden Abschnitt der Laserfaser) festgestellt. Unter diesen optimalen Behandlungsbedingungen waren auf dem 7 Tage nach der Intervention angefertigten multiparametrischen MRT durchschnittlich 88 % des Zielvolumens (d. h. des behandelten Seitenlappens) nekrotisch (Azzouzi et al. 2013). In 72 % der Fälle wurden aber auch extraprostatische Nekrosen beschrieben. Diese zeigten allerdings in keinem Fall ein klinisches Korrelat (z. B. Schmerzen, Fisteln). Bei 83 % der Patienten konnte in der Kontrollbiopsie nach 6 Monaten kein Karzinom mehr nachgewiesen werden. Die häufigsten unerwünschten Nebenwirkungen waren Dysurie (34 %), Harnwegsinfektion (14 %), Harnverhalt (13 %), Obstipation (13 %) und perinealer Schmerz (12 %). Nur in 9 % der Fälle kam es zu schwereren Ereignissen wie Prostatitis, Hämaturie, Orchitis oder Harnröhrenstriktur. Phototoxizitäten oder Fistelbildungen ereigneten sich nicht. Die IPSS-Punktsumme zeigte einen leichten Anstieg (von 6,0 auf 8,5) für den 1. Monat nach Intervention, um ab dem 3. Monat auf signifikant niedrigere Werte als den Ausgangswert zu fallen (4,7 nach 6 Monaten). Dies ist durch den desobstruierenden Effekt der Behandlung zu erklären (◗ Abb. 1.19; Azzouzi et al. 2013). Die IIEF-Punktsumme zeigte einen leichten Abfall von 19,7 auf 13,7 nach 1 Monat, um dann wieder auf 15,3 nach 6 Monaten anzusteigen.

Zugleich wurde eine Light Density Index (LDI) genannte Kenngröße ermittelt. Diese gibt das Verhältnis der lichtemittierenden Gesamtlänge der ein-

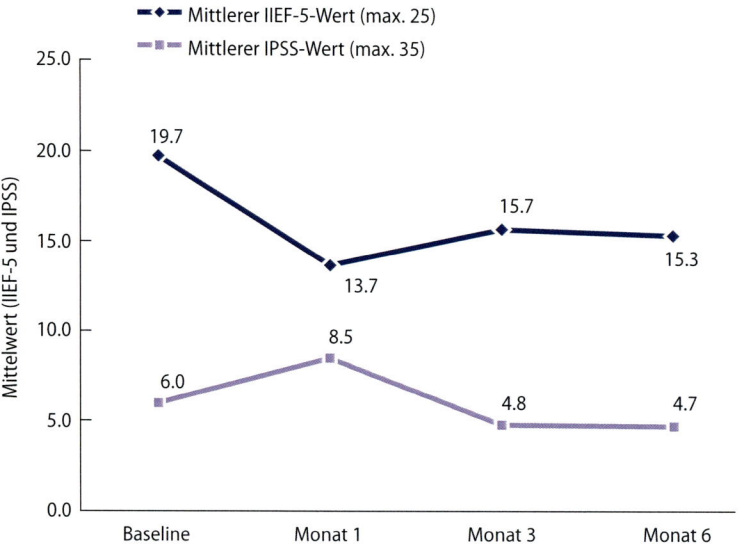

▣ Abb. 1.19 Entwicklung von IIEF-5 und IPSS nach Hemiablation mit TOOKAD Soluble

gebrachten Fasern zum Volumen des Prostataseitenlappens an. Bei einem LDI von <1 konnten sowohl eine höhere Nekroserate im Zielvolumen als auch ein höherer Anteil an negativen Biopsien nach 6 Monaten festgestellt werden.

Prozedur

In der aktuell laufenden Phase-III-Studie, an der sich auch die Institution des Verfassers beteiligt, werden Patienten mit einem lokalisierten und niedrigmalignen Prostatakarzinom hemiablatiert. Auch die Hemiablation mittels VTP wird als fokales Verfahren angesehen, da das Organ als Ganzes und funktionell wichtige Strukturen wie die prostatische Harnröhre oder die Faszie mit den darauf verlaufenden Gefäß-Nerven-Bündeln erhalten bleiben. Eine Behandlung des gesamten karzinomtragenden Seitenlappens ist im Rahmen dieser Studie aber deshalb erforderlich, weil für den Einschluss der Nachweis des Karzinoms durch eine transrektale Dodekantenbiopsie genügt.

Momentan qualifizieren sich die Studienteilnehmer durch ein Prostatakarzinom der Gleason-Summe 6, das durch eine Dodekantenbiopsie in nicht mehr als 3 Stanzzylindern und in diesen mit einer Ausdehnung von nicht über 5 mm nachgewiesen ist. Eine zeitversetzt in Südamerika laufende Phase-III-Studie schließt sämtliche Gleason-6- und

Gleason-7-Karzinome in maximal 2 Stanzzylindern ein. Ähnlich wie bei der Brachytherapie gibt es Größenlimitationen: Die Drüsen müssen ein Volumen zwischen 25 und 70 cm³ aufweisen. Dem jüngsten Konsensuspapier zur fokalen Therapie der Prostata (Ahmed et al. 2012) entsprechend wird zusätzlich ein multiparametrisches MRT der Prostata angefertigt, das mindestens eine T2-, Diffusions- und Perfusionssequenz aufweisen muss. Auf Grundlage dieses MRT wird ein Behandlungsplan erstellt, der Anzahl, Position und Länge der zu verwendenden Laserfasern festlegt. Im Falle des unilateralen Befalls wird nur der betroffene Seitenlappen hemiablatiert, im Falle des bilateralen Befalls ist eine sequenzielle Behandlung beider Lappen vorgesehen. Grundsätzlich kann der Eingriff ambulant vorgenommen werden, wobei die Narkosezeit (Intubationsnarkose) mit 1,5–2 h zu veranschlagen ist. Der Patient wird in Steinschnittlage gebracht und verbleibt in dieser Position während der gesamten Prozedur. Ein Dauerkatheter wird platziert, der wenige Stunden nach dem Eingriff wieder entfernt werden kann. Entscheidend ist die vollständige Reinigung des Rektums, um ein optimales TRUS-Bild zu erhalten.

Für die exakte perineale Faserplatzierung wird ein Brachytherapietemplate mit 5-mm-Lochabstand verwendet – das Vorgehen entspricht somit

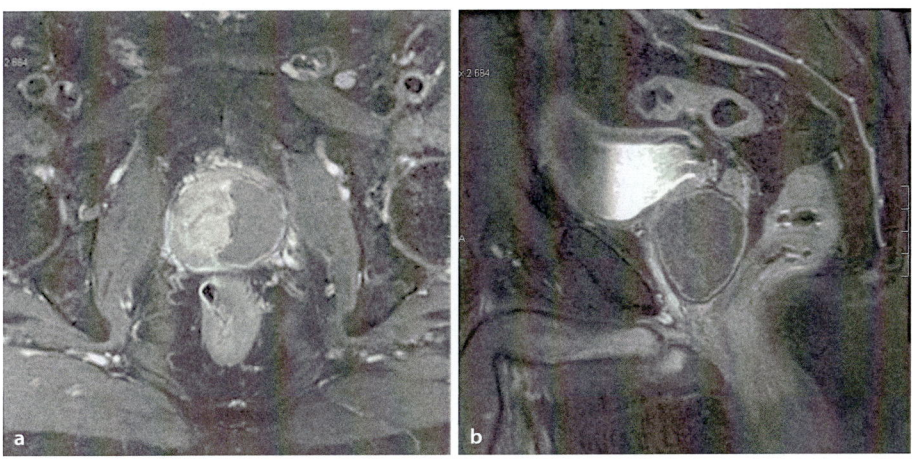

Abb. 1.20 a,b Kontroll-MRT (T1 axial und sagittal) 7 Tage nach Hemiablation links mittels PDT. Im Axialbild (a) grenzt sich die exakt definierte Läsion, die den gesamten linken Seitenlappen erfasst, scharf vom intakten rechten Seitenlappen ab. Das Sagittalbild (b) entspricht einer Schicht links paramedian und beweist die totale Hemiablation links. Man beachte die komplett erhaltene Prostatakapsel

weitgehend dem der HDR-Brachytherapie: Entsprechend dem Behandlungsplan werden nun transparente und flexible Hohlnadeln unter TRUS-Kontrolle durch die vorgegebenen Koordinaten im Seitenlappen positioniert. Der Geradeauslauf im Gewebe wird durch einen Metalltrokar gewährleistet, der nach der Positionierung entfernt wird. Die Nadeln werden im Abstand von 5 mm zueinander, zur Harnröhre und zur Kapsel so in den Seitenlappen eingebracht, dass dieser vollständig abgedeckt ist. Dabei gibt das aktuelle Ultraschallbild den Ausschlag vor dem Planungs-MRT, auch wenn ab einer gewissen Nadelanzahl durch Überlagerungseffekte und Gewebeschwellung die Lage mitunter recht schwierig zu kontrollieren ist. Der Abstand von 5 mm entspricht dem Radius des Lichtzylinders, der sich um den Diffusor (zirkumferenzielle Öffnung) der Laserfaser bildet. Letzterer kann variabel entsprechend der Länge des Faserverlaufs im Prostatagewebe gewählt werden.

Nach erfolgreicher Platzierung aller Hohlnadeln werden nun die Laserfasern (bis zu 16) eingeführt und an den Diodenlaser (753 nm, 200 J/cm, 150 mW/cm) angeschlossen. Eine Lichtmesssonde im Rektum stellt sicher, dass die hierhin emittierte Lichtdosis hinreichend gering ist, um eine Fistelbildung sicher auszuschließen. Nun erfolgt die 10-minütige i.v. Applikation von TOOKAD Soluble,

gefolgt von einer Aktivierung der Laserfasern über 22 min und 15 s. Die Fasern werden entfernt, der Patient extubiert. Im Aufwachraum und auf der Station befindet er sich noch für einige Stunden in abgedunkelter Umgebung, um etwaige Phototoxizitäten zu vermeiden, und kann am Abend desselben Tages nach Katheterentfernung entlassen werden. Der Behandlungseffekt im therapierten Zielvolumen wird nach 7 Tagen im MRT kontrolliert (■ Abb. 1.20), weitere bioptische und kernspintomographische Kontrollen erfolgen nach 12 und 24 Monaten.

Zukunft der Methode

Auch wenn zum Zeitpunkt der Drucklegung des Buches die funktionellen und onkologischen Daten vom Industriepartner noch unter Verschluss gehalten werden, lässt sich über das in München behandelte Kollektiv die Aussage treffen, dass es sich hierbei um ein sehr komplikationsarmes Verfahren handelt, mit dem das Zielvolumen innerhalb der Prostata akkurat alteriert werden kann: Die Mehrzahl der Patienten war nach Katheterentfernung beschwerdefrei; oftmals wurde durch den desobstruierenden Effekt ein deutlicher Benefit registriert. In einer signifikanten Anzahl der Fälle wurde über eine passagere erektile Dysfunktion berichtet, die sich jedoch in der Regel innerhalb eines halben

Jahres zurückbildete. Im postinterventionellen MRT war in aller Regel der behandelte Seitenlappen gut demarkiert. Ob dieses schnittbildtechnische Phänomen einer vollständigen Nekrose des Karzinomgewebes und somit einem onkologisch tragfähigen Behandlungseffekt entspricht, werden die Auswertungen der 12- und 24-Monats-Kontrollbiopsien und schlussendlich erst die onkologischen Langzeitergebnisse zeigen.

In den bisher durchgeführten Studien wurde die VTP im Sinne einer Hemiablation des betroffenen Seitenlappens evaluiert. Dies lag vor allem daran, dass die Rekrutierung auf der Grundlage der allgemein üblichen transrektalen Dodekantenbiopsien erfolgte. Eine exakte Lokalisation des Karzinomherdes innerhalb der Prostata – wie durch ein perineales Prostatamapping – ist dadurch nicht zuverlässig möglich und lässt sich auch durch das zusätzlich durchgeführte multiparametrische MRT nicht in allen Fällen erreichen. Eine fokussierte Therapie, bei der die Indexläsion selektiv ausgeschaltet wird, ist mittels VTP technisch machbar und in Zukunft anzustreben – idealerweise sollte die Läsion hierfür aber sowohl durch ein systematisches bioptisches Mapping als auch im Kernspintomogramm exakt und deckungsgleich zu lokalisieren und die korrekte Lage der Laserfasern, z. B. durch MRT-Ultraschall-Fusion, zu verifizieren sein. Da die Hemiablation aber hervorragende funktionelle Ergebnisse liefert, auf der anderen Seite sowohl MRT als auch bioptisches Mapping kleinste Karzinomausläufer nicht sicher zu detektieren vermögen, stellt sich grundsätzlich die Frage, ob eine über die Hemiablation hinausgehende fokussierte Behandlung überhaupt erforderlich ist.

1.4   Brachytherapie

F. Kahmann, T. O. Henkel

1.4.1   **Technik der LDR-Brachytherapie**

Seedtypen und Applikationsarten

Bei der LDR-Brachytherapie werden umschlossene radioaktive Stoffe, sog. Seeds, in die Prostata eingebracht. Die Seeds geben ihre Strahlung über einen langen Zeitraum ab. Hierdurch kann eine sehr hohe

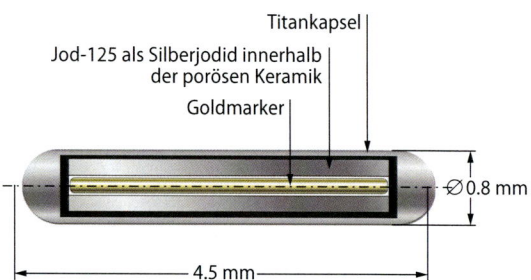

□ **Abb. 1.21** Schemazeichnung Seedtyp S06. (Mit freundlicher Genehmigung von Fa. Bebig)

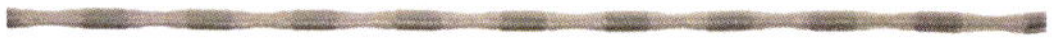

□ **Abb. 1.22** Verlinkte Seeds (IsoStrand, Fa. Bebig, Deutschland) mit 1 cm Abstand zwischen den Seeds. (Mit freundlicher Genehmigung von Fa. Bebig)

Dosis in der Prostata erzielt werden. Die Seeds können entweder als Einzelseeds oder als miteinander verknüpfte Seeds, sog. Strands, genutzt werden. Einzelseeds können entweder über Applikationsnadeln unter Verwendung von Abstandhaltern (Spacer) in der Nadel eingebracht werden oder mittels eines Mick-Applikators, wie er beim Equipment beschrieben wird.

Die Seeds sind aus Titan und haben radioaktives Jod-125 im Inneren. Die Strahler sind 4,5 mm lang und 0,8 mm im Durchmesser. Falls die Applikation unter Röntgenkontrolle erfolgen soll, muss außerdem ein röntgendichter Marker vorhanden sein.

Sollen die Seeds unter alleiniger Ultraschallkontrolle eingelegt werden, so werden oftmals Seeds mit einer echogenen Oberfläche verwendet. Diese ergibt einen stärkeren Reflex im Ultraschallbild, was die Lokalisation der Seeds bei der Applikation erleichtert (□ Abb. 1.21). Verlinkte Seeds haben in den meisten Fällen fixe Abstände zwischen den Seeds von 1 cm (□ Abb. 1.22)

Zur Verbesserung der Dosisverteilung speziell zur Vermeidung von Arealen mit zu hoher Dosislast in der Mitte der Prostata wurden Systeme entwickelt, die es ermöglichen, Strands mit variablen Abstandhaltern (Spacer) nach erfolgter intraoperativer Planung vor Ort herzustellen (□ Abb. 1.23).

Die LDR-Brachytherapie wird in den meisten Fällen stationär durchgeführt. Der Eingriff dauert inklusive Einleitung der Narkose, Lagerung des Pa-

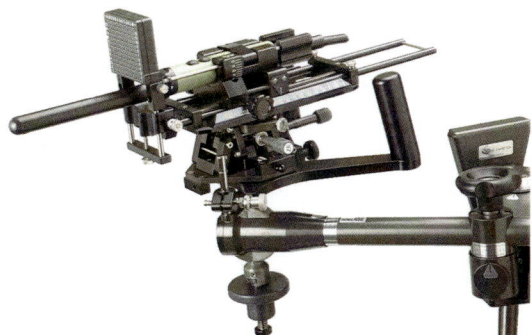

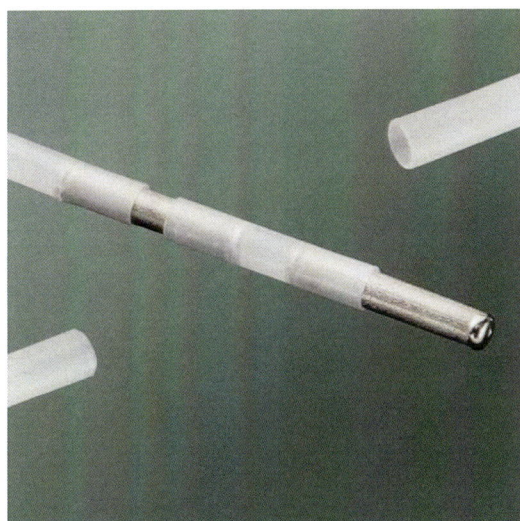

◘ **Abb. 1.23** SourceLink Seeds mit variablem Spacing. (Mit freundlicher Genehmigung Fa. BARD)

tienten, Vermessung der Prostata und Dosisplanung sowie der Applikation der Seeds und Ausleitung der Narkose ca. 1,5 h. Der Patient bekommt perioperativ eine Antibiose (üblicherweise einen Gyrasehemmer) und einen α-Blocker. Dieser wird postoperativ mindestens für 1 Monat gegeben. Der intraoperativ gelegte Dauerkatheter wird am nächsten Tag entfernt.

Eine Nachplanung der Dosis wird 4–6 Wochen postoperativ durchgeführt. Hierzu wird eine Computertomographie in 3-mm-Schichten mit einer Schichtdicke von 3 mm angefertigt. Die Bilddaten werden wieder in das Planungssystem überführt, die Seeds werden automatisch vom Planungsrechner im CT detektiert und nach Konturierung der Prostata und der Risikoorgane errechnet der Planungscomputer den Postplan. Dieser Postplan ermöglicht eine Qualitätssicherung der Implantationstechnik. Zum einen können Areale mit einer Unterversorgung mit der Zieldosis identifiziert werden, die dann gegebenenfalls mittels eines erneuten Einbringens von Seeds korrigiert werden können. Zum anderen kann bei etwaigen Komplikationen ein möglicher Zusammenhang von Fehlverteilungen der Dosis mit den aufgetretenen Nebenwirkungen untersucht werden. Dies dient der ständigen Verbesserung der Implantationsqualität.

Notwendiges Equipment
Ultraschallgerät mit brachytherapiefähiger Rektalsonde

Das Ultraschallgerät benötigt eine für die Brachytherapie zugelassene Rektalsonde mit einem genau orthogonal abstrahlenden Transducer. Weiterhin muss in das transversale TRUS-Bild das Template mit den Punktionslöchern eingeblendet werden können.

Schritteinheit mit Stabilisierung der Ultraschallsonde

Die Ultraschallsonde wird zur genauen Positionierung und Bewegung während der Seedimplantation auf einer Stabilisierungs- und Schritteinheit (◘ Abb. 1.24) fixiert. Die Schritteinheit ermöglicht die exakte Bewegung der Ultraschallsonde in 5-mm-Schritten zur Aufzeichnung der Schnittbilder.

Die Stabilisierungseinheit kann entweder am Tisch fixiert sein oder als sog. Floor-mounted Unit als Bodenstativ aufgebaut sein.

Template

Das Template ist die Führungsschablone zur Punktion der Prostata (◘ Abb. 1.25). Die meisten Templates haben Bohrungen mit einem Abstand von 0,5 cm. Das Template wird in das Ultraschallbild eingeblendet und dann zur Erstellung des Implantationsplanes vom Dosisplanungssystem genutzt.

Planungssystem

Das Dosisplanungssystem ermöglicht eine schnelle und präzise Berechnung der zu applizierenden Do-

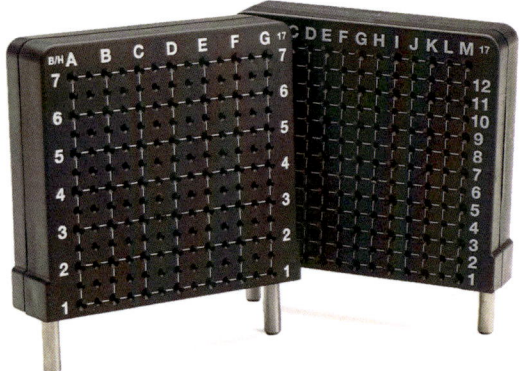

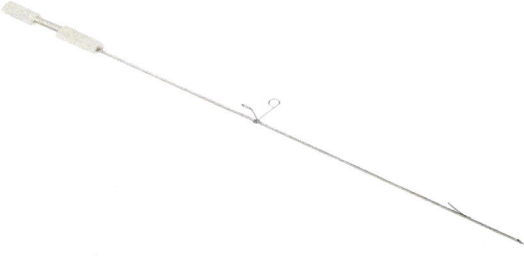

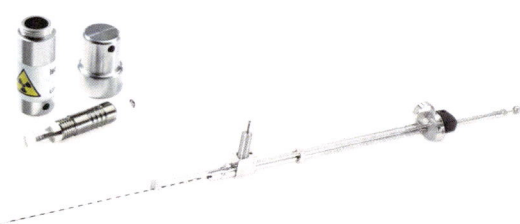

sis in der Prostata und der Dosis der Risikoorgane. Es gibt derzeit nur wenige Firmen, die Planungssysteme für Seedimplantationen anbieten. Die beiden bekanntesten Systeme sind das Variseed von der Fa. Varian (USA) und PSID (Permanent Seed Implant Dosimetry) von der Fa. Bebig (Deutschland).

Fixationsnadeln

Zur besseren Lagestabilität der Prostata während der Implantation verwenden viele Zentren Fixationsnadeln (◘ Abb. 1.26). Mittels eines Widerhakens, der aus der Nadel herausbewegt werden kann, wird die Prostata in Position gehalten. Die meisten Anwender nutzen 2 bis maximal 3 Fixationsnadeln.

Applikationsnadeln

Die Seeds werden nach Berechnung des Implantationsplanes in die Applikationsnadeln geladen. Die Nadeln sind so geschliffen, daß sie durch Drehen der Spitze gelenkt werden können, um die Seedablage zu optimieren.

Mick-Applikator

Als Alternative zu der Applikation von Einzelseeds mittels Applikationsnadeln kann auch ein Mick-Applikator (◘ Abb. 1.27) genutzt werden. Der Mick-Applikator arbeitet nach dem Revolverprinzip. Bis zu 15 Seeds sind übereinander in einem Magazin gelagert. Dieses Magazin wird auf den Applikator aufgesetzt. Zieht man den Mandrin des Applikators

zurück, fällt ein Seed in den Applikator. Durch den Mandrin wird der Seed dann in die zuvor in der Prostata platzierte Nadel geschoben. Danach wird der Mick-Applikator mit der Nadel eine vorher definierte Strecke zurückgezogen und dann werden nach dem zuvor beschriebenen Prinzip weitere Seeds abgelegt.

Nadelladestation

Für die Strands der Fa. Bebig existiert eine Nadelladestation (◘ Abb. 1.28). Diese Nadelladestation ermöglicht es den Anwendern unter optimalen

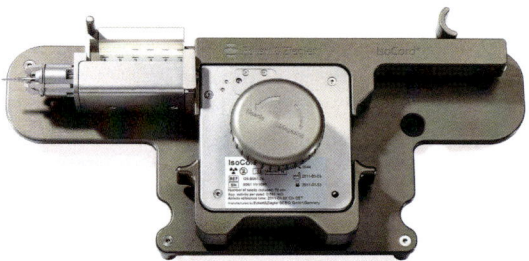

Strahlenschutzkautelen die Applikationsnadeln schnell und sicher zu beladen. Hierzu sind die Strands in einem Seedmagazin aufgerollt worden und werden in der Nadelladestation gemäß des vorher berechneten Dosisplans zurechtgeschnitten.

Seed-Loader

Zur Herstellung von Strands mit variablem Spacing hat die Fa. Bard (USA) einen Seed-Loader entwickelt. Hier werden Seeds und eine variable Anzahl von Platzhaltern (Spacer) zu einer Seedkette zusammengesetzt und dann sofort appliziert.

Dosisplanung

Die Dosisplanung ist essenzieller Bestandteil der Brachytherapie. Mit ihr werden die Dosiswerte der zu behandelnden Areale und die Risikoorgane festgelegt. Dann erfolgt die Planung der Platzierungsstellen der Seeds. Durch die Anordnung der Seeds in der Prostata und in deren Umfeld wird sichergestellt, dass die Prostata möglichst komplett mit der Verschreibungsdosis abgedeckt wird. Die Risikoorgane wie Harnröhre und Enddarm sollten jedoch möglichst geringe Strahlungsmengen erhalten.

Es gibt verschiedene Konzepte der Dosisplanung. Diese beinhalten das Preplanning, die intraoperative Dosisplanung und die dynamische Dosimetrie unter Real-Time-Bedingungen.

Die hauptsächlich noch außerhalb von Europa gebräuchliche Form der Dosisplanung mittels **Preplanning** erfolgt Tage oder Wochen vor dem eigentlichen Eingriff. Der Patient wird entweder auf dem späteren OP-Tisch oder aber meistens auf einem anderen Untersuchungstisch gelagert. Nachfolgend wird versucht, den Patienten in einer klar vordefinierten Lagerung zu fixieren. Nachdem die Lagerungsparameter aufgezeichnet wurden, wird mit der Registrierung der Schnittbilder der Prostata begonnen. Anhand der Schnittbilder wird eine 3-D-Rekonstruktion der Anatomie des Patienten berechnet. Der Urologe oder der Strahlentherapeut zeichnet dann auf den Schnittbildern die Prostata und die Risikoorgane ein. Nachfolgend wird ein Dosisplan errechnet und ausgedruckt. Am Tag des Eingriffs wird versucht, den Patienten in genau der identischen Lagerung zu fixieren. Die Ultraschallsonde wird platziert und die Seeds werden gemäß des vorausberechneten Plans appliziert.

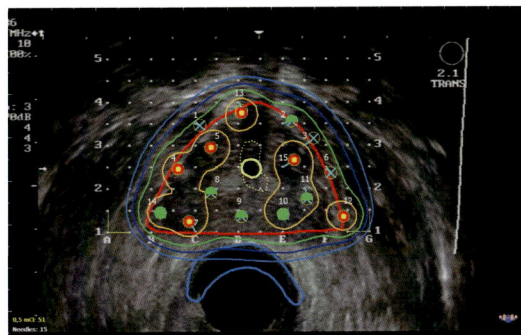

◘ **Abb. 1.29** Planungssystem mit Darstellung der Dosisverteilung in Transversalebene. (Mit freundlicher Genehmigung von Fa. Bebig)

Diese Form der Planung und späteren Applikation birgt Risiken für Ungenauigkeiten und Fehler in der applizierten Dosis an Prostata und Risikoorganen. Fehler in der genauen Reproduktion der Lagerung, aber auch Veränderungen des Füllungszustandes von Blase und Rektum lassen die Dosis möglicherweise stark von den vorausberechneten Werten abweichen.

Die Verbesserung der Computertechnik mit Verringerung der notwendigen Rechenzeit für die Dosisplanung hat viele Brachytherapieanwender dazu veranlasst, auf eine intraoperative Dosisplanung umzusteigen, um die oben angesprochenen Fehler der Vorplanung zu vermeiden ◘ Abb. 1.29).

Bei der **intraoperativen Planung** wird die Dosis der Prostata und der Risikoorgane erst berechnet, wenn der Patient bereits in Narkose und für den Eingriff gelagert ist. Direkt nach der Berechnung wird die Brachytherapie durchgeführt. Dies ermöglicht es, Lagerungsfehler und Veränderungen der Lage der Prostata im Becken zu minimieren und so eine möglichst große Übereinstimmung des Dosisplans mit der Realität der Implantation zu bekommen.

Ein weiterer Schritt zur Verbesserung der Genauigkeit der Dosisinformationen der Brachytherapie stellte die Einführung der dynamischen Dosimetrie unter **Real-Time-Bedingungen** dar. Bei dieser Verbesserung der Dosisplanung und -applikation wird nicht nur die Sollposition der Seeds der Planung berücksichtigt, sondern es erfolgt ein permanenter Abgleich der Istposition der Seeds mit dem Sollwert. Bei Fehlern in der Platzierung wird die Dosis der Prostata und der Risikoorgane sofort neu berechnet. So erfolgt eine permanente Kontrolle der Dosis. Bei etwaigen Abweichungen der Dosisparameter durch ungenau platzierte Seeds kann sofort reagiert und durch erneute Berechnung und Korrektur der Seedpositionen der folgenden Nadeln die Dosis angepasst werden. Die dynamische Dosimetrie verlängert die Implantation lediglich um wenige Minuten und erspart dem Patienten die unangenehme Vorplanung. Weiterhin erlaubt sie es, die Brachytherapie mit einer erhöhten Präzision durchzuführen.

Zur Überwachung und ggf. Durchführung der Dosisplanung ist die Anwesenheit eines Medizinphysikexperten vorgeschrieben. Dieser ist auch für den Strahlenschutz während der Applikation und das Konfektionieren der Applikationsnadeln zuständig. Weiterhin misst er die vom Patienten ausgehende Dosisleistung und erstellt ein Protokoll über die erfolgten Messungen.

Ablauf einer Seedimplantation

Es gibt eine Vielzahl verschiedener Methoden, die Seedimplantation durchzuführen. Neben der Applikation von Einzelseeds über Nadeln oder mit einem Mick-Applikator können verknüpfte Seeds (sog. Strands) zur Brachytherapie genutzt werden. Die Platzierung der Seeds kann entweder unter alleiniger Lagekontrolle mittels Ultraschall oder mittels Ultraschall in Kombination mit Röntgendurchleuchtung erfolgen. Im Folgenden wird die Methode der Applikation mittels Ultraschall- und Röntgenortung beschrieben.

Die Seedimplantation wird in den meisten Fällen in Allgemeinnarkose durchgeführt. Eine Spinalanästhesie ist prinzipiell möglich, die Bewegungslosigkeit des Patienten und damit die Genauigkeit der Seedablage ist damit jedoch nicht sicher zu gewährleisten. Nach Beginn der Narkose wird der Patient in Steinschnittlage gelagert. Danach wird ein Harnröhrenkatheter eingelegt und die Blase entleert.

Nach vollständiger Entleerung der Blase wird diese mit Kontrastmittel gefüllt. Penis und Hodensack werden mittels einer OP-Folie nach oben geklebt. Nach Rasur des Dammbereichs wird dieser desinfiziert.

Die auf einer Schritteinheit (Stepper) montierte Ultraschallsonde wird so im Rektum positioniert, dass sich die Prostata innerhalb des projizierten

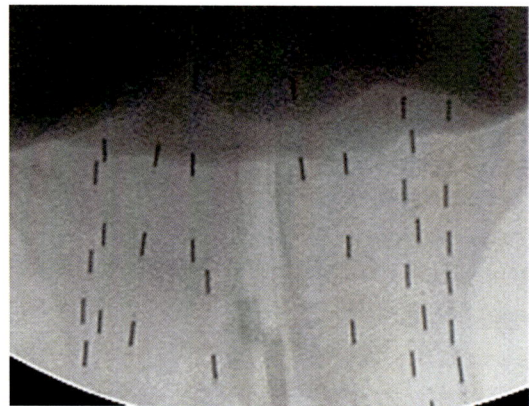

Abb. 1.30 Durchleuchtungskontrolle nach erfolgter Seedimplantation

Templates befindet und die Harnröhre in der Mittellinie positioniert wird. Danach werden die Fixationsnadeln in den beiden Seitenlappen eingebracht.

Die Prostata wird schrittweise – beginnend von der Basis in 5-mm-Schritten – aufgezeichnet. Die Schnittbilder werden in den Planungsrechner überführt. Auf den Schnittbildern werden die Prostata und die Risikoorgane eingezeichnet. Nachfolgend berechnet der Planungscomputer eine dreidimensionale Rekonstruktion der Prostata. Anhand vorgegebener Algorithmen wird dann ein Bestrahlungsplan errechnet. Hierbei werden sowohl die Dosis innerhalb der Prostata als auch die Dosis der Risikoorgane berechnet. Der Plan wird ausgedruckt und die Implantation anhand dieses Plans durchgeführt.

Zunächst werden die sog. Referenznadeln gelegt. Dies sind Seedketten, deren erste Seeds in der Basisebene (Nullebene) liegen. Nachfolgend werden die Nadeln von anterior nach posterior dem Plan gemäß abgelegt. Falls die dynamische Dosisplanung angewandt wird, erfolgt ein permanenter Abgleich der Dosiswerte nach jeder applizierten Nadel und, falls notwendig, eine Korrektur des Dosisplans.

Nach Applikation der letzten Nadel werden die Fixationsnadeln herausgenommen und es erfolgt nach Entnahme der Ultraschallsonde aus dem Enddarm eine abschließende a.-p.-Aufnahme zur Dokumentation der Anzahl und Lage der Seeds (▪ Abb. 1.30).

1.4.2 Brachytherapie der Prostata

Einleitung und Indikation

Prostatakrebs ist der häufigste Tumor und die zweithäufigste krebsbedingte Todesursache des Mannes. Seit der Einführung des PSA-Tests werden mehr und mehr Tumoren in den frühen Erkrankungsstadien gefunden. Diese Tumoren sind potenziell heilbar. Das Robert-Koch-Institut gab für das Jahr 2008 in Deutschland eine Neuerkrankungsrate von 63.440 Männern an (RKI 2012).

Für Prostatatumoren des niedrigen Risikos sehen die internationalen und auch die Deutschen S3-Leitlinien 4 verschiedene Therapieoptionen vor: Active Surveillance, radikale Prostatektomie, externe Bestrahlung und die Brachytherapie mit Seeds (Martin et al. 2010; Heidenreich et al. 2011; Thompson et al. 2007; Rosenthal et al. 2011).

Die nicht unerheblichen Nebenwirkungen der Radikaloperation haben dazu veranlasst, nach schonenderen Therapiealternativen zu suchen. Eine der möglichen schonenden Therapieoptionen ist die Brachytherapie mit Seeds.

Die ersten Erfahrungen mit der Implantation umschlossener radioaktiver Quellen mit Jod-125 wurden 1965 gemacht. In den 1970er- und den frühen 1980er-Jahren wurden die Seeds in einem offen chirurgischen Eingriff unter manueller Kontrolle implantiert. Dies ermöglichte jedoch keine präzise Einlage der Seeds und damit auch keine adäquate Verteilung der Dosis. Dies resultierte in einer hohen Rezidivrate. Erst mit der Einführung der transperinealen ultraschallgesteuerten Seedeinlage durch Holm 1983 wurde die Therapie genauer und erreichte erneute Popularität. Mittlerweile wird die Methode in den USA mehr als 30.000-mal pro Jahr durchgeführt und auch in Europa gibt es große Patientenzahlen.

Die Indikationsstellung für Seeds umfasst gemäß der Leitlinien die Behandlung von klinischen T1- bis T2b-Tumoren. Der PSA sollte ≤10 sein und der Gleason-Score ≤6 (bzw. 7a; Martin et al. 2010).

Im Falle von Tumoren größer T2b, PSA >10 und Gleason-Scores >6 sowie bei Tumorausläufern in den Samenblasen besteht ein erhöhtes Risiko für eine Ausbreitung des Tumors außerhalb der Prostata.

In den letzten Jahren gab es ausführliche Diskussionen, ob die Patienten des mittleren Risikos mit einer Seedbrachytherapie behandelt werden sollen. Die deutschen Leitlinien nehmen dazu keine eindeutige Stellung ein, wohingegen die amerikanischen Leitlinien der ASTRO und der ABS (American Brachytherapy Society) bestätigen, dass diese Tumoren ausreichend mit der Seedmonotherapie behandelt werden können. Für Tumoren der hohen Risikoeinstufung sehen die Leitlinien den Einsatz von Seedbrachytherapie in Kombination mit externer Bestrahlung, ggf. zusammen mit einer antiandrogenen Behandlung, vor.

Eine vorausgegangene transurethrale Resektion (TUR-P) stellt wegen des erhöhten Risikos von Nebenwirkungen eine relative Kontraindikation für die Brachytherapie dar. Prostatagrößen von >50 cm^3 lassen sich wegen räumlicher Einschränkungen durch den Schambeinbogen häufig nicht komplett implantieren. Auch steigen die Risiken für Nebenwirkungen mit steigendem Prostatavolumen und der damit einhergehenden höheren Seedanzahl. In diesen Fällen kann die 3- bis 6-monatige, neoadjuvante Gabe einer antiandrogenen Therapie das Volumen der Prostata so weit verkleinern, dass eine sicherere und nebenwirkungsärmere Therapie möglich wird.

Die Therapieentscheidung für die Behandlung des lokal begrenzten Prostatatumors ist stark durch den Wunsch des Patienten bedingt. Dies hat dazu geführt, dass es der kanadisch-amerikanischen SPIRIT-Studie (Supporting Policy In health with Research: an Intervention Trial) nicht gelang, ausreichend Patienten zu generieren, da sich diese nicht in eine der Behandlungsgruppen randomisieren lassen, sondern die Therapieoption selbst festlegen wollten. Im Jahr 2013 wurde von der Deutschen Gesellschaft für Urologie (DGU) zusammen mit der Deutschen Gesellschaft für Radioonkologie (DEGRO) eine prospektive randomisierte Studie zum Vergleich der 4 möglichen Therapieoptionen zur Behandlung des lokal begrenzten Prostatakarzinoms (PREFERE-Studie) initiiert. Es sind die Rekrutierung von 8.000 Patienten und eine Nachbeobachtungszeit von 18 Jahren geplant (Bowes und Crook 2011).

Therapieplanung und Dosimetrie

Es existieren verschiedene Ansätze zur Therapieplanung der Seedimplantation. Die älteste Methode ist das sog. Preplanning. Bei dieser Planungsmethode wird Tage oder Wochen vor der Implantation eine Vermessung und Aufzeichnung der Prostata mittels transrektalem Ultraschall vorgenommen. Auf Basis dieser Vermessung wird ein Implantationsplan berechnet. In einer 2. Sitzung wird dann der Patient anhand dieses Plans behandelt. In jüngerer Zeit wurde vermehrt die intraoperative Planung genutzt. Bei dieser Methode wird der Plan berechnet und in gleicher Sitzung die Implantation durchgeführt. Dies hat zum Vorteil, dass Änderungen der Lage der Prostata durch Lagerung des Patienten, aber auch durch Füllung der Blase oder des Rektums vermieden werden. Eine weitere Verbesserung der Planung wurde durch die dynamische Dosimetrie erzielt. Hierbei werden die Positionen der einzelnen Seeds direkt nach Seedablage mit dem Plan abgeglichen. Etwaige Unterschiede werden sofort in den Plan eingebracht und Korrekturen des Plans dynamisch vorgenommen (Polo et al. 2010).

Es konnte in verschiedenen Studien gezeigt werden, dass die dynamische Dosimetrie bessere Dosisergebnisse erbrachte als das Preplanning. So konnten bessere Werte bei der D90 (Dosis in 90 % der Prostata), bei der V100 (Dosis in 100 % des Prostatavolumens) und auch bei der notwendigen OP-Zeit gezeigt werden. Die Zukunft wird hier weitere Verbesserungen bringen – unter Umständen durch die Nutzung von CT, MRT oder funktioneller Bildgebung. Auch werden derzeit TRUS-basierte robotergesteuerte Systeme getestet. Ob diese Systeme Vorteile gegenüber dem manuellen Einbringen der Nadeln und Seeds haben, wird die Zukunft zeigen (Polo et al. 2010).

Therapieergebnisse

Das Maß für den Therapieerfolg der Seedimplantation ist das biochemische rezidivfreie Überleben. Als Definition für ein aufgetretenes Rezidiv wurde von der ASTRO das Auftreten von 3 konsekutiven PSA-Anstiegen, ausgehend vom PSA-Nadir, festgelegt. In den letzten Jahren wurde diese Definition reevaluiert. Die ASTRO-Empfehlungen wurden in eine neue Definition des biochemischen Rezidivs geändert – PSA-Nadir + 2 ng/ml (Phoenix-Definition). Die meisten Studien unterscheiden zwischen niedrigem, mittlerem und hohem Progressionsrisiko. Die Definitionen der Gruppen variieren jedoch zwischen den einzelnen Studien.

Dies und die neue Definition des PSA-Rezidivs erschweren den Vergleich der einzelnen Studien bezüglich des Therapieerfolges. Der Vergleich der vorhandenen retrospektiven Studien hinsichtlich der Effektivität der verschiedenen Therapieoptionen ist durch verschiedene Einschlusskriterien und das Fehlen der Stratifizierung in prätherapeutische Risikogruppen in den meisten Fällen unmöglich. Die meisten Studien zur Radikaloperation benutzen Stratifizierungen anhand posttherapeutischer Risikoeinteilungen. Dies macht Vergleiche zu anderen Studien durch Veränderungen in Staging und Grading unmöglich.

Im Jahr 2012 hat die Prostate Cancer Results Study Group eine Metaanalyse von Studien über Patienten veröffentlicht, die eine definitive Therapie ihres Prostatatumors erhalten haben. Es wurden sehr strenge Einschlusskriterien für die Analyse angewandt. Die Patienten mussten präoperativ in die Risikogruppen stratifiziert sein, Standardendpunkte für das Therapieversagen mussten genutzt werden (ASTRO-Definition, Phoenix-Definition und PSA <0,2 ng/ml für die Radikaloperation). Für niedrige und mittlere Risikogruppen war die mindestens geforderte Patientenzahl 100, für Untersuchungen über das hohe Risiko 50 Patienten. Die minimale Nachbeobachtungszeit betrug 5 Jahre. Die Untersuchung umfasste insgesamt 52.087 Patienten und stellt damit die größte Metaanalyse zum Prostatakarzinom dar (Grimm et al. 2012).

Die Studie konnte zeigen, dass die Ergebnisse der Brachytherapie mit Seeds in Bezug auf das biochemische rezidivfreie Überleben bei Patienten mit Tumoren des niedrigen Risikos im Vergleich zu den anderen untersuchten Therapieoptionen überlegen war (◼ Abb. 1.31). Bei Tumoren des mittleren Risikos scheint die Kombination aus Brachytherapie und externer Bestrahlung gleichwertig zu sein mit der alleinigen Brachytherapie und überlegen gegenüber den anderen Optionen wie alleiniger externer Bestrahlung oder Radikaloperation (◼ Abb. 1.32). In der Gruppe der Hochrisikotumoren erscheinen kombinierte Therapieansätze aus Brachytherapie und externer Bestrahlung, mit oder ohne Hormonentzugstherapie, den mehr lokalen Therapieoptionen wie alleiniger Seedimplantation, Radikaloperation oder alleiniger externer Bestrahlung überlegen (Grimm et al. 2012; ◼ Abb. 1.33).

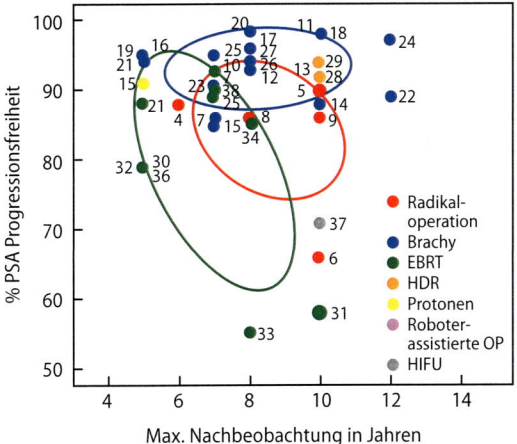

Therapie-modalität	Patienten-anzahl	Therapie-modalität	Patienten-anzahl	Therapie-modalität	Patienten-anzahl
Surgery [4]	336	Brachy [17]	173	Protons [15]	124
Surgery [5]	3283	Brachy [18]	329	Protons [30]	230
Surgery [6]	346	Brachy [19]	586	EBRT [15]	134
Surgery [7]	765	Brachy [20]	173	EBRT [31]	2765
Surgery [8]	1381	Brachy [21]	108	EBRT [32]	421
Surgery [9]	336	Brachy [22]	1345	EBRT [7]	173
Robot [10]	706	Brachy [23]	260	EBRT [21]	108
Brachy [11]	475	Brachy [24]	319	EBRT [33]	485
Brachy [12]	768	Brachy [25]	448	EBRT [25]	281
Brachy [13]	726	Brachy [26]	1444	EBRT [34]	203
Brachy [14]	232	Brachy [27]	319	EBRT [35]	446
Brachy [15]	158	HDR [28]	110	EBRT [36]	227
Brachy [7]	723	HDR [29]	116	HIFU [37]	227
Brachy [19]	273				

◘ **Abb. 1.31** Progressionsfreies Überleben bei einem maximalen Follow-up in Jahren von Patienten mit Niedrigrisikotumoren. Jeder Punkt repräsentiert eine Studie. Details der Studien in der Tabelle rechts. *Brachy* Brachytherapie, *EBRT* External Beam Radiation Therapy, *HDR* High Dose Rate, *HIFU* hochintensiver fokussierter Ultraschall, *OP* Operation. (Adaptiert nach Grimm et al. 2012, mit freundlicher Genehmigung)

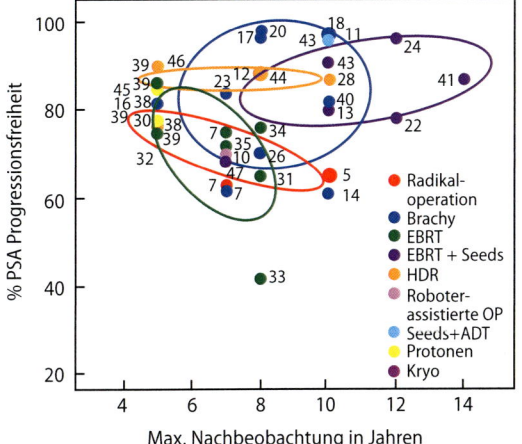

Therapie-modalität	Patienten-anzahl	Therapie-modalität	Patienten-anzahl	Therapie-modalität	Patienten-anzahl
Radikal-operation [5]	2795	Brachy [22]	554	HDR [46]	109
		Brachy [23]	141	Protonen [30]	162
Radikal-operation [38]	336	Brachy [24]	144	EBRT [38]	321
Radikal-operation [7]	211	Brachy [39]	256	EBRT [31]	349
		Brachy [26]	960	EBRT [32]	137
Radikal-operation [39]	354	EBRT+seeds [11]	460	EBRT [7]	99
Roboterassis-tierte OP [10]	479	EBRT+seeds [13]	447	EBRT [33]	218
		EBRT+seeds [41]	119	EBRT [33]	218
Brachy [11]	176	EBRT+seeds [42]	157	EBRT [33]	218
Brachy [12]	535	EBRT+seeds [43]	266	EBRT [39]	305
Brachy [14]	369	EBRT+seeds [7]	105	EBRT [34]	255
Brachy [38]	204	Seeds+ADT [43]	165	EBRT [35]	849
Brachy [7]	199	HDR [28]	188	Kryo [47]	175
Brachy [16]	123	HDR [44]	188		
Brachy [17]	212	HDR [45]	122		
Brachy [18]	425				
Brachy [20]	212				
Brachy [40]	1298				

◘ **Abb. 1.32** Progressionsfreies Überleben bei einem maximalen Follow-up in Jahren von Patienten mit intermediärem Risiko. Jeder Punkt repräsentiert eine Studie. Details der Studien in der Tabelle rechts. *ADT* Androgendeprivationstherapie, *Brachy* Brachytherapie, *EBRT* External Beam Radiation Therapy, *HDR* High Dose Rate, *HIFU* hochintensiver fokussierter Ultraschall, *Kryo* Kryotherapie, *OP* Operation. (Adaptiert nach Grimm et al. 2012, mit freundlicher Genehmigung)

Diverse Studien berichten über lange Nachbeobachtungszeiten nach Brachytherapie. Studiendaten mit 15 Jahren Nachbeobachtungsdauer zeigten biochemische Rezidivfreiheitsraten von 80,4 % bei Patienten, die in den Anfangsjahren der modernen Brachytherapie behandelt wurden. In dieser Studie war die mittlere Zeit bis zum biochemischen Rezidiv 5 Jahre, mit einem mittleren PSA-Wert von

0,1 ng/ml bei den Patienten, die kein biochemisches Rezidiv erlitten (Sylvester et al. 2011).

Im Gegensatz zu den exzellenten Resultaten einzelner Zentren oder multizentrischer Untersuchungen mit strikten Qualitätskriterien stehen Untersuchungen an 2.693 Patienten aus 11 Institutionen mit Behandlungen zwischen 1988 und 1998. Die biochemischen 8-Jahres-Rezidivfreiheitsraten

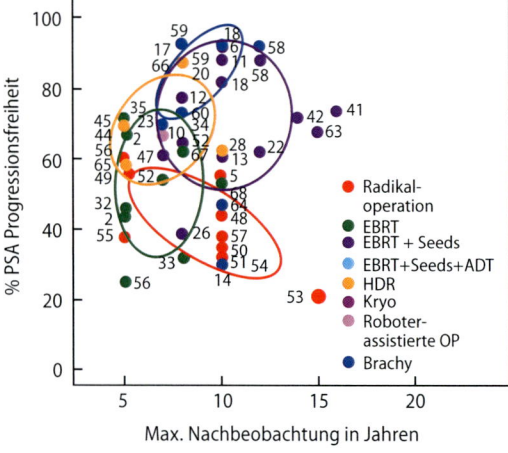

Therapiemodalität	Patientenanzahl	Therapiemodalität	Patientenanzahl	Therapiemodalität	Patientenanzahl
Radikaloperation [5]	1513	EBRT+seeds+ADT [60]	175	EBRT+seeds [26]	192
Radikaloperation [48]	176	EBRT+seeds+ADT [23]	59	HDR [65]	256
Radikaloperation [49]	235	EBRT+seeds [11]	243	HDR [28]	107
Radikaloperation [50]	288	EBRT+seeds [61]	186	HDR [45]	80
Radikaloperation [51]	265	EBRT+seeds [12]	362	HDR [66]	67
Radikaloperation [52]	188	EBRT+seeds [13]	284	EBRT [67]	1256
Radikaloperation [53]	1061	EBRT+seeds [41]	164	EBRT [32]	57
Radikaloperation [54]	237	EBRT+seeds [42]	124	EBRT [56]	95
Radikaloperation [55]	210	EBRT+seeds [44]	359	EBRT [33]	97
Radikaloperation [56]	134	EBRT+seeds [62]	92	EBRT [66]	296
Radikaloperation [57]	842	EBRT+seeds [56]	284	EBRT [34]	103
Roborterassistierte OP [10]	200	EBRT+seeds [17]	127	EBRT [2]	65
Brachy [14]	295	EBRT+seeds [18]	90	EBRT [2]	193
EBRT+seeds+ADT [58]	284	EBRT+seeds [59]	107	EBRT [35]	752
EBRT+seeds+ADT [18]	60	EBRT+seeds [22]	416	EBRT [35]	752
EBRT+seeds+ADT [59]	69	EBRT+seeds [63]	114	Kryo [47]	314
EBRT+seeds+ADT [20]	584	EBRT+seeds [64]	77	Kryo [69]	43

◘ Abb. 1.33 Progressionsfreies Überleben bei einem maximalen Follow-up in Jahren von Patienten mit Tumoren des hohen Risikos. Jeder Punkt repräsentiert eine Studie. Details der Studien in der Tabelle rechts. *ADT* Androgendeprivationstherapie, *Brachy* Brachytherapie, *EBRT* External Beam Radiation Therapy, *HDR* High Dose Rate, *HIFU* hochintensiver fokussierter Ultraschall, *Kryo* Kryotherapie, *OP* Operation. (Adaptiert nach Grimm et al. 2012, mit freundlicher Genehmigung)

für die verschiedenen Risikogruppen waren 74 % (niedriges Risiko), 61 % (intermediäres Risiko) und 39 % für Hochrisikopatienten (Zelefsky et al. 2007). Diese Ergebnisse waren deutlich schlechter als die aus den moderneren Untersuchungen. Dies zeigt eindrucksvoll den Einfluss strikter Qualitätskontrollen und ausreichender Dosierungen im Zielorgan. Bei weniger als ¼ dieser Patienten wurde eine Qualitätssicherungsmaßnahme wie z. B. eine Postimplantationsdosimetrie vorgenommen. Insofern war es nicht verwunderlich, dass die Ergebnisse der Patienten dieser Untersuchung, die eine Postimplantationsdosimetrie hatten und zudem eine D90 von mehr als 130 Gy aufwiesen, deutlich besser waren. Die suboptimalen Ergebnisse dieser und weiterer Untersuchungen (Henry et al. 2010) unterstreichen eindrucksvoll die Notwendigkeit einer strikten Qualitätskontrolle sowohl vor der Implantation (Patientenselektion) als auch während der Implantation (dynamische Dosimetrie) und in der Nachkontrolle (Postimplantationsdosimetrie). Nur durch die strikte Einhaltung von Qualitätsstandards kann die Brachytherapie die

hervorragenden Resultate, wie sie von einzelnen Einrichtungen berichtet werden, erzielen. In diesem Zusammenhang muss auch die Frage nach Mindestzahlen an Patienten, die pro Jahr und Zentrum therapiert werden, diskutiert werden. Eine Lernkurve von 60–100 Patienten und ein Erhaltungsfluss von 30 Patienten pro Jahr wird hier als Mindestmenge angesehen, um den Qualitätsanforderungen zu genügen (Crook et al. 2011; Zelefsky et al. 2007; Hinnen et al. 2010a; Aaltomaa et al. 2009; Prada et al. 2010).

Eine Vielzahl von Studien beinhaltete auch die Behandlung von Patienten des mittleren und hohen Risikos, wobei letztere meistens mittels einer Kombination aus Seeds und externer Bestrahlung therapiert wurden. Eine große Untersuchung hierzu zeigte bei 1.656 Patienten eine 7-Jahres-Rezidivfreiheitsrate von 98,6 % (niedriges Risiko), 96,5 % (mittleres Risiko) und 90,5 % bei Patienten mit hohem Risiko. Diese und diverse Autoren anderer Studien forderten, dass die Brachytherapie – ggf. in Kombination mit der externen Bestrahlung – in die Leitlinien zur Behandlung des mittleren und hohen

Risikos mit aufgenommen werden (Munro et al. 2010; Taira et al. 2011).

Eine immer wieder diskutierte Fragestellung ist das Alter des Patienten zum Zeitpunkt der Diagnose und Therapieeinleitung. Ältere Daten zeigten einen Nachteil für jüngere Patienten in Bezug auf das biochemische rezidivfreie Überleben. Eine neuere Untersuchung von 2.119 Patienten, die mit Brachytherapie behandelt wurden, zeigte jedoch günstigere Resultate für die jüngeren Patienten. Das rezidivfreie 5- und 10-Jahres-Überleben aller Patienten betrug 90,1 % und 85,6 %. Bei den über 60-Jährigen zeigten sich nach 10 Jahren Rezidivfreiheitsraten von 91,3 % (niedriges Risiko), 80,0 % (mittleres Risiko) und 70,2 % (hohes Risiko) im Vergleich zu 91,8 % (niedriges Risiko), 83,4 % (mittleres Risiko) und 72,1 % (hohes Risiko) bei den Patienten unter 60 Jahren (Rosser et al. 2002; Shapiro et al. 2009).

Nebenwirkungen

Akute Nebenwirkungen (definiert als Nebenwirkungen, die innerhalb der ersten 90 Tage nach Beginn der Therapie eintreten) werden von den Langzeitnebenwirkungen (Nebenwirkungen, die nach den ersten 90 Tagen nach Therapiebeginn auftreten) unterschieden. Es sind verschiedene Faktoren bekannt, die die Häufigkeit und Ausprägung akuter Nebenwirkungen beeinflussen können. Hierzu gehören das Prostatavolumen (>50 cm^3), Restharnmengen über 100 ml und ein hoher IPSS-Score vor der Therapie.

Die Brachytherapie mit Seeds hat eine nicht unerhebliche Rate an akuten, aber sehr geringe Raten langfristiger genitourinaler Nebenwirkungen. Die häufigsten Komplikationen sind Obstruktion, Irritation und erhöhte Miktionsfrequenz. Wegen der physikalischen Eigenschaften der LDR-Brachytherapie mit einer Dosisabgabe über viele Monate treten die meisten Nebenwirkungen innerhalb der ersten 3 Monate nach der Therapie auf. Der IPSS-Score hat sich als valide Messgröße für genitourinale Nebenwirkungen bewährt. In neuesten Studien ist der IPSS von einem Mittel von 8 auf 18 innerhalb der ersten 3 Monate nach Therapie angestiegen. Im langfristigen Verlauf ist der IPSS nach 12 Monaten wieder bei den Ausgangswerten angekommen, wohingegen der Harnstrahl im Durchschnitt 24 Monate bis zur vollständigen Normalisierung brauchte (Keyes et al. 2009).

Patienten mit Androgenentzug und solche mit einem höheren Ausgangs-IPSS zeigten eine schnellere Normalisierung des IPSS. Sowohl ein höherer Ausgangs-IPSS als auch maximaler IPSS im Verlauf, als auch eine höhere Nadelanzahl, Prostataschwellung und Grad-2-/Grad-3-Toxizitäten im akuten Verlauf waren prädiktiv für vermehrte Spättoxizitäten im genitourinalen Bereich.

Wegen der hohen Konformalität der Brachytherapie sind die rektalen Nebenwirkungen sehr selten. Eine Studie mit 1.006 Patienten konnte mit einer Nachbeobachtungszeit von 60,7 Monaten (RTOG-Grad 0, 1, 2, 3 und 4; RTOG: Radiotherapy and Oncology Group) Spättoxizitäten in 68 %, 23 %, 7,3 %, 0,9 % und 0,2 % feststellen. In der multivarianten Analyse waren akute rektale RTOG-Toxizitäten >Grad 2 mit Harnverhalt und der Lernkurve verbunden. Späte rektale RTOG-Nebenwirkungen >Grad 2 waren mit einem hohen V100 am Rektum (Volumen des Rektums, das 100 % der Verschreibungsdosis bekommt), dem Vorhandensein akuter Nebenwirkungen und der Lernkurve assoziiert. Auch hier zeigte sich wieder die wichtige Rolle der Erfahrung mit der Brachytherapie (Keyes et al. 2012).

Eine Vielzahl von Untersuchungen hat sich mit der Frage der Impotenz nach Brachytherapie beschäftigt. Eine Studie mit 1.063 Patienten berichtet über Behandlungen als Monotherapie (70 %) und Kombinationstherapie (30 %). Die 5- und 10-Jahres-Raten zur Potenzerhaltung waren 68,0 % und 57,9 %. In der multivarianten Analyse zeigten sich 5- und 10-Jahres-Raten für den Potenzerhalt in 87,6 % und 79,5 % bei Männern unter 60 Jahre zum Zeitpunkt der Therapie. Bei den Patienten zwischen 60 und 70 Jahren waren es 68,0 % und 57,5 % und bei den über 70-jährigen Männern 42,2 % und 31 %. Der 5-Jahres-Potenzerhalt für Patienten, die eine Monotherapie erhielten, war 76,4 % und für die Kombinationsbehandlung mit externer Bestrahlung 71,0 % (Snyder et al. 2012; Whaley et al. 2012).

Seedmigration

Eine große Anzahl an Untersuchungen beschäftigt sich mit dem Thema Seedmigration. Hierbei kommt es nach der Implantation zu Dislokationen der Seeds innerhalb des Körpers. Die meisten Artikel beschreiben die Seedmigration bei der Nutzung von Einzelseeds. Hier wird von Migrationen bei 6–70 % der Patienten berichtet. Die Einführung verknüpfter Seedketten (Strands) Ende der 1990er-Jahre hat zu einer deutlichen Minderung der Seedmigration geführt. In den meisten Fällen wandern die einzelnen Seeds in die Lunge. Es wurden aber auch Dislokationen im Bereich des Beckens, des Abdomens und des vertrebralen Venenplexus festgestellt. Da es sich fast immer um die Dislokation eines einzelnen Seeds handelt, hat dieser am Ort der Dislokation zu keinem Schaden geführt. Dosimetrische Untersuchungen haben weiterhin ergeben, dass der fehlende Seed nicht zu relevanten Unterdosierungen im Behandlungsgebiet führte (Hinnen et al. 2010b; Herbert et al. 2011; Franca et al. 2009; Hathout et al. 2011; Sugawara et al. 2009, 2011; Nguyen et al. 2009; Nguyen und Egnatios 2010; Hau et al. 2011; Knaup et al. 2012).

1.4.3 LDR-Brachytherapie als fokale Behandlung

In den vorstehenden Kapiteln wurde bereits diskutiert, dass die heutzutage deutlich verbesserte Diagnostik des Prostatakrebses, vor allem mit Hilfe der multiparametrischen Kernspintomographie (mpMRT), und verbesserte Biopsietechniken eine fokale Behandlung nur der betroffenen Areale der Prostata unter Schonung der Restdrüse erlauben (Taira et al. 2010; Huo et al. 2012; Losa et al. 2013; Kasivisvanathan et al. 2015; Ahmed et al. 2011). Eine besondere Rolle spielt dabei die sog. Indexläsion, d. h. der größte Herd mit der höchsten Bösartigkeit, der mutmaßlich prognosebestimmend ist (Bott et al. 2010; Ahmed 2009).

Die mpMRT hat sich in den letzten Jahren in sehr kurzer Zeit in den diagnostischen Alltag für die Darstellung und Beurteilung des Prostatakarzinoms integriert (Turkbey et al. 2012). Dies beruht u. a. auf der Standardisierung der Untersuchung. Es genügt nicht, ein T1-gewichtetes Verfahren anzuwenden, sondern eine T2-gewichtete und eine diffusionsgewichtete Untersuchung müssen durchgeführt werden. Zusätzlich sind eine dynamisch-kontrast-mittelgestützte Untersuchung und eventuell eine Zitratspektroskopie indiziert. Diese Untersuchungsphasen ergeben jeweils auf einer Likert-Skala Punktwerte zwischen 1 und 5. Mit Hilfe einer Scoringtabelle kann anschließend die sog. PI-RADS-Klassifikation eines identifizierten Herds von 1–5 eingeteilt werden. Keine PI-RADS-Klassifikation (Wert 0) oder PI-RADS 1 und 2 deuten auf ein hochwahrscheinlich benignes Geschehen hin. Eine PI-RADS-Klassifikation von 4 oder 5 deutet hingegen auf ein Karzinom hin. Eine PI-RADS-Klassifikation von 3 kann nicht klar einsortiert werden (Roethke et al. 2013).

Zunehmende technische Fortschritte der Biopsiemethoden haben die Detektionsrate des Prostatakarzinoms stetig verbessert. Neuerdings kann die MRT-Diagnostik mit Hilfe einer sog. Fusionsbiopsie hinzugezogen werden. Damit werden höhere Treffsicherheiten aggressiverer Tumoren erzielt, allerdings werden Low-Risk-Tumoren gelegentlich übersehen. Die größte Serie zum Thema hat 1.003 Patienten eingeschlossen, die zunächst MR-gestützt oder fusionsbioptiert wurden und 4–8 Wochen später transrektal ultraschallkontrolliert eine konventionelle 12-fach-Biopsie erhalten haben. In dieser Serie wurden mithilfe der MR-gestützten Verfahren 30 % mehr High-Risk-Karzinome und 17 % weniger Low-Risk-Karzinome als durch die transrektale Ultraschallbiopsie allein festgestellt (Siddiqui et al. 2015). Eine weitere Alternative gegenüber solchen technisch unterstützten Fusionen kann auch die sog. kognitive Fusion sein, bei der der Urologe die Schichtbildgebung, konkret das mpMRT, nur gedanklich mit der Livebildgebung durch transrektalen Ultraschall fusioniert, um das im MRT als verdächtig markierte Areal besser zu treffen. Eine solche »virtuelle« Fusion erreicht jedoch nicht die Qualität der tatsächlichen Fusion (Cool et al. 2015).

Die LDR-Brachytherapie kommt auch als fokale Behandlung in Betracht. Dabei kann eine Halbdrüsentherapie bzw. eine fokale oder ultrafokale Behandlung durchgeführt werden (Kasisvisvanathan et al. 2013). Das histologisch gesicherte Karzinomareal wird in der Dosimetrieplanung eingezeichnet, anschließend wird die Platzierung der Seeds innerhalb des Tumorareals geplant (◘ Abb. 1.34). Die technischen Bedingungen entsprechen dabei denen einer Ganzdrüsentherapie.

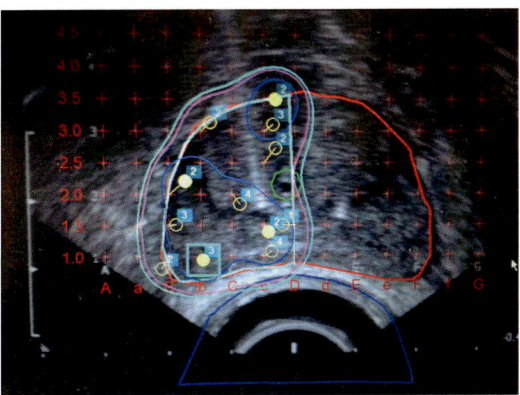

□ **Abb. 1.34** Dosimetrieplan fokale Brachytherapie als Hemiablation. Die violette Isodosislinie entspricht 145 Gy

Bei der fokalen Brachytherapie müssen sämtliche Selektionskriterien erwogen werden, die auch für die übrigen fokalen Verfahren diskutiert werden. Die Darstellung einer relativ kleinen und einseitigen Läsion ohne zusätzliche bioptische oder bildgebende Hinweise auf einen kontralateralen Tumor wird dabei aktuell als bestgeeignete Variante für eine fokale Seedimplantation angesehen (Kasisvisvanathan et al. 2015). Die Selektionskriterien für eine fokale Implantation von Seeds entsprechen ansonsten einem Konsensus, welcher zuletzt 2012 publiziert wurde (Langley et al. 2012):

- Lebenserwartung >10 Jahre
- PSA ≤15 ng/ml
- mpMRT vor der Biopsie
- unilaterales Karzinom, Läsionsgröße ≤0,5 ml (max. 10 mm Infiltrationslänge der Stanze) mit oder ohne klinisch insignifikantes Karzinom (≤Gleason 6) der kontralateralen Prostatahälfte (Infiltrationslänge der Stanze ≤3 mm)
- Gleason-Summe der Indexläsionen ≤3+4=7
- klinisches Tumorstadium ≤cT2b
- Prostatagröße ≤60 cm³

Vor einer fokalen Seedimplantation wird dem Konsensus von 2012 folgend derzeit eine bilaterale templategesteuerte perineale Prostatabiopsie mit 5 mm Samplingsicherheit (Distanz zwischen den Stanzen) durchgeführt. In Anbetracht der erheblichen Weiterentwicklung der mpMRT ist diese doppelte Sicherheit der Lagekontrolle des Tumors in zukünftigen Studien möglicherweise verzichtbar.

Ob bei Multifokalität nur der größte Tumor als sog. Indextumor behandelt werden kann oder ob alle Läsionen behandelt werden sollen, ist derzeit Inhalt einer kontroversen Diskussion. Die Tatsache, dass beim multifokalen Prostatakarzinom 97 % der festgestellten Indexläsionen den gleichen Gleason-Score aufweisen wie der Gesamttumor im Präparat der radikalen Prostatektomie, kann als Hinweis dafür angesehen werden, dass eine Behandlung nur dieses Tumors wahrscheinlich ausreichend ist (Masterson et al. 2011).

Derzeit liegen nur sehr wenige Publikationen vor, die eine fokale Brachytherapie im Rahmen von Studien beschreiben. Cosset et al. publizierten 2012 die primär ultrafokale Brachytherapie (Cosset et al. 2011). Über einen 2-jährigen Zeitraum (2010–2012) wurden insgesamt 21 Patienten behandelt. Die Studie beschreibt die Nebenwirkungen und vergleicht sie mit den historischen Kollektiven einer Ganzdrüsentherapie. Festgestellt wurde eine wesentlich geringere Beeinträchtigung des Sexuallebens durch besseren Erhalt der Erektionsfähigkeit im Vergleich zu einer Ganzdrüsentherapie, jedoch bestand kein wesentlicher Unterschied bezüglich des Miktionsverhaltens nach 1 Jahr (Cosset et al. 2013).

Zelefsky et al. gaben 2011 eine Phase-II-Studie zur Rekrutierung frei. Primäres Untersuchungsziel war die Minderung der Toxizität gegenüber einer Ganzdrüsenbehandlung durch die hochfokale Behandlung (Zelefsky et al. 2011). In Anbetracht der extrem schlechten Rekrutierung musste diese Studie jedoch vorzeitig geschlossen werden. Die sehr restriktiven Selektionskriterien bedingten, dass die erwünschte Patientenzahl von 80 Patienten nicht erreicht werden konnte.

Seit Mai 2013 wird unter der Führung von Morris et al. die Studie FTPC (Focal Therapy for Prostate Cancer) durchgeführt. In dieser Pilotstudie wird eine fokale LDR-Brachytherapie als alternative Therapie gegen Active Surveillance oder eine Radikaltherapie untersucht. Die avisierte Patientenzahl wurde mittlerweile von ursprünglich 10 Patienten auf jetzt 20 notwendige Patienten erhöht. Ziel dieser Studie ist es, bis 2018 einen standardisierten Behandlungsplan für eine fokale Brachytherapie zu erstellen und eine kritische Auswertung der bildgebenden Verfahren in diesem Zusammenhang (MR-Elastographie, transrektaler Ultraschall, Elastographie, PET-CT) zu definieren. Weiterhin soll die Wertigkeit der Mappingbiopsie untersucht werden (Morris et al. 2013). Ob die geringe Patientenzahl für diese komplexen Fragestellungen auch nur annähernd genügt, muss jedoch infrage gestellt werden.

Eine größere Patientenzahl soll auf europäischer Ebene in eine neue ESTRO-Studie (ESTRO: European Society of Therapeutic Radiology and Oncology) eingeschlossen werden. Bei dieser Studie soll die Toxizität einer Ganzdrüsentherapie mit der einer Halbdrüsentherapie verglichen werden. Die noch in Planung befindliche Studie soll spätestens 2016 starten; 250 Patienten sollen eingeschlossen werden (persönliche Mitteilung).

Die fokale Brachytherapie ist eine nahe liegende Option zur Reduktion der Toxizität einer Ganzdrüsenbehandlung mit LDR-Brachytherapieseeds. Technisch ist die Reduktion des zu behandelnden Areals sehr gut möglich, zumal die neue Bildgebung und verbesserten Therapieprotokolle eine hervorragende Dosimetrieplanung auch kleinerer Areale möglich macht. Die Methode der Ganzdrüsenbrachytherapie ist in entsprechenden Zentren sehr gut etabliert, sodass keine neue Methode erlernt werden muss und keine zusätzlichen Investitionen für die Reduktion auf eine fokale Therapie erforderlich sind. Trotz dieser sehr nahe liegenden Variante der Ganzdrüsentherapie ist die Methode extrem wenig etabliert und es gibt bisher so gut wie keine publizierten Studien zu dem Thema. Dies könnte an der ohnehin relativ geringen Rate publizierter Nebenwirkungen der Ganzdrüsentherapie liegen, die die klinische Notwendigkeit einer weiteren Reduktion der Toxizität naturgemäß reduziert.

In Anbetracht der technisch sehr einfachen Durchführbarkeit einer fokalen LDR-Brachytherapie gibt es jedoch auf der anderen Seite auch keinen Grund, gerade diese Behandlung ausschließlich als Ganzdrüsentherapie anzubieten, während konkurrierende Verfahren, allen voran der hochintensive fokussierte Ultraschall, eine fokale Behandlung als neuen Quasistandard etablieren. Die Übertragung günstiger Studienergebnisse eines Therapieverfahrens der fokalen Therapie (z. B. HIFU) auf andere Verfahren ist allerdings nicht ohne Weiteres möglich, weil Strahlen- und thermische Energie wie bei Kryotherapie oder HIFU natürlich unterschiedliche lokale Effekte und damit auch verschiedene Nebenwirkungen produzieren können. Insofern muss weiterhin gefordert werden, dass große, weiterführende Studien, welche die Wirksamkeit und Verträglichkeit der fokalen Brachytherapie belegen, aufgelegt werden. Dabei muss berücksichtigt werden, dass strahlenassoziierte Nebenwirkungen verzögert auftreten können. Das betrifft sowohl die perkutane Therapie wie auch die HDR- und LDR-Brachytherapie. Deshalb sind lange Nachbeobachtungszeiten von mindestens 5–7 Jahren in solchen Studien entscheidend.

Die wichtigste der offenen Fragen ist, ob und, wenn ja, welche Salvagetherapie im Falle des Versagens einer Seedteilbehandlung am ehesten infrage kommt. Mögliche Optionen wären eine perkutane Bestrahlung, HIFU, Kryotherapie oder eine radikale Prostatektomie. Es besteht dabei durchaus die Hoffnung, dass eine solche Salvagetherapie technisch einfacher durchführbar ist und weniger Potenzial für Nebenwirkungen bietet als nach vorangehender Seed-Ganzdrüsenbehandlung.

Literatur

Literatur zu Abschnitt 1.1.2

Blana A, Rogenhofer S, Ganzer R, Wild PJ, Wieland WF, Walter B (2006) Morbidity associated with repeated transrectal high-intensity focused ultrasound treatment of localized prostate cancer. World J Urol 24(5):585–590

Blana A, Murat FJ, Walter B, Thuroff S, Wieland WF, Chaussy C, Gelet A (2007) First analysis of the long-term results with transrectal HIFU in patients with localised prostate cancer. Eur Urol 53(6):1194–1201

Blana A, Hierl J, Rogenhofer S, Lunz JC, Wieland WF, Walter B, Bach T, Ganzer R (2008) Factors predicting for formation of bladder outlet obstruction after high-intensity focused ultrasound in treatment of localized prostate cancer. Urology 71(5):863–867

Blana A, Brown SC, Chaussy C, Conti GN, Eastham JA, Ganzer R, Murat FJ, Pasticier G, Rebillard X, Rewcastle JC, Robertson CN, Thuroff S, Ward JF (2009) High-intensity focused ultrasound for prostate cancer: comparative definitions of biochemical failure. BJU Int 104(8):1058–1062

Blana A, Robertson CN, Brown SC, Chaussy C, Crouzet S, Gelet A, Conti GN, Ganzer R, Pasticier G, Thuroff S, Ward JF (2012) Complete high-intensity focused ultrasound in prostate cancer: outcome from the @-Registry. Prostate Cancer Prostatic Dis 15(3):256–259

Chaussy C, Thüroff S (2003) The status of high-intensity focused ultrasound in the treatment of localized prostate cancer and the impact of a combined resection. Curr Urol Rep 4(3):248–252

Crouzet S, Rebillard X, Chevallier D, Rischmann P, Pasticier G, Garcia G, Rouviere O, Chapelon JY, Gelet A (2010) Multicentric oncologic outcomes of high-intensity focused ultrasound for localized prostate cancer in 803 patients. Eur Urol 58(4):559–566

Crouzet S, Chapelon JY, Rouvière O, Mege-Lechevallier F, Colombel M, Tonoli-Catez H, Martin X, Gelet A (2014) Whole-gland ablation of localized prostate cancer with high-intensity focused ultrasound: oncologic outcomes and morbidity in 1002 patients. Eur Urol 65(5):907–914. doi: 10.1016/j.eururo.2013.04.039. Epub 2013 Apr 3

D'Amico AV, Moul J, Carroll PR, Sun L, Lubeck D, Chen MH (2003) Cancer-specific mortality after surgery or radiation for patients with clinically localized prostate cancer managed during the prostate-specific antigen era. J Clin Oncol 21(11):2163–2172

Ficarra V, Antoniolli SZ, Novara G, Parisi A, Fracalanza S, Martignoni G, Artibani W (2006) Short-term outcome after high-intensity focused ultrasound in the treatment of patients with high-risk prostate cancer. BJU Int 98(6):1193–1198

Ganzer R, Fritsche HM, Brandtner A, Bründl J, Koch D, Wieland WF, Blana A (2013) Fourteen-year oncological and functional outcomes of high-intensity focused ultrasound in localized prostate cancer. BJU Int 112(3): 322–329. doi: 10.1111/j.1464–410X.2012.11715.x. Epub 2013 Jan 28

Gelet A, Chapelon JY, Bouvier R, Rouvière O, Lasne Y, Lyonnet D, Dubernard JM (2000) Transrectal high-intensity focused ultrasound: minimally invasive therapy of localized prostate cancer. J Endourol 14(6):519–528

Heidenreich A, Bastian PJ, Bellmunt J, Bolla M, Joniau S, van der Kwast T, Mason M, Matveev V, Wiegel T, Zattoni F, Mottet N, European Association of Urology (2014) EAU guidelines on prostate cancer. Part 1: screening, diagnosis, and local treatment with curative intent-update 2013. Eur Urol 65(1):124 137. doi: 10.1016/j.eururo.2013.09.046. Epub 2013 Oct 6

Horwitz EM, Vicini FA, Ziaja EL, Dmuchowski CF, Stromberg JS, Martinez AA (1998) The correlation between the ASTRO Consensus Panel definition of biochemical failure and clinical outcome for patients with prostate cancer treated with external beam irradiation. American Society of Therapeutic Radiology and Oncology. Int J Radiat Oncol Biol Phys 41(2):267–272

Huber P, Debus J, Jenne J, Jöchle K, van Kaick G, Lorenz WJ, Wannenmacher M (1996) Therapeutic ultrasound in tumor therapy. Principles, applications and new developments. Radiologe 36(1):64–71

Illing RO, Leslie TA, Kennedy JE, Calleary JG, Ogden CW, Emberton M (2006) Visually directed high-intensity focused ultrasound for organ-confined prostate cancer: a proposed standard for the conduct of therapy. BJU Int 98(6):1187–1192

Robert-Koch-Institut, Gesellschaft der epidemiologischen Krebsregister in Deutschland e. V. (Hrsg) (2012) Krebs in Deutschland 2007/2008, 8. Ausgabe. RKI, Berlin 2012

Madersbacher S, Schatzl G, Djavan B, Stulnig T, Marberger M (2000) Long-term outcome of transrectal high-intensity focused ultrasound therapy for benign prostatic hyperplasia. Eur Urol 37(6):687–694

Napoli A, Anzidei M, De Nunzio C, Cartocci G, Panebianco V, De Dominicis C, Catalano C, Petrucci F, Leonardo C (2013) Real-time magnetic resonance-guided high-intensity focused ultrasound focal therapy for localised prostate cancer: preliminary experience. Eur Urol 63(2):395–398

Pinthus JH, Farrokhyar F, Hassouna MM, Woods E, Whelan K, Shayegan B, Orovan WL (2012) Single-session primary high-intensity focused ultrasonography treatment for localized prostate cancer: biochemical outcomes using third generation-based technology. BJU Int 110(8): 1142–1148. doi: 10.1111/j.1464–410X.2012.10945.x. Epub 2012 Feb 28

Roach M 3rd, Hanks G, Thames H Jr, Schellhammer P, Shipley WU, Sokol GH, Sandler H (2006) Defining biochemical failure following radiotherapy with or without hormonal therapy in men with clinically localized prostate cancer: recommendations of the RTOG-ASTRO Phoenix Consensus Conference. Int J Radiat Oncol Biol Phys 65(4):965–974

Siddiqui K, Chopra R, Vedula S, Sugar L, Haider M, Boyes A, Musquera M, Bronskill M, Klotz L (2010) MRI-guided transurethral ultrasound therapy of the prostate gland using real-time thermal mapping: initial studies. Urology 76(6):1506–1511

Simonin O, Savoie PH, Serment G, Bladou F, Karsenty G (2010) Urinary incontinence following open prostatectomy or laparoscopy for local prostate cancer: a review of relevant literature. Prog Urol 20(4):239–250

Thüroff S (2003) The status of high-intensity focused ultrasound in the treatment of localized prostate cancer and the impact of a combined resection. Curr Urol Rep 4(3):248–252

Thüroff S, Chaussy C (2013) Evolution and outcomes of 3 MHz high intensity focused ultrasound therapy for localized prostate cancer over 15 years. J Urol 190(2):702–710. doi: 10.1016/j.juro.2013.02.010. Epub 2013 Feb 13

Uchida T, Shoji S, Nakano M, Hongo S, Nitta M, Murota A, Nagata Y (2009) Transrectal high-intensity focused ultrasound for the treatment of localized prostate cancer: eight-year experience. Int J Urol 16(11):881–886

Vallancien G, Prapotnich D, Cathelineau X, Baumert H, Rozet F (2004) Transrectal focused ultrasound combined with transurethral resection of the prostate for the treatment of localized prostate cancer: feasibility study. J Urol 171(6 Pt 1):2265–2267

Walter B, Weiss T, Hofstädter F, Gaumann A, Hartmann A, Rogenhofer S, Ganzer R, Wach S, Engehausen D, Wieland WF, Blana A (2013) Utility of immunohistochemistry markers in the interpretation of post-high-intensive focussed ultrasound prostate biopsy cores. World J Urol 31(5):1129–1133

Zelefsky MJ, Eastham JA, Cronin AM, Fuks Z, Zhang Z, Yamada Y, Vickers A, Scardino PT (2010) Metastasis after radical prostatectomy or external beam radiotherapy for patients with clinically localized prostate cancer: a comparison of clinical cohorts adjusted for case mix. J Clin Oncol 28(9):1508–1513

Literatur zu Abschnitt 1.1.3

Asimakopoulos AD, Miano R, Virgili G et al. (2012) HIFU as salvage first-line treatment for palpable,TRUS-evidenced, biopsy-proven locally recurrent prostate cancer after radical prostatectomy: a pilot study. Urol Oncol 30(5):577–583

Berge V, Baco E, Karlsen SJ (2010) A prospective study of salvage high-intensity focused ultrasound for locally radiorecurrent prostate cancer: early results. Scand J Urol Nephrol 44(4):223–227

Chalasani V, Martinez CH, Williams AK, Kwan K, Chin JL (2010) Histological changes in the human prostate after radiotherapy and salvage high intensity focused ultrasound. Can Urol Assoc J 4(4):E100–102

Crouzet S, Murat FJ, Pommier P, Poissonnier L, Pasticier G, Rouviere O, Chapelon JY, Rabilloud M, Belot A, Mège-Lechevallier F, Tonoli-Catez H, Martin X, Gelet A (2012) Locally recurrent prostate cancer after initial radiation therapy: early salvage high-intensity focused ultrasound improves oncologic outcomes. Radiother Oncol 105(2):198–202

El Fegoun AB, Barret E, Prapotnich D, Soon S, Cathelineau X, Rozet F, Galiano M, Sanchez-Salas R, Vallancien G (2011) Focal therapy with high-intensity focused ultrasound for prostate cancer in the elderly: a feasibility study with 10 years follow-up. Int Braz J Urol 37(2):213–219; discussion 220–222

Gelet A, Chapelon JY, Poissonnier L et al. (2004) Local recurrence of prostate cancer after external beam radiotherapy: early experience of salvage therapy using high-intensity focused ultrasonography. Urology 63(4):625–629

Grimm P, Billiet I, Bostwick D et al. (2012) Comparative analysis of prostate-specific antigen free survival outcomes for patients with low, intermediate and high risk prostate cancer treatment by radical therapy. Results from the Prostate Cancer Results Study Group. BJU Int 109(Suppl 1):22–29

Grossmann M, Zajac JD (2011) Androgen deprivation therapy in men with prostate cancer: how should the side effects be monitored and treated? Clin Endocrinol (Oxf) 74(3):289–293

Heidenreich A, Richter S, Thuer D, Pfister D (2010) Prognostic parameters, complications, and oncologic and functional outcome of salvage radical prostatectomy for locally recurrent prostate cancer after 21st-century radiotherapy. Eur Urol 57(3):437–443

Ishiyama H, Hirayama T, Jhaveri P, Satoh T, Paulino AC, Xu B, Butler EB, Teh BS (2014) Is there an increase in genitourinary toxicity in patients treated with transurethral resection of the prostate and radiotherapy? A systematic review. Am J Clin Oncol 37(3):297–304

Krol R, Hopman WP, Smeenk RJ, Van Lin EN (2012) Increased rectal wall stiffness after prostate radiotherapy: relation with fecal urgency. Neurogastroenterol Motil 24(4): 339-e166

Martino P, Scattoni V, Galosi AB, Consonni P, Trombetta C, Palazzo S, Maccagnano C, Liguori G, Valentino M, Battaglia M, Barozzi L (2011) Role of imaging and biopsy to assess local recurrence after definitive treatment for prostatecarcinoma (surgery, radiotherapy, cryotherapy, HIFU). World J Urol 29(5):595–605

Meeks JJ, Brandes SB, Morey AF, Thom M, Mehdiratta N, Valadez C, Granieri MA, Gonzalez CM (2011) Urethroplasty for radiotherapy induced bulbomembranous strictures: a multi-institutional experience. J Urol 185(5):1761–1765. doi: 10.1016/j.juro.2010.12.038. Epub 2011 Mar 21

Michalski JM, Gay H, Jackson A, Tucker SL, Deasy JO (2010) Radiation dose-volume effects in radiation-induced rectal injury. Int J Radiat Oncol Biol Phys 1;76(3 Suppl): S123–129

Molinié V, Mahjoub WK, Balaton A (2008) Histological modifications observed in prostate after preserving treatments for prostate cancer and their impact on Gleason score interpretation. Ann Pathol 28(5):363–373. doi: 10.1016/j.annpat.2008.07.008. Epub 2008 Oct 16

Morris DE, Emami B, Mauch PM, Konski AA, Tao ML, Ng AK, Klein EA, Mohideen N, Hurwitz MD, Fraas BA, Roach M 3rd, Gore EM, Tepper JE (2005) Evidence-based review of three-dimensional conformal radiotherapy for localized prostate cancer: an ASTRO outcomes initiative. Int J Radiat Oncol Biol Phys 62(1):3–19

Murat FJ, Poissonnier L, Rabilloud M et al. (2009) Mid-term results demonstrate salvage high-intensity focused ultrasound (HIFU) as an effective and acceptably morbid salvage treatment option for locally radiorecurrent prostate cancer. Eur Urol 55(3):640–647

Nguyen PL, D'Amico AV, Lee AK, Suh WW (2007) Patient selection, cancer control, and complications after salvage local therapy for postradiation prostate-specific antigen failure: a systematic review of the literature. Cancer 110(7):1417–1428

Nilsson S, Norlén BJ, Widmark A (2004) A systematic overview of radiation therapy effects in prostate cancer. Acta Oncol 43(4):316–381

Olbert PJ, Heinis J, Hofmann R, Hegele A (2012) Choline PET/CT in the diagnosis of primary and recurrent prostate cancer. Are there evidence-based indications? Urologe A 51(6):843–847. doi: 10.1007/s00120-012-2830-9

Petraki CD, Sfikas CP (2007) Histopathological changes induced by therapies in the benign prostate and prostateadenocarcinoma. Histol Histopathol 22(1):107–118

Pinover WH, Horwitz EM, Hanlon AL, Uzzo RG, Hanks GE (2003) Validation of a treatment policy for patients with prostate specific antigen failure after three-dimensional conformal prostate radiation therapy. Cancer 97(4):1127–1233

Poissonnier L, Murat FJ, Belot A et al. (2008) Locally recurrent prostatic adenocarcinoma after exclusive radiotherapy: results of high intensity focused ultrasound. Prog Urol 18(4):223–229

Rajarubendra N, Bolton D, Lawrentschuk N (2010) Diagnosis of bone metastases in urological malignancies: an update. Urology 76(4):782–790

Roach M 3rd, Hanks G, Thames H Jr, Schellhammer P, Shipley WU, Sokol GH, Sandler H (2006) Defining biochemical failure following radiotherapy with or without hormonal therapy in men with clinically localized prostate cancer: recommendations of the RTOG-ASTRO Phoenix Consensus Conference. Int J Radiat Oncol Biol Phys (4):965–974

Roznovanu SL, Rădulescu D, Novac C, Stolnicu S (2005) The morphologic changes induced by hormone and radiation therapy on prostate carcinoma. Rev Med Chir Soc Med Nat Iasi 109(2):337–342

Simonin O, Savoie PH, Serment G, Bladou F, Karsenty G (2010) Urinary incontinence following open prostatectomy or laparoscopy for local prostate cancer. A review of relevant literature. Prog Urol 20(4):239–250

Sylvester J, Grimm P, Blasco J, Meier R, Spiegel J, Heaney C, Cavanagh W (2001) The role of androgen ablation in patients with biochemical or local failure after definitive radiation therapy: a survey of practice patterns of urologists and radiation oncologists in the United States. Urology 58(2 Suppl 1):65–70

Welch HG, Albertsen PC (2009) Prostate cancer diagnosis and treatment after the introduction of prostate-specific antigen screening: 1986–2005. J Natl Cancer Inst 101(19):1325–1329

Wirth M, Fröhner M (2004) The significance of comorbidity and age in radical prostatectomy. Urologe A 43(8): 935–941

Zacharakis E, Ahmed HU, Ishaq A et al. (2008) The feasibility and safety of high-intensity focused ultrasound as salvage therapy for recurrent prostate cancer following external beam radiotherapy. BJU Int 102(7):786–792

Zelefsky MJ, Fuks Z, Hunt M, Yamada Y, Marion C, Ling CC, Amols H, Venkatraman ES, Leibel SA (2002) High-dose intensity modulated radiation therapy for prostate cancer: early toxicity and biochemical outcome in 772 patients. Int J Radiat Oncol Biol Phys 53(5):1111–1116

Literatur zu Abschnitt 1.1.4

Ahmed HU, Freeman A, Kirkham A, Sahu M, Scott R, Allen C, Van der Meulen J, Emberton M (2011) Focal therapy for localized prostate cancer: a phase I/II trial. J Urol 185(4): 1246-54. doi: 10.1016/j.juro.2010.11.079. Epub 2011 Feb 22

Ahmed HU, Hindley RG, Dickinson L, Freeman A, Kirkham AP, Sahu M et al. (2012) Focal therapy for localised unifocal and multifocal prostate cancer: a prospective development study. Lancet Oncol 13:622–632

Barret E, Ahallal Y, Sanchez-Salas R, Galiano M, Cosset JM, Validire P et al. (2013) Morbidity of focal therapy in the treatment of localized prostate cancer. Eur Urol 63:618–622

van den Bos W, Muller BG, Ahmed H, Bangma CH, Barret E, Crouzet S et al. (2014) Focal therapy in prostate cancer: international multidisciplinary consensus on trial design. Eur Urol 65:1078–1083

Crouzet S, Rouviere O, Martin X, Gelet A (2014) High-intensity focused ultrasound as focal therapy of prostate cancer. Curr Opin Urol 24:225–230

Ganzer R, Fritsche HM, Brandtner A, Brundl J, Koch D, Wieland WF et al. (2013) Fourteen-year oncological and functional outcomes of high-intensity focused ultrasound in localized prostate cancer. BJU Int 112:322–329

Godman RA, Holmberg E, Khatami A, Stranne J, Hugosson J (2013) Outcome following active surveillance of men with screen-detected prostate cancer. Results from the Goteborg randomised population-based prostate cancer screening trial. Eur Urol 63:101–107

Klotz L (2005) Active surveillance for prostate cancer: for whom? J Clin Oncol 23:8165–8169

Loeb S, Bjurlin MA, Nicholson J, Tammela TL, Penson DF, Carter HB et al. (2014) Overdiagnosis and overtreatment of prostate cancer. Eur Urol 65:1046–1055

McCormick KM (2002) A concept analysis of uncertainty in illness. J Nurs Scholarsh 34(2):127–131

Meiers I, Waters DJ, Bostwick DG (2007) Preoperative prediction of multifocal prostate cancer and application of focal therapy: review 2007. Urology 70:3–8

Muller B, van den Bos W, Brausi M, Cornud F, Gontero P, Kirkham A et al. (2013) The role of multiparametric magnetic resonance imaging in focal therapy for prostate cancer: a Delphi consensus project. 114(5):698–707. doi: 10.1111/bju.12548. Epub 2014 Aug 16

Muto S, Yoshii T, Saito K, Kamiyama Y, Ide H, Horie S (2008) Focal therapy with high-intensity-focused ultrasound in the treatment of localized prostate cancer. Jpn J Clin Oncol 38:19219–9

Penson DF (2009) Active surveillance: not your father's watchful waiting. Oncology 23:980, 982

de la Rosette J, Ahmed H, Barentsz J, Johansen TB, Brausi M, Emberton M et al. (2010) Focal therapy in prostate cancer-report from a consensus panel. J Endourol 24:775–780

Shoji S, Uchida T, Nakamoto M, Kim H, de Castro Abreu AL, Leslie S et al. (2013) Prostate swelling and shift during high intensity focused ultrasound: implication for targeted focal therapy. J Urol 190:1224–1232

Van Velthoven R, Aoun F, Limani K, Narahari K, Lemort M, Peltier A (2014) Primary zonal high intensity focused ultrasound for prostate cancer: results of a prospective phase IIa feasibility study. Prostate Cancer 2014:756189

Wilt TJ, Brawer MK, Jones KM, Barry MJ, Aronson WJ, Fox S et al. (2012) Radical prostatectomy versus observation for localized prostate cancer. N Engl J Med 367:203–213

Literatur zu Abschnitt 1.2

Ahmed HU, Akin O, Coleman JA, Crane S, Emberton M, Goldenberg L, Hricak H, Kattan MW, Kurhanewicz J, Moore CM, Parker C, Polascik TJ, Scardino P, van As N, Villers A (2012) Transatlantic Consensus Group on active surveillance and focal therapy for prostate cancer. BJU Int 109(11):1636–1647

Al Ekish S, Nayeemuddin M, Maddox M, Pareek G (2013) The role of cryosurgery of the prostate for nonsurgical candidates. JSLS 17(3):423–428. doi: 10.4293/108680813X13693422518551

Bahn DK, Lee F, Badalament R, Kumar A, Greski J, Chernick M (2002) Targeted cryoablation of the prostate: 7-year outcomes in the primary treatment of prostate cancer. Urology 60(2 Suppl 1):3–11

Bahn DK, Lee F, Silverman P, Bahn E, Badalament R, Kumar A, Greski J, Rewcastle JC (2003) Salvage cryosurgery for recurrent prostate cancer after radiation therapy: a seven-year follow-up. Clin Prostate Cancer 2(2):111–114

Bahn DK, Silverman P, Lee F Sr., Badalament R, Bahn ED, Rewcastle JC (2006) Focal prostate cryoablation: initial results show cancer control and potency preservation. J Endourol 20(9):688–692. doi: 10.1089/end.2006.20.688

Bahn D, de Castro Abreu AL, Gill IS, Hung AJ, Silverman P, Gross ME, Lieskovsky G, Ukimura O (2012) Focal cryotherapy for clinically unilateral, low-intermediate risk prostate cancer in 73 men with a median follow-up of 3.7 years. Eur Urol 62(1):55–63. doi: 10.1016/j.eururo.2012.03.006

Barret E, Ahallal Y, Sanchez-Salas R, Galiano M, Cosset JM, Validire P, Macek P, Durand M, Prapotnich D, Rozet F, Cathelineau X (2013) Morbidity of focal therapy in the treatment of localized prostate cancer. Eur Urol 63(4):618–622. doi: 10.1016/j.eururo.2012.11.057

Baumunk D, Blana A, Ganzer R, Henkel T, Köllermann J, Roosen A, Machtens S, Salomon G, Sentker L, Witzsch U, Köhrmann KU, Schostak M, Arbeitsgruppe für Fokale und Mikrotherapie (2013) Focal prostate cancer therapy: capabilities, limitations and prospects. Urologe A 52(4):549–556

Bozzini G, Colin P, Nevoux P, Villers A, Mordon S, Betrouni N (2013) Focal therapy of prostate cancer: energies and procedures. Urol Oncol 31(2):155–167. doi: 10.1016/j.urolonc.2012.05.011

Campbell SC, Walsh PC (Hrsg) (2007) Urology. 9. Aufl, Bd 3. Saunders Elsevier, Philadelphia

D'Amico AV, Whittington R, Malkowicz SB, Schnall M, Tomaszewski J, Schultz D, Kao G, Van Arsdalen K, Wein A (1994) A multivariable analysis of clinical factors predicting for pathological features associated with local failure after radical prostatectomy for prostate cancer. Int J Radiat Oncol Biol Phys 30(2):293–302

Deutsche Gesellschaft für Urologie (2014) Interdisciplinary S3-guidelines on the early detection, diagnostics and therapy of the different stages of prostate cancer; AWMF registration number (034–022OL), Version 3.0

Eastham J (2015) A phase II study of focal cryoablation in low-risk prostate cancer. ClinicalTrials.gov database NCT00774436. https://clinicaltrials.gov/ct2/show/NCT00774436?term=NCT00774436&rank=1. Zugegriffen: 23. März 2015

Ellis DS, Manny TB Jr, Rewcastle JC (2007) Focal cryosurgery followed by penile rehabilitation as primary treatment for localized prostate cancer: initial results. Urology 70(6 Suppl):9–15. doi: 10.1016/j.urology.2007.07.036

Emberton M (2012) Tissue preservation may offer a harm-reduction strategy for men with early prostate cancer. Eur Urol 62(1):64–66; discussion 66–67. doi: 10.1016/j.eururo.2012.03.043

Guazzoni G (2015) Focal therapy for organ defined prostate cancer: an investigative prospective pilot study. ClinicalTrials.gov database NCT00928603. https://clinicaltrials.gov/ct2/show/NCT00928603?term=NCT00928603&rank=1. Zugegriffen: 23. März 2015

Han KR, Cohen JK, Miller RJ, Pantuck AJ, Freitas DG, Cuevas CA, Kim HL, Lugg J, Childs SJ, Shuman B, Jayson MA, Shore ND, Moore Y, Zisman A, Lee JY, Ugarte R, Mynderse LA, Wilson TM, Sweat SD, Zincke H, Belldegrun AS (2003) Treatment of organ confined prostate cancer with third generation cryosurgery: preliminary multicenter experience. J Urol 170(4 Pt 1):1126–1130. doi: 10.1097/01.ju.0000087860.52991.a8

Hoffmann NE, Bischof JC (2002) The cryobiology of cryosurgical injury. Urology 60(2 Suppl 1):40–49

Kasivisvanathan V, Emberton M, Ahmed HU (2013) Focal therapy for prostate cancer: rationale and treatment opportunities. Clin Oncol (R Coll Radiol) 25(8):461–473. doi: 10.1016/j.clon.2013.05.002

Lambert EH, Bolte K, Masson P, Katz AE (2007) Focal cryosurgery: encouraging health outcomes for unifocal prostate cancer. Urology 69(6):1117–1120. doi: 10.1016/j.urology.2007.02.047

Long JP, Bahn D, Lee F, Shinohara K, Chinn DO, Macaluso JN Jr (2001) Five-year retrospective, multi-institutional pooled analysis of cancer-related outcomes after cryosurgical ablation of the prostate. Urology 57(3):518–523

Nguyen HD, Allen BJ, Pow-Sang JM (2013) Focal cryotherapy in the treatment of localized prostate cancer. Cancer Control 20(3):177–180

Onik G, Narayan P, Vaughan D, Dineen M, Brunelle R (2002) Focal »nerve-sparing« cryosurgery for treatment of primary prostate cancer: a new approach to preserving potency. Urology 60(1):109–114

Onik G, Vaughan D, Lotenfoe R, Dineen M, Brady J (2007) »Male lumpectomy«: focal therapy for prostate cancer using cryoablation. Urology 70(6 Suppl):16–21. doi: 10.1016/j.urology.2007.06.001

Onik G, Vaughan D, Lotenfoe R, Dineen M, Brady J (2008) The »male lumpectomy«: focal therapy for prostate cancer using cryoablation results in 48 patients with at least 2-year follow-up. Urol Oncol 26(5):500–505. doi: 10.1016/j.urolonc.2008.03.004

Pisters LL, von Eschenbach AC, Scott SM, Swanson DA, Dinney CP, Pettaway CA, Babaian RJ (1997) The efficacy and complications of salvage cryotherapy of the prostate. J Urol 157(3):921–925

Roach M 3rd, Hanks G, Thames H Jr, Schellhammer P, Shipley WU, Sokol GH, Sandler H (2006) Defining biochemical failure following radiotherapy with or without hormonal therapy in men with clinically localized prostate cancer: recommendations of the RTOG-ASTRO Phoenix Consensus Conference. Int J Radiat Oncol Biol Phys 65(4):965–974

Shinohara K, Rhee B, Presti JC Jr, Carroll PR (1997) Cryosurgical ablation of prostate cancer: patterns of cancer recurrence. J Urol 158(6):2206–2209; discussion 2209–2210

Truesdale MD, Cheetham PJ, Hruby GW, Wenske S, Conforto AK, Cooper AB, Katz AE (2010) An evaluation of patient selection criteria on predicting progression-free survival after primary focal unilateral nerve-sparing cryoablation for prostate cancer: recommendations for follow up. Cancer J 16(5):544–549

Ukimura O, de Castro Abreu AL, Gill IS, Shoji S, Hung AJ, Bahn D (2013) Image visibility of cancer to enhance targeting precision and spatial mapping biopsy for focal therapy of prostate cancer. BJU Int 111(8):E354–364. doi: 10.1111/bju.12124

Valerio M, Ahmed HU, Emberton M, Lawrentschuk N, Lazzeri M, Montironi R, Nguyen PL, Trachtenberg J, Polascik TJ (2014) The role of focal therapy in the management of localised prostate cancer: a systematic review. Eur Urol 66(4): 732–751. doi: 10.1016/j.eururo.2013.05.048

Ward JF, Jones JS (2012) Focal cryotherapy for localized prostate cancer: a report from the national Cryo On-Line Database (COLD) Registry. BJU Int 109(11):1648–1654. doi: 10.1111/j.1464–410X.2011.10578.x

Ward JF (2015) Regional cryoablation for localized adenocarcinoma of the prostate. ClinicalTrials.gov database NCT00877682. https://clinicaltrials.gov/ct2/show/NCT00877682?term=NCT00877682&rank=1. Zugegriffen: 23. März 2015

Literatur zu Abschnitt 1.3

Ahmed HU, Akin O, Coleman JA, Crane S, Emberton M, Goldenberg L, Hricak H, Kattan MW, Kurhanewicz J, Moore CM, Parker C, Polascik TJ, Scardino P, van As N, Villers A, Transatlantic Consensus Group on Active Surveillance and Focal Therapy for Prostate Cancer (2012) Transatlantic Consensus Group on active surveillance and focal therapy for prostate cancer BJU Int 109(11):1636–1647

Azzouzi AR, Barret E, Moore CM, Villers A, Allen C, Scherz A, Muir G, de Wildt M, Barber NJ, Lebdai S, Emberton M (2013) TOOKAD Soluble vascular-targeted photodynamic (VTP) therapy: determination of optimal treatment conditions and assessment of effects in patients with localised prostate cancer. BJU Int 112(6):766–774

Betrouni N et al. (2011) A model to estimate the outcome of prostate cancer photodynamic therapy with TOOKAD Soluble WST-11. Phys Med Biol 56:4771–4783

Moore CM, Emberton M, Bown SG (2011) Photodynamic therapy for prostate cancer--an emerging approach for organ-confined disease. Lasers Surg Med 43:768

Nathan TR et al. (2002) Photodynamic therapy for prostate cancer recurrence after radiotherapy: a phase I study. J Urol 168:1427–1432

Patel H et al. (2008) Motexafin lutetium-photodynamic therapy of prostate cancer: short- and long-term effects on prostate-specific antigen. Clin Cancer Res 14:4869–4876

Trachtenberg J et al. (2007) Vascular targeted photodynamic therapy with palladium-bacteriopheophorbide photosensitizer for recurrent prostate cancer following definitive radiation therapy: assessment of safety and treatment response. J Urol 178:1974–1979

Trachtenberg J et al. (2008) Vascular-targeted photodynamic therapy (padoporfin, WST09) for recurrent prostate cancer after failure of external beam radiotherapy: a study of escalating light doses. BJU Int 102:556–562

Von Tappeiner H, Jodlbauer A (Hrsg) Die sensibilisierende Wirkung fluorescierender Substanzen. Gesammelte Untersuchung über die photodynamische Untersuchung. FCW Vogel, Leipzig 1907

Weersink RA et al. (2005) Techniques for delivery and monitoring of TOOKAD (WST09)-mediated photodynamic therapy of the prostate: clinical experience and practicalities J Photochem Photobiol B79:211–222

Windahl T et al. (1990) Photodynamic therapy of localised prostatic cancer. Lancet 336:1139

Zaak D et al. (2003) Photodynamic therapy by means of 5-ALA induced PPIX in human prostate cancer: preliminary results. Med Laser Appl 18:91–95

Literatur zu Abschnitt 1.4.2

Aaltomaa SH, Kataja VV, Lahtinen T et al. (2009) Eight years experience of local prostate cancer treatment with permanent I125 seed brachytherapy--morbidity and outcome results. Radiother Oncol 91:213–216

Bowes D, Crook J (2011) A critical analysis of the long-term impact of brachytherapy for prostate cancer: a review of the recent literature. Curr Opin Urol 21:219–224

Crook J, Borg J, Evans A et al. (2011) 10-year experience with I-125 prostate brachytherapy at the Princess Margaret Hospital: results for 1.100 patients. Int J Radiat Oncol Biol Phys 80:1323–1329

Franca CA, Vieira SL, Carvalho AC et al. (2009) Radioactive seed migration after prostate brachytherapy with iodine-125 using loose seeds versus stranded seeds. Int Braz J Urol 35:573–579; discussion 579–580

Grimm P, Billiet I, Bostwick D et al. (2012) Comparative analysis of prostate-specific antigen free survival outcomes for patients with low, intermediate and high risk prostate cancer treatment by radical therapy. Results from the Prostate Cancer Results Study Group. BJU Int 109(Suppl 1):22–29

Hathout L, Donath D, Moumdjian C et al. (2011) Analysis of seed loss and pulmonary seed migration in patients treated with virtual needle guidance and robotic seed delivery. Am J Clin Oncol 34:449–453

Hau EK, Oborn BM, Bucci J (2011) An unusual case of radioactive seed migration to the vertebral venous plexus and renal artery with nerve root compromise. Brachytherapy 10:295–298

Heidenreich A, Bellmunt J, Bolla M et al. (2011) EAU guidelines on prostate cancer. Part 1: screening, diagnosis, and treatment of clinically localised disease. Eur Urol 59:61–71

Henry AM, Al-Qaisieh B, Gould K et al. (2010) Outcomes following iodine-125 monotherapy for localized prostate cancer: the results of leeds 10-year single-center brachytherapy experience. Int J Radiat Oncol Biol Phys 76:50–56

Herbert C, Morris WJ, Hamm J et al. (2011) The effect of loose versus stranded seeds on biochemical no evidence of disease in patients with carcinoma of the prostate treated with iodine-125 brachytherapy. Brachytherapy 10:442–448

Hinnen KA, Battermann JJ, van Roermund JG et al. (2010a) Long-term biochemical and survival outcome of 921 patients treated with I-125 permanent prostate brachytherapy. Int J Radiat Oncol Biol Phys 76:1433–1438

Hinnen KA, Moerland MA, Battermann JJ et al. (2010b) Loose seeds versus stranded seeds in I-125 prostate brachytherapy: differences in clinical outcome. Radiother Oncol 96:30–33

Keyes M, Miller S, Moravan V et al. (2009) Predictive factors for acute and late urinary toxicity after permanent prostate brachytherapy: long-term outcome in 712 consecutive patients. Int J Radiat Oncol Biol Phys 73:1023–1032

Keyes M, Spadinger I, Liu M et al. (2012) Rectal toxicity and rectal dosimetry in low-dose-rate (125)I permanent prostate implants: a long-term study in 1.006 patients. Brachytherapy 11:199–208

Knaup C, Mavroidis P, Esquivel C et al. (2012) Investigating the dosimetric and tumor control consequences of prostate seed loss and migration. Med Phys 39:3291–3298

Martin T, Wenz F, Bohmer D et al. (2010) Radiation therapy for prostate cancer in the new S3 guideline. Part 2: postoperative radiation therapy and brachytherapy. Urologe A 49:216–220

Munro NP, Al-Qaisieh B, Bownes P et al. (2010) Outcomes from Gleason 7, intermediate risk, localized prostate cancer treated with Iodine-125 monotherapy over 10 years. Radiother Oncol 96:34–37

Nguyen BD, Egnatios GL (2010) Prostate brachytherapy seed migration to the left testicular vein. Brachytherapy 9:224–226

Nguyen BD, Schild SE, Wong WW et al. (2009) Prostate brachytherapy seed embolization to the right renal artery. Brachytherapy 8:309–312

Polo A, Salembier C, Venselaar J et al. (2010) Review of intraoperative imaging and planning techniques in permanent seed prostate brachytherapy. Radiother Oncol 94:12–23

Prada PJ, Juan G, Gonzalez-Suarez H et al.(2010) Prostate-specific antigen relapse-free survival and side-effects in 734 patients with up to 10 years of follow-up with localized prostate cancer treated by permanent iodine implants. BJU Int 106:32–36

Robert-Koch-Institut, Gesellschaft der epidemiologischen Krebsregister in Deutschland e. V. (Hrsg) (2012) Krebs in Deutschland 2007/2008, 8. Ausgabe. RKI, Berlin 2012

Rosenthal SA, Bittner NH, Beyer DC et al. (2011) American Society for Radiation Oncology (ASTRO) and American College of Radiology (ACR) practice guideline for the transperineal permanent brachytherapy of prostate cancer. Int J Radiat Oncol Biol Phys 79:335–341

Rosser CJ, Chichakli R, Levy LB et al. (2002) Biochemical disease-free survival in men younger than 60 years with prostate cancer treated with external beam radiation. J Urol 168:536–541

Shapiro EY, Rais-Bahrami S, Morgenstern C et al. (2009) Long-term outcomes in younger men following permanent prostate brachytherapy. J Urol 181:1665–1671; discussion 1671

Snyder KM, Stock RG, Buckstein M et al. (2012) Long-term potency preservation following brachytherapy for prostate cancer. BJU Int 110:221–225

Sugawara A, Nakashima J, Shigematsu N et al. (2009) Prediction of seed migration after transperineal interstitial prostate brachytherapy with I-125 free seeds. Brachytherapy 8:52–56

Sugawara A, Nakashima J, Kunieda E et al. (2011) Incidence of seed migration to the chest, abdomen, and pelvis after transperineal interstitial prostate brachytherapy with loose (125)I seeds. Radiat Oncol 6:130

Sugawara A, Nakashima J, Kunieda E et al. (2012) Prostate brachytherapy seed migration to a left varicocele. Brachytherapy 11:502–506

Sylvester JE, Grimm PD, Wong J et al. (2011) Fifteen-year biochemical relapse-free survival, cause-specific survival, and overall survival following I(125) prostate brachytherapy in clinically localized prostate cancer: Seattle experience. Int J Radiat Oncol Biol Phys 81:376–381

Taira AV, Merrick GS, Butler WM et al. (2011) Long-term outcome for clinically localized prostate cancer treated with permanent interstitial brachytherapy. Int J Radiat Oncol Biol Phys 79:1336–1342

Thompson I, Thrasher JB, Aus G et al. (2007) Guideline for the management of clinically localized prostate cancer: 2007 update. J Urol 177:2106–2131

Whaley JT, Levy LB, Swanson DA et al. (2012) Sexual function and the use of medical devices or drugs to optimize potency after prostate brachytherapy. Int J Radiat Oncol Biol Phys 82:e765–771

Zelefsky MJ, Kuban DA, Levy LB et al. (2007) Multi-institutional analysis of long-term outcome for stages T1–T2 prostate cancer treated with permanent seed implantation. Int J Radiat Oncol Biol Phys 67:327–333

Literatur zu Abschnitt 1.4.3

Ahmed HU (2009) The index lesion and the origin of prostate cancer. N Engl J Med 361:1704–1706

Ahmed HU, Akin O, Coleman JA, Crane S, Emberton M, Goldenberg L, Hricak H, Kattan MW, Kurhanewicz J, Moore CM, Parker C, Polascik TJ, Scardino P, Van As N, Villers A (2012) Transatlantic Consensus Group on active surveillance and focal therapy für prostate cancer. BJU Int 109(11):1636–1647. doi: 10.1111/j.1464- 410X.2011. 10633.x. Epub 2011 Nov 11

Bott SR, Ahmed HU, Hindley RG, Abdul-Rahman A, Freeman A, Emberton M (2010) The index lesion and focal therapy: an analysis of the pathological characteristics of prostate cancer. BJU Int 106(11):1607–1611

Cool DW, Zhang X, Romagnoli C, Izawa JI, Romano WM, Fenster A (2015) Evaluation of MRI-TRUS fusion versus cognitive registration accuracy for MRI-targeted, TRUS-guided prostate biopsy. AJR Am J Roentgenol 204(1):83–91

Cosset JM, Wakil G, Pierrat N, Cathelineau X, Marchand V, Vallancien G (2011) Poster 710. Focal brachytherapy for prostate cancer: a pilot study. Radiotherapy and Oncology 99:S283

Cosset JM, Cathelineau X, Wakil G, Pierraat N, Quenzer O, Prapotnich D, Barret E, Rozet F, Galiano M, Vallancien, G (2013) Focal brachytherapy for selected low risk prostate cancers: a pilot study. Brachytherapy 12:331–337

Huo AS et al. (2012) Accuracy of primary systematic template guided transperineal biopsy of the prostate for locating prostate cancer: a comparison with radical prostatectomy specimens. J Urol 187:2044–2049

Kasivisvanathan V, Emberton M, Ahmed HU (2013) Focal therapy for prostate cancer: rationale and treatment oppurtunities. J Clin Oncol 25:461–473

Kasivisvanathan V, Shah TT, Donaldson I, Kanthabalan A, Moore CM, Emberton M, Ahmed HU (2015) Fokale Therapie des Prostatakarzinoms. Urologe 54:202–209

Langley S, Ahmed HU, Al-Qaisieh B, Bostwick D, Dickinson L, GomezVeiga F, Grimm P, Machtens S, Guedea F, Emberton M (2012) Report of a consensus meeting on focal low dose rate brachytherapy for prostate cancer. BJU Int 109(Suppl 1):7–16

Losa A et al. (2013) Complications and quality of life after template-assisted transperineal prostate biopsy in patients eligible for focal therapy. Urology 81:1291–1296

Masterson TA, Cheng L, Mehan RM, Koch MO (2011) Tumor focality does not predict biochemical recurrence after radical prostatectomy in men with clinically localized prostate cancer. J Urol 186(2):506–510

Morris WJ et al. (2013) British Columbia Cancer Agency. FTPC (Focal Therapy for Prostate Cancer): a pilot study using focal low dose rate brachytherapy as an alternative to active surveillance and radical treatment for favourable risk prostate cancer. ClinicalTrials.gov database NCT01830166 [updated September 8, 2014]. https://clinicaltrials.gov/ct2/show/NCT01830166. Zugegriffen: 24. Mai 2015

Roethke M, Blondin D, Schlemmer HP, Franiel T (2013) PI-RADS Klassifikation: Struktuiertes Befundungsschema für die MRT der Prostata. Rofo 185:253–261

Siddiqui MM, Rais-Bahrami S, Turkbey B, George AK, Rothwax J, Shakir N, Okoro C, Raskolnikov D, Parnes HL, Linehan WM, Merino MJ, Simon RM, Choyke PL, Wood BJ, Pinto PA (2015) Comparison of MR/ultrasound fusion-guided biopsy with ultrasound-guided biopsy for the diagnosis of prostate cancer. JAMA 313(4):390–397

Taira AV et al. (2010) Performance of transperineal template-guided mapping biopsy in detecting prostate cancer in the initial and repeat biopsy setting. Prostate Cancer Prostatic Dis 13:71–77

Turkbey B et al. (2012) Correlation of magnetic resonance imaging tumor volume with histopathology. J Urol 188:1157–1163

Zelefsky M et al. (2011) Memorial Sloan-Kettering Cancer Center. Phase II study assessing the potential for reduced toxicity using focal brachytherapy early stage, low volume in prostate cancer. ClinicalTrials.gov database NCT01354951 [updated May 13, 2013]. https://clinicaltrials.gov/ct2/show/NCT01354951. Zugegriffen: 24. Mai 2015

Alternative Verfahren beim Nierenzellkarzinom

B. Friebe, T. Bretschneider, J. Ricke, U.-B. Liehr, J. J. Wendler, H. C. Klingler, M. Susani, S. Sevcenco

M. Schostak, A. Blana (Hrsg.), *Alternative operative Therapien in der Uroonkologie*,
DOI 10.1007/978-3-662-44420-7_2, © Springer-Verlag Berlin Heidelberg 2016

2.1 Lokalablative, bildgeführte Verfahren bei Nierentumoren

B. Friebe, T. Bretschneider, J. Ricke

Durch die heutzutage nahezu flächendeckende Anwendung bildgebender Diagnostik wie Magnetresonanztomographie (MRT) oder Computertomographie (CT) wird eine zunehmende Anzahl von Nierentumoren in einem frühen, lokal begrenzten, oft symptomlosen Tumorstadium diagnostiziert. Aus bisherigen Beobachtungsstudien weiß man, dass diese kleinen, inzidenten Nierentumoren (Small Renal Masses, SRM) einerseits zwar in bis zu 87 % maligne sind (Frank et al. 2003), andererseits jedoch meist nur sehr langsam wachsen und sehr selten metastasieren (Bosniak 1995; Bosniak et al. 1995a, 1995b), weswegen auch diese Tumoren zunehmend nierenerhaltend operiert werden. So liegen mittlerweile Daten vor, die belegen, dass die partielle Nierenresektion bei T1-Tumoren in Bezug auf Gesamtüberleben, Time-to-Progression und Lokalrezidivrate im Vergleich zur radikalen Nephrektomie gleichermaßen exzellente Ergebnisse aufweist (Campbell et al. 2009; Simmons et al. 2009). Als Nachteil der nierenerhaltenden Operation ist eine im Vergleich leicht erhöhte Komplikationsrate zu sehen (Van Poppel et al. 2007), welcher jedoch die erhaltene Nierenfunktion als Vorteil gegenüberzustellen ist, was insbesondere bei älteren Patienten ins Gewicht fällt.

Als Alternativen zur chirurgischen Behandlung stehen das Konzept der aktiven Überwachung (Active Surveillance) sowie bildgestützte, lokalablative Techniken zur Verfügung. Das Konzept der aktiven Überwachung sieht im Falle kleiner, lokal begrenzter Nierenzellkarzinome ohne Größenprogredienz und mit einer geringen Metastasierungstendenz ein durch regelmäßige bildgebende Verlaufskontrollen kontrolliertes Zuwarten vor und erst im Falle einer Größenprogredienz des Tumors eine Behandlung (Rais-Bahrami et al. 2009). Eine geringe Aggressivität des Tumors sollte sowohl vor einer Watch-and-Wait-Strategie als auch vor der Anwendung eines lokalablativen Verfahrens durch die histologische Sicherung des Tumors mittels einer Stanzbiopsie bestätigt werden (Shannon et al. 2008). Obwohl die Sensitivität und Spezifität der Stanzbiopsie renaler Raumforderungen gewöhnlicherweise hoch ist, muss jedoch beachtet werden, dass im Vergleich zu Karzinomen anderer Organe die Ergebnisse in einem relativ hohen Anteil von bis zu 20 % der Fälle unklar bleiben (Remzi und Marberger 2009).

Die bildgestützten, lokalablativen Verfahren umfassen die Radiofrequenzablation (RFA), die Kryoablation, die bildgeführte interstitielle Hochdosisraten-(HDR-)Brachytherapie sowie die Mikrowellenablation, die Laserablation und die Ablation durch hochintensiven fokussierten Ultraschall (HIFU). Im Folgenden sollen technische Aspekte, Indikationen sowie Ergebnisse der Radiofrequenzablation sowie der interstitiellen HDR-Brachytherapie vorgestellt werden.

2.1.1 Technik der Radiofrequenzablation (RFA)

Das Prinzip der RFA beruht auf einer durch im Gewebe applizierten Wechselstrom induzierten thermischen Koagulationsnekrose im Tumorgewebe. Mittels eines zentral im Tumor platzierten RFA-Applikators können mit den heute kommerziell erhältlichen Systemen Temperaturen bis zu 100 °C oder darüber hinaus erreicht werden. Der Gewebeuntergang beginnt mit der Denaturierung von Proteinen bereits bei etwa 45–50 °C und ist bei Temperaturen um 100 °C mit dem Gewebeuntergang bis hin zur Vaporisation (Verdampfung) und zur Karbonisation (Verkohlung) von Parenchym als auch von Tumorgewebe abgeschlossen (Lounsberry et al. 1961).

Die RFA kann prinzipiell perkutan, laparoskopisch oder offen durchgeführt werden, erfolgt in der Praxis jedoch heutzutage aufgrund der sehr guten Visualisierungsmöglichkeiten durch die bildgebenden Verfahren meistens perkutan. Durch einen zusätzlichen Trokar können bei laparoskopischen Eingriffen Risikostrukturen vom Zielorgan ferngehalten werden, offene Eingriffe bieten sich im Rahmen eines operativen Eingriffs als additive Maßnahme an. Bei der perkutanen RFA erfolgt die Positionierung der RFA-Applikatoren in die vorgesehene Zielläsion analog zur interstitiellen Brachytherapie unter CT- oder Magnetresonanz-(MR-)

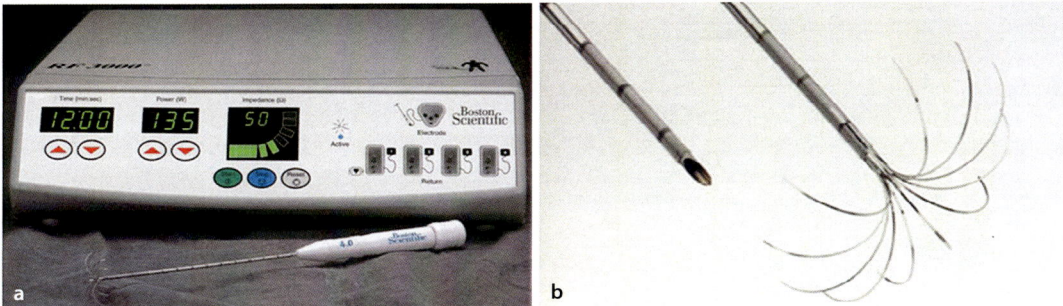

Abb. 2.1 a,b RFA-Generator mit RFA-Applikator **(a)** und Schirmchenelektrode in geschlossenem und ausgefahrenem Zustand **(b)**. (Mit freundlicher Genehmigung von Fa. Boston Scientific)

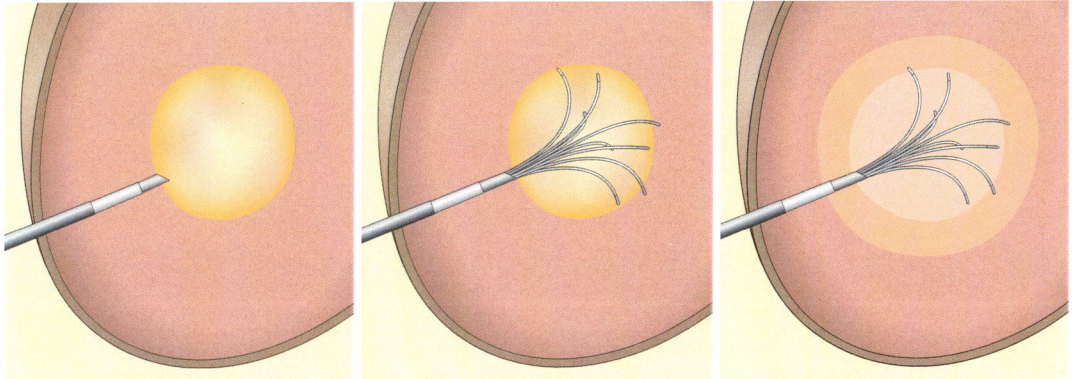

Abb. 2.2 Platzierung einer Tannenbaumelektrode unmittelbar vor der Zielläsion mit anschließendem Ausfahren der multiplen Elektroden im Gewebe

Fluoroskopie und unter Analgosedierung mit Fentanyl und Midazolam i.v. Die Zielläsionen werden dabei im Gegensatz zur interstitiellen Brachytherapie nicht in Seldinger-Technik, sondern direkt mit dem Radiofrequenz-(RF-)Applikator punktiert. Neben monopolaren RF-Elektroden werden heutzutage hauptsächlich expandierbare Schirmchen- oder Tannenbaumelektroden verwendet, welche im Gewebe in ihre Endposition ausgefahren werden müssen (Abb. 2.1, Abb. 2.2).

Bei einer bipolaren RFA-Elektrode muss zusätzlich zur aktiven Elektrode (RFA-Applikator im Gewebe) auch eine Ableitelektrode am Patienten installiert werden, üblicherweise am Oberschenkel des Patienten (Abb. 2.3).

Im Falle kleiner Raumforderungen, die unter CT-Fluoroskopie nur unzureichend visualisiert werden können, kann die Applikation der Katheter unter MR-Fluoroskopie erfolgen, wofür ein offener MRT aufgrund seines weiten Zugangs von lateral besonders gut geeignet ist (Abb. 2.4, Abb. 2.5). Die Punktionsnadel bzw. der RF-Applikator kann hierbei im interaktiven Modus mit schneller, kontinuierlicher MR-Bildgebung aufgrund des durch die Metallnadel entstehenden Auslöschungsartefakts gut visualisiert werden, wobei zur korrekten Orientierung während der Punktion eine 2. und/oder 3. Ebene jeweils senkrecht zur Nadeleintrittsebene akquiriert werden kann (Abb. 2.6).

Physikalisch betrachtet, wird die Hitze im Gewebe dadurch verursacht, dass die Ionen im Gewebe dem induzierten Wechselstrom folgen und es dabei zu Reibungswärme kommt, welche die Nekrose verursacht. Das Ausmaß der erzielten Nekrose ist dabei abhängig von der Impedanz des Gewebes und steigt bei Erreichen einer vollständigen Nekrose bis hin

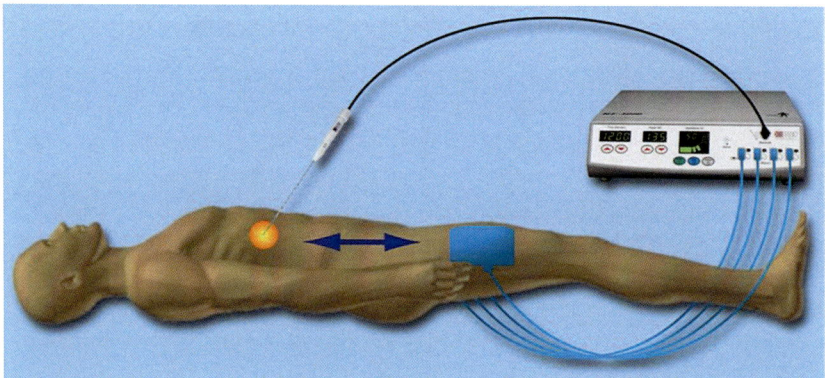

▣ **Abb. 2.3** Anordnung eines RF-Applikators mit aktiver Elektrode im Gewebe und Ableitelektrode am Oberschenkel. (Mit freundlicher Genehmigung von Fa. Boston Scientific)

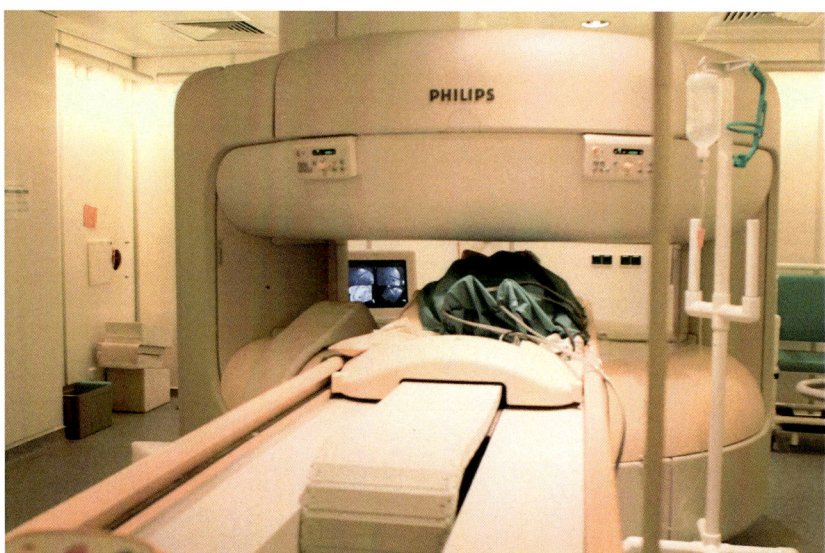

▣ **Abb. 2.4** Offener 1-Tesla-Magnetresonanztomograf (Fa. Philips Medical, Niederlande) mit weitem Zugang von lateral. Ein in unmittelbarer Nähe platzierter Bildschirm ermöglicht das fluoroskopische Monitoring der Intervention

zur Verkohlung stark an, womit der Strom zum Erliegen kommt. Bereits mit einer Temperatur von etwa 50–52 °C können so binnen 2–6 min irreversible zytotoxische Effekte erzielt werden.

Da die im Gewebe deponierte Energie umgekehrt proportional zum Quadrat des Abstandes zur RFA-Nadel ist, verliert das Gewebe bereits in kurzer Distanz zur RFA-Nadel deutlich an Hitze. Hieraus resultiert, dass eine Nekrosezone von maximal 5 cm erreicht werden kann, was ihren Einsatz an größeren Tumoren einschränkt. Zusätzlich steigen durch

die eintretende Nekrose die Impedanz und damit die Leitfähigkeit des Gewebes, wodurch der Stromfluss letztlich zum Erliegen kommt. Eine mehrmalige Ablation in der gleichen oder in mehreren Therapiesitzungen zur Behandlung größerer Tumoren ist jedoch prinzipiell möglich.

Als weitere Limitation der RFA ist zu nennen, dass das Ausmaß der erzielten Nekrose erheblich vom Blutfluss benachbarter Gefäße beeinflusst wird. Befinden sich diese Gefäße in der Nähe des zu koagulierenden Tumors, so kommt es durch den

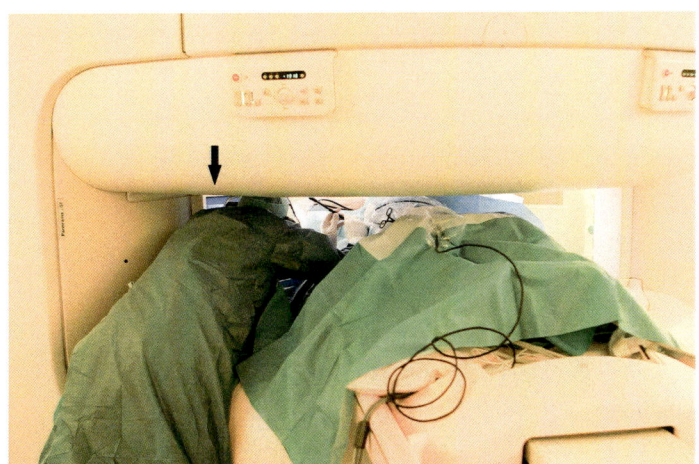

◘ **Abb. 2.5** Freihändiges Platzieren eines Katheters zur bildgeführten lokalen Ablation unter MR-Fluoroskopie. MR-fluoros-kopisches Monitoring mittels eines MR-kompatiblen Bildschirms in unmittelbarer Nähe des Gerätes (↓)

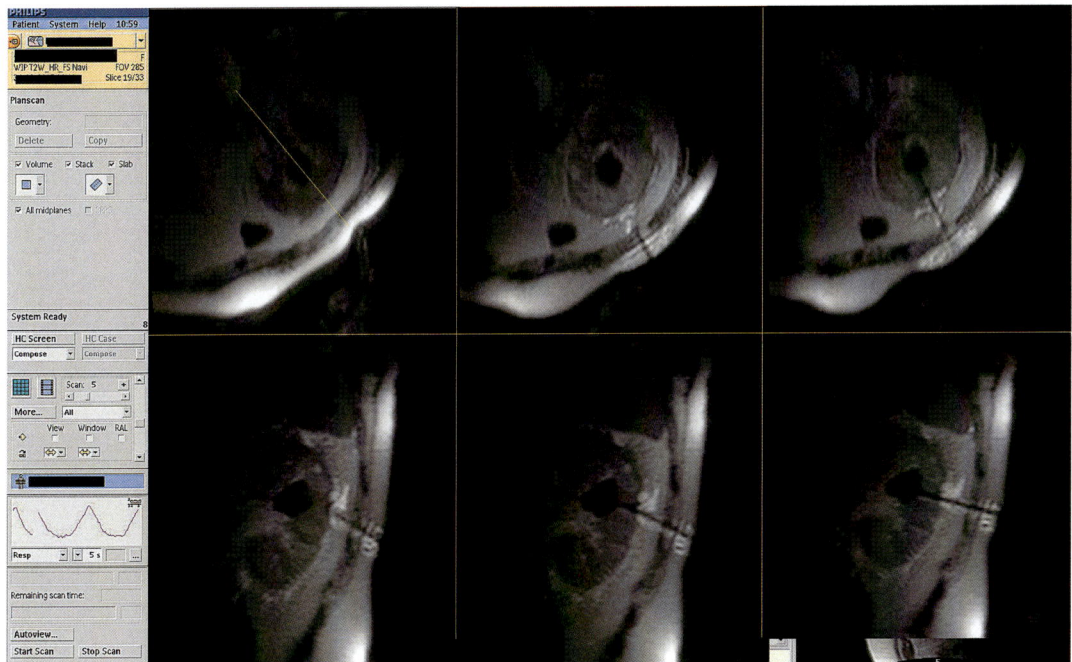

◘ **Abb. 2.6** Interaktiver MR-Fluoroskopie-Modus bei interstitieller HDR-Brachytherapie eines Nierenzellkarzinoms. Akquisi-tion T2-gewichteter Single-Shot-Bilder axial (obere Bildreihe) und koronar (untere Bildreihe) mit 1 Bild/s. Während des schrittweisen Vorführens der Punktionsnadel (Bildfolge von links nach rechts) wird die Bildakquisitionsebene auf die Lage der Punktionsnadel und des Tumors angepasst

Blutfluss zu einem Wärmeabtransport und einem
sog. Abkühlungseffekt (Heat Sink Effect). Beim
Nierenzellkarzinom ist die RFA somit bei Tumoren
in der Nähe des Hilus oder des Nierenbeckenkelch-
systems nur eingeschränkt einsetzbar.

2.1.2 Technik der interstitiellen HDR-Brachytherapie

Kennzeichnend für die brachytherapeutische, diver-
gente Radiatio ist der steile Dosisabfall jenseits des
Zielvolumens, wodurch das umgebende Gewebe
und die benachbarten Risikoorgane signifikant
weniger strahlenexponiert werden. Im Zentrum der
Bestrahlung hingegen können sehr hohe Einzeit-
dosen bis zu über 100 Gy erreicht werden. Wegbe-
reitend für den heutzutage weitverbreiteten Einsatz
der Brachytherapie war die Einführung des sog.
Nachladeverfahrens (Afterloading) durch Henschke
et al. (1964). Dadurch konnte erstmals das Problem
der Strahlenbelastung des applizierenden Personals bei der manuellen Applikation radioaktiver
umschlossener Strahlenträger gelöst werden. Beim
Afterloading werden sekundär zu beladende, d. h.
zunächst inaktive Applikatoren nahe an (Kontakt-
therapie) oder in den Tumor (interstitielle Brachytherapie) verbracht und dann sekundär durch das
Nachladegerät mit der Strahlenquelle beladen.

Die Dosisverteilung bei der Brachytherapie ist
eine Funktion der Verweildauer der Strahlenquelle
an den definierten Haltepositionen innerhalb des
Applikators. Durch die Modifikation der Halte-
zeiten kann ein exakter Bestrahlungsplan kalkuliert
werden (Wannenmacher et al. 2013). Durch die
räumlich individuelle Lage der Applikatoren im
Tumor erfolgt die Bestrahlung im Gegensatz zur
Konvergenzbestrahlung divergierend (Abb. 2.7).
Je nach Dosisleistung wird die Brachytherapie als
kontinuierliche Low Dose Rate (LDR, 0,4–2 Gy/h),
als Medium Dose Rate (MDR, >2–12 Gy/h) oder als
High Dose Rate (HDR, >12 Gy/h) durchgeführt. Als
Strahlenquelle bei der HDR-Brachytherapie wird
derzeit vorzugsweise ^{192}Iridium verwendet.

Die Positionierung der zunächst inaktiven,
sekundär zu beladenden Brachytherapiekatheter
in das vorgesehene Zielorgan zur späteren Aufnahme der Strahlenquelle kann bei der bildgeführ-

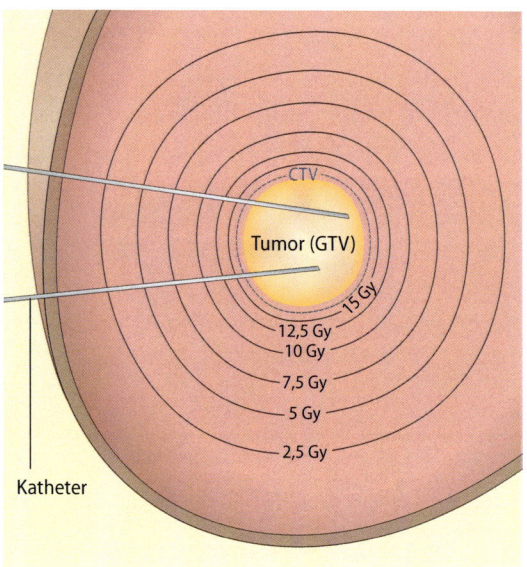

 Abb. 2.7 Schematische Bestrahlungsplanung eines
Tumors mit 2 einliegenden Brachytherapiekathetern. Steiler
Dosisabfall vom Zielvolumen (Clinical Target Volume, CTV)
hin zur Peripherie unter Schonung von Risikoorganen und
der Peripherie. Das CTV entspricht dem Gross Tumor Volume
(GTV, makroskopisch sichtbarer Teil des Tumors) plus einem
wenige Millimeter schmalen Sicherheitssaum mit potenziel-
ler mikroskopischer Tumorausbreitung

ten Brachytherapie genau wie bei der RFA unter
CT- oder MR-Fluoroskopie vorgenommen werden.
Als Brachytherapiekatheter können lange, hydro-
phil beschichtete 6-F-Angiographieschleusen verwendet werden (Radiofocus, Fa. Terumo, Japan),
welche in Seldinger-Technik mittels einer Koaxial-
nadel und eines steifen angiographischen Füh-
rungsdrahtes (Amplatz, Fa. Boston Scientific, USA)
in die Zielläsion gebracht werden. Die Angiographieschleuse dient schließlich zur Aufnahme eines
Brachytherapiekatheters und wird mittels einer
Hautnaht fixiert (Abb. 2.8). Analog zur RFA muss
während des Eingriffs eine intravenöse Analgosedierung, beispielsweise mit Fentanyl und Midazolam, erfolgen.

Nach Positionierung der Brachytherapiekatheter im Tumorvolumen wird ein kontrastmittel-
gestütztes Planungs-CT oder eine MRT akquiriert.
Ein Spiral-CT oder MRT in Atemanhaltetechnik
mit einer Schichtdicke von 5 mm oder weniger wird
empfohlen. Dieser Datensatz dient zur Determinie-

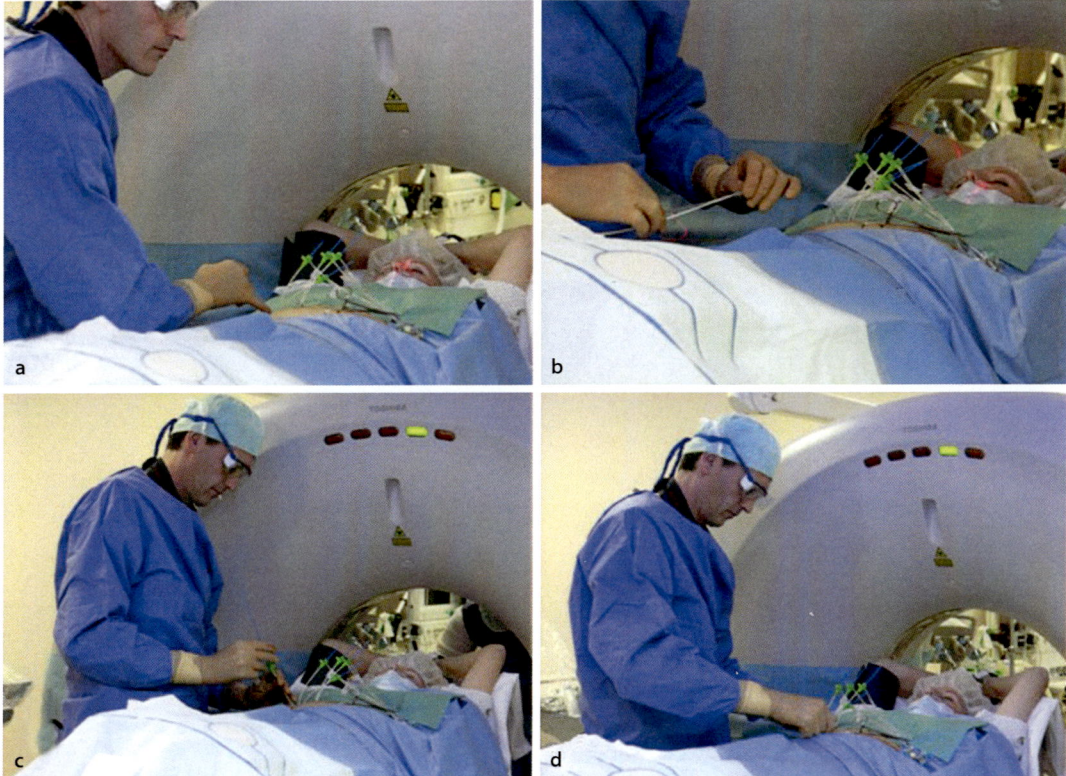

◨ Abb. 2.8 a–d Ablauf der interstitiellen ^{192}Ir-HDR-Brachytherapie. **a** CT-fluoroskopische Punktion einer Zielläsion im linken Leberlappen, **b** Nach Entfernen der Punktionsnadel erfolgt die Einbringung einer Angiographieschleuse in die Zielläsion in Seldinger-Technik, d. h. mit einem angiographischen Führungsdraht als Führungshilfe, **c** Bestücken der Schleuse mit dem Brachytherapiekatheter, **d** Fixierung der Schleuse mit einliegendem Katheter mittels Hautnaht

rung der Katheterpositionen in ihrer endgültigen Beziehung zur Tumorausdehnung.

Die Katheterpositionen werden als Koordinaten (x, y, z) in ein Bestrahlungssystem eingegeben. Anhand von Referenzpunkten werden für jeden einzelnen Katheter die Abstände zum Tumorrand kodiert. Für ein HDR-Brachytherapiesystem wird [192]Iridium mit 10-Ci-Aktivität (Ci: Curie) verwendet. Die Bestrahlungszeit beläuft sich, abhängig von der Größe des zu therapierenden Tumorvolumens (GTV), in der Regel auf etwa 20–40 min. Daten bezüglich der sicheren maximalen Bestrahlungsdauer sind nicht verfügbar, in unserer Klinik wird im Rahmen der üblichen Standarddosen bei sehr großen Zielvolumina die Bestrahlungszeit auf etwa 90 min begrenzt. Gegebenenfalls werden unterexponierte Tumoranteile in einer zweiten Sitzung erneut behandelt. Unter idealen Bedingungen sollten 100 %

(D100) des Zielvolumens (GTV + wenige Millimeter schmaler Sicherheitssaum unter Berücksichtigung einer potenziell mikroskopischen Tumorausbreitung = CTV) von der verschriebenen Dosis erfasst werden (◨ Abb. 2.9). Im Anschluss an die Bestrahlung werden die Katheter unter simultaner Applikation von Gelfoam in den Stichkanal entfernt.

Die Vorteile der interstitiellen Brachytherapie liegen in der Möglichkeit, irregulär konfigurierte Tumoren ohne Größenlimitation und unabhängig von ihrer Lage zum Hilus oder Nierenbeckenkelchsystem zu behandeln, was insbesondere gegenüber anderen Ablationsverfahren wie der RFA zum Tragen kommt. Die Brachytherapie unterliegt zudem – im Gegensatz zur RFA – keinem Abkühlungseffekt.

Zum vermeintlichen Problem der Strahlensensibilität des Nierenzellkarzinoms lässt sich sagen,

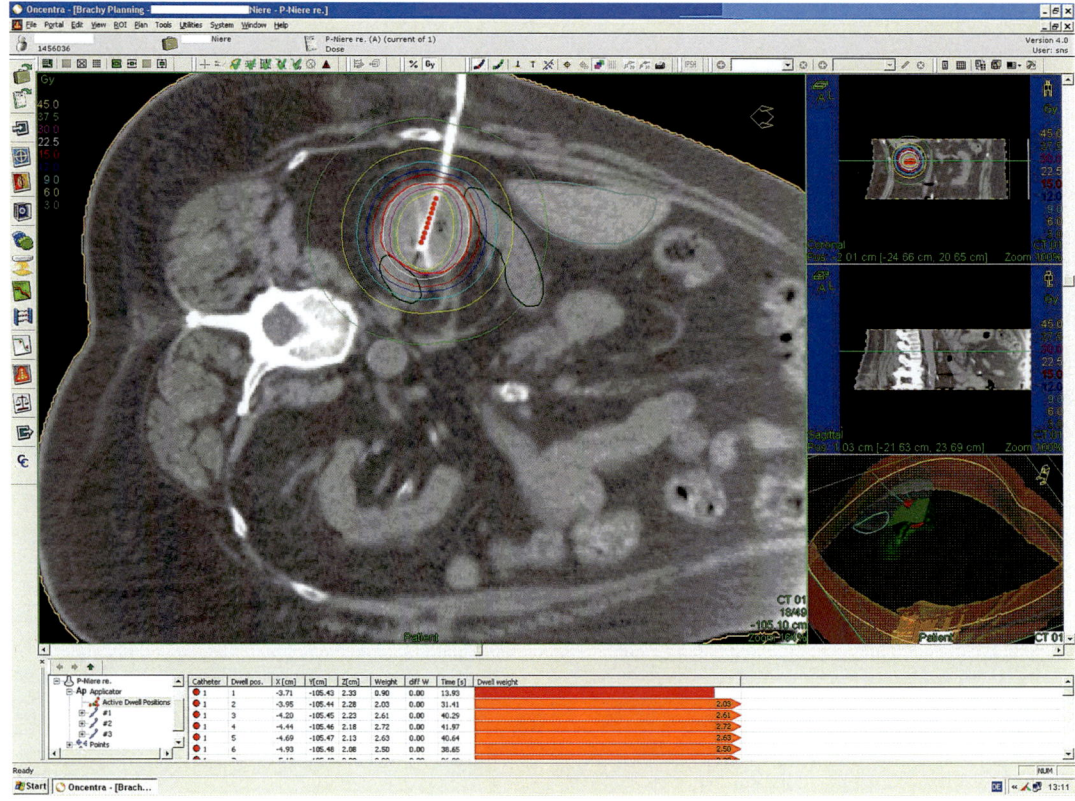

◘ Abb. 2.9 Bestrahlungsplanung eines Nierenzellkarzinoms der rechten Niere über 2 Brachytherapiekatheter mittels Planungssoftware (Oncentra, Fa. Elektra, Schweden). Kaudale Anteile der Leber wurden in der Bestrahlungsplanung grün umrandet

dass das Nierenzellkarzinom aufgrund von In-vitro-Studien von Deschavanne und Fertil im Jahre 1996 als im Vergleich zu anderen Karzinomen wenig strahlensensibel gilt (Deschavanne und Fertil 1996) und dass klinische Studien zur konventionellen Bestrahlung entsprechend limitierte Ergebnisse zeigten (Orton und Ellis 1973; Onufrey und Mohiuddin 1985; Halperin und Harisiadis 1983). Dies trifft jedoch nicht auf die stereotaktische Bestrahlung zu, für die in aktuelleren Studien exzellente lokale Kontrollraten von bis zu 90–98 % berichtet werden (Teh et al. 2007; DiBiase et al. 1997; Lee et al. 2005; Svedman et al. 2006; Stinauer et al. 2011; Chang et al. 2005). Dies wird durch eigene, noch unveröffentlichte Ergebnisse bezüglich der einzeitigen HDR-Brachytherapie bestätigt, die darüber hinaus im Gegensatz zur Stereotaxie auch keine Größenlimitation aufweist und unabhängig von der Atemverschieblichkeit ist. Ein gutes An-

sprechen von Nierenkarzinomen auf Bestrahlung scheint also vielmehr eine Frage der Fraktionierung und Technik zu sein.

2.1.3 Indikationen und onkologische Ergebnisse

Alle lokalen Verfahren bei Nierentumoren werden bisher nur für ältere Patienten mit kleinen, inzidenten Tumoren und/oder signifikanten Komorbiditäten, für Patienten mit genetischer Prädisposition zu multiplen Tumoren, mit bilateralen Tumoren oder für Patienten, bei denen ein Risiko zum vollständigen Nierenfunktionsverlust bei Einnierigkeit besteht, empfohlen (Ljungberg et al. 2010).

Bei Nierentumoren gehört die Radiofrequenzablation zu den im Rahmen wissenschaftlicher Studien am meisten evaluierten lokalablativen Verfah-

■ **Tab. 2.1** Langzeitoutcome der RFA. (Adaptiert nach Wagstaff et al. 2014)

Studie	Design	Patienten (n)	Alter (Jahre)	Follow-up-Zeit-raum (Jahre)	Tumor-größe (cm)	LR (%)	DFS (%)	OS (%)	CSS (%)
Psutka et al. (2013)	Retrospektiv, einarmig	185	73	6,34	3	6,5	87,6 (5 Jahre)	73,3 (5 Jahre)	99,4 (5 Jahre)
Wah et al. (2013)	Retrospektiv, einarmig	165	67,7	3,8	2,9	2,5	95,8 (5 Jahre)	75,8 (5 Jahre)	97,9 (5 Jahre)
Takaki et al. (2014)	Retrospektiv, zweiarmig	21	71,6	3,4	4,6	0	n. b.	63 (5 Jahre)	94 (5 Jahre)
Atwell et al. (2013)	Retrospektiv, zweiarmig	222	68,8	3,2	1,8	3,2	93,2 (5 Jahre)	n. b.	n. b.
Takaki et al. (2013)	Prospektiv, einarmig	33	70,7	1,7	2,9	0	n. b.	97 (1 Jahr)	100 (1 Jahr)

CSS krankheitsspezifisches Überleben, *DFS* krankheitsfreies Überleben, *LR* Lokalrezidivrate, *n* Anzahl, *n. b.* nicht berechenbar, *OS* Gesamtüberleben

ren. Zahlreiche retrospektive Studien zeigen dabei ein gutes onkologisches Outcome der RFA. So zeigte die größte bisher verfügbare, multizentrische, retrospektive Metaanalyse, die die Kryoablation und die RFA mit der partiellen Nephrektomie bei kleinen Nierentumoren (SRM) verglich (99 Studien mit insgesamt 6.417 Läsionen), eine im Vergleich mit der partiellen Nephrektomie signifikant höhere lokale Progressionsrate der Kryoablation (Response Rate [RR] = 7,45 %) und der RFA (RR = 18,23 %) gegenüber der partiellen Nephrektomie. Kein Unterschied hingegen wurde in der Häufigkeit des Auftretens neuer Metastasen gefunden (Kunkle et al. 2008).

Eine weitere retrospektive Analyse zwischen Kryoablation, RFA und partieller Nephrektomie bei T1-Nierentumoren zeigte keinen signifikanten Unterschied im rezidivfreien Überleben, jedoch ein längeres metastasenfreies Überleben bei partieller Nephrektomie und Kryoablation im Vergleich zur RFA (Thompson et al. 2015). Bei beiden letztgenannten Studien muss als mögliche Limitation eine Stichprobenverzerrung erwähnt werden, da jüngere und gesündere Patienten häufiger einer partiellen Nephrektomie zugeführt werden und ältere, komorbide Patienten eher einem lokalablativen Verfahren.

Bei der Beurteilung des Therapieansprechens muss beachtet werden, dass in der Literatur uneinheitliche Kriterien hinsichtlich der lokalen Kontrolle verwendet werden (Ljungberg et al. 2010). So können eine fehlende Größenzunahme, primär bildgebende Kriterien (avaskuläre Ablationszone posttherapeutisch) oder aber auch eine posttherapeutische Biopsie zur Beurteilung herangezogen werden (Park et al. 2006; Rendon et al. 2002; Weight et al. 2008). Bei der posttherapeutischen Biopsie kann es genau wie bei der eingangs erwähnten prätherapeutischen Biopsie zu unklaren Befunden in einem nicht unerheblichen Anteil kommen (Remzi et al. 2009). ■ Tab. 2.1 zeigt einen aktuellen Überblick über das Langzeitoutcome der RFA (adaptiert nach Wagstaff et al. 2014).

Um die Ergebnisse der RFA weiter zu verbessern, kann sie bei größeren, stark perfundierten Tumoren mit einer vorherigen transarteriellen Em-

◼ **Tab. 2.2** Mediane eGFR-Werte präinterventionell und postinterventionell nach dem 1., 2. und 3. Follow-up (nach 3, 6 und 9 Monaten) nach interstitieller Brachytherapie von 19 Nierenzellkarzinomen bei 17 Patienten (Signifikanzniveau 5 %)

eGFR <2,2 ml/sec/1,73 m²	Min. (ml/min)	Max. (ml/min)	Median (ml/min)	SD	p-Wert
Präinterventionell	0,65	1,79	1,44	0.32	–
3 Monate	0,79	1,76	1,46	0.32	0.35
6 Monate	0,92	1,68	1,45	0.32	0.56
9 Monate	1,2	1,68	1,45	0.32	0.5

eGFR estimated glomerular filtration rate, *Min.* Minimum, *Max.* Maximum, *SD* Standardabweichung, *p-Wert* Signifikanzwert

bolisation kombiniert werden (Nakasone et al. 2012; Arima et al. 2007; Yamakado et al. 2006).

Die interstitielle Brachytherapie betreffend gibt es bereits einige Daten, welche ihre Sicherheit und Effektivität im Bereich hepatischer, aber auch extrarenaler Manifestationen belegen. So konnte neben der Anwendbarkeit der Brachytherapie bei primären und sekundären Lebermalignomen und Lungenmalignomen ihr effektiver Einsatz auch bei extrahepatischen Tumormanifestationen in einer Serie von 19 Patienten gezeigt werden (Wieners et al. 2006). Weiterhin wurde gezeigt, dass die interstitielle Brachytherapie beispielsweise bei Lebermalignomen wiederholte Male an unterschiedlichen Zielorten im gleichen oder aber auch in unterschiedlichen Organen eingesetzt werden kann (Ricke et al. 2010).

Während zukünftige prospektive, randomisierte Vergleiche zur partiellen Nephrektomie die Voraussetzung für eine weitere Verbreitung der RFA wären, so wäre dies im Bereich der interstitiellen Brachytherapie die Evaluation einer Toleranzdosis gesunden Nierenparenchyms sowie die Evaluation einer potenziellen postinterventionellen Funktionseinschränkung der Niere. Seit September 2011 konnten mit diesem Ziel bisher in einer eigenen, unveröffentlichten Studienreihe 17 Patienten (m = 12, w = 5, mittleres Alter 70 Jahre) mit insgesamt 19 Nierenzellkarzinomen mittels interstitieller Brachytherapie mit ¹⁹²Iridium behandelt werden. Die Positionierung der Katheter erfolgte unter CT- oder MR-Fluoroskopie.

Die Evaluation der Nierenfunktion erfolgte jeweils präinterventionell sowie 3, 6 und 12 Monate postinterventionell durch eine ⁹⁹ᵐTc-Mercaptoacetyltriglycin-(MAG₃-)Nierensequenzszintigraphie sowie die Bestimmung des Serumkreatininwertes und der glomerulären Filtrationsrate (GFR). Bildgebende Kontrollen mittels CT bzw. MRT erfolgten präinterventionell und alle 3 Monate postinterventionell. Es konnte gezeigt werden, dass bei einer medianen Dosis D von 46 Gy/ml Tumorvolumen kein Patient einen signifikanten Funktionsverlust der Niere innerhalb eines Zeitraumes von 12 Monaten erlitt (◼ Tab. 2.2). Lediglich 2 Patienten zeigten in der MAG₃-Szintigraphie eine temporäre Einschränkung der tubulären Exkretionsrate nach 6 Monaten, welche sich im Verlauf jedoch wieder vollständig zurückbildete. Die lokale Tumorkontrolle bei einem medianen Follow-up-Zeitraum von 9 Monaten betrug 89,7 %.

2.1.4 Komplikationen

Periinterventionelle Komplikationen können entsprechend der Common Terminology Criteria for Adverse Events (CTCAE) als Minor- und Major-Komplikationen klassifiziert werden (NCI 2009). Während analog zu den onkologischen Ergebnissen die RFA hinsichtlich ihrer Komplikationen bereits breit evaluiert worden ist, so ist dies bei der interstitiellen Brachytherapie bei Niereneingriffen bisher nicht der Fall. Hier kann ausschließlich auf initiale

◘ Tab. 2.3 Komplikationen der interstitiellen HDR-Brachytherapie bei Lebereingriffen

Studie	Design	Patienten (n)	Interventionen (n)	PM (%)	Major (%)	Minor (%)
Collettini et al. (2013)	Retrospektiv, monozentrisch	32	38	0	2,6	–
Ricke (2010)	Prospektiv, monozentrisch	73	124	0	4,8	–
Wieners et al. (2011)	Retrospektiv, monozentrisch	41	69	0	1,5	8,7
Tselis et al. (2013)	Retrospektiv, monozentrisch	41	59	0	5,0	15,2

Major Major-Komplikationen, *Minor* Minor-Komplikationen, *n* Anzahl, *PM* periinterventionelle Mortalität

Machbarkeitsstudien sowie auf die Literatur bei Lebereingriffen verwiesen werden. Die in der Literatur verfügbaren Daten über Lebereingriffe können hierbei lediglich als Hinweise darauf gelten, was an allgemeinen Komplikationen bei Niereneingriffen möglicherweise zu erwarten wäre. Einschränkend ist hier insbesondere eine bisher unbekannte Toleranzdosis gesunden Nierengewebes sowie die im Vergleich zur Leber anderen anatomischen Risikostrukturen (Ureter, Nierenbecken etc.) zu nennen.

Major-Komplikationen bei Lebereingriffen umfassen hauptsächlich transfusionsbedürftige Blutungen, Ulzera des Gastrointestinaltraktes sowie – etwas seltener – infektionsbedingte Komplikationen wie Abszesse oder Sepsis. Minor-Komplikationen umfassen Schmerzen, Übelkeit/Erbrechen und Fieber (◘ Tab. 2.3).

Im Zusammenhang mit periprozeduralen Blutungen ist zu beachten, dass beim Entfernen der Brachytherapiekatheter ein schrittweises Entfernen des Katheters unter gleichzeitigem Ausstopfen des Stichkanals mit Gelfoam ein hohes Maß an Kontrolle erlaubt und daher bei der Brachytherapie des Nierenzellkarzinoms ebenfalls Anwendung finden sollte.

Bei den oben erwähnten 17 mittels interstitieller Brachytherapie behandelten Nierenzellkarzinompatienten kam es bei 1 Patienten zu einer interventionsbedürftigen Blutung einer Interkostalarterie. Bei Lebereingriffen beobachtete Minor-Komplikationen wie postinterventionelle Übelkeit und Er-

brechen, asymptomatische Pleuraergüsse oder nicht behandlungsbedürftige Pneumothoraxe traten in dieser Serie bei keinem Patienten auf. Besondere Erwähnung verdient, dass unserer Erfahrung nach auch eine erhebliche Komorbidität und ein hohes Lebensalter keine Kontraindikationen für eine Brachytherapie darstellen.

Bezüglich der RFA liegen zahlreiche, überwiegend retrospektive Studien vor, die ihr periprozedurales Outcome untersucht haben (Wah et al. 2014). So betrug die durchschnittliche Rate von Major-Komplikationen bei 222 Patienten in 10 Jahren 4,3 % (n = 10), wovon 3 Komplikationen Grad 2 und 7 Komplikationen Grad 3 nach der Clavien-Dindo-Klassifikation entsprachen (Atwell et al. 2013; Dindo et al. 2004). Die häufigsten Major-Komplikationen waren hier Ureterstrikturen (n = 3). Jeweils 1-mal kam es zu einem postinterventionellen Abszess, zu einer arteriovenösen Fistel, zu einer Ureterverletzung, zu einem Hämatom, zu einer Nervenverletzung, zu Bluthochdruck sowie zu Vorhofflimmern. Minor-Komplikationen wurden in dieser Serie nicht beobachtet, sie reichten in einer Metaanalyse von Wagstaff von 5–16 % (Wagstaff et al. 2014; ◘ Tab. 2.4).

2.1.5 Kasuistik

Im Folgenden soll der Fall einer 73-jährigen Patientin mit einem bilateralen Nierenzellkarzinom vor-

◘ Tab. 2.4 Major- und Minor-Komplikationen der perkutanen RFA von Nierentumoren

Studie	Design	Patienten (n)	Alter (Jahre)	PM (%)	Major (%)	Minor (%)
Wah et al. (2013)	Retrospektiv, einarmig	165	67,7	0	6,7	7,3
Takaki et al. (2014)	Retrospektiv, zweiarmig	21	71,6	–	8,0	16,0
Atwell et al. (2013)	Retrospektiv, zweiarmig	222	68,8	n. b.	4,3	n. b.
Takaki et al. (2013)	Prospektiv, einarmig	33	70,7	0	–	9,1

Major Major-Komplikationen, *Minor* Minor-Komplikationen, *n* Anzahl, *n. b.* nicht berechenbar, *PM* periinterventionelle Mortalität

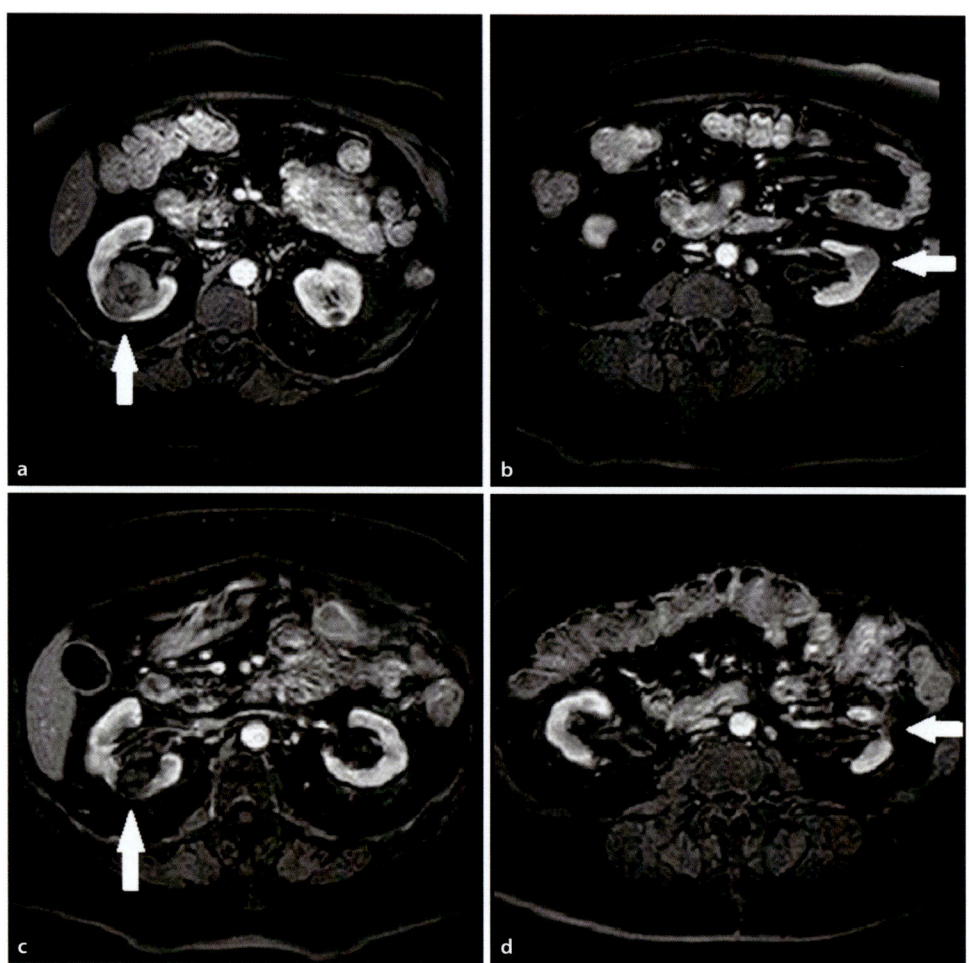

◘ Abb. 2.10 a–d Präinterventionelle MR-Bildgebung (T1-gewichtete 3-D-Gradientenechosequenzen-(GRE-)Sequenz mit Kontrastmitteldynamik [Gadovist]). **a** Über 4 cm großes, kelchsystemnahes Nierenzellkarzinom (↑), **b** unter 2 cm großes, peripheres, kortikales Nierenzellkarzinom (←), **c** vollständige Remission 2½ Jahre nach den Interventionen mit Darstellung einer avaskulären Postablationszone nach interstitieller HDR-Brachytherapie (↑), **d** residuale Narben nach bildgeführter RFA (←)

gestellt werden. Als Begleiterkrankungen bestanden ein Diabetes mellitus Typ 1, eine diabetische Nephropathie sowie eine chronische Niereninsuffizienz Stadium 4 mit einem Serumkreatininwert von 290 µmol/l. Die Karzinome waren symptomlos und zufällig bei einer CT-Untersuchung entdeckt worden. Aufgrund des relativ hohen Alters, der stark eingeschränkten Nierenfunktion sowie des bilateralen Befalls wurde ein lokalablatives Konzept gewählt. In der rechten Niere wurde bei einem über 4 cm großen, kelchsystemnahen Tumor eine einzeitige, CT-gestützte, interstitielle Brachytherapie durchgeführt. In der linken Niere wurde bei einem kortikalen, unter 2 cm großen Tumor eine CT-gestützte, einzeitige RFA durchgeführt. ◘ Abb. 2.10 zeigt die präinterventionell angefertigten, kontrastmittelgestützten, dynamischen MRT-Bilder (◘ Abb. 2.10 a, b) sowie Verlaufsbilder 2½ Jahre nach den Interventionen mit einer kompletten Remission (◘ Abb. 2.10 c, d, Pfeile).

2.1.6 Fazit und Ausblick

Lokalablative bildgestützte Verfahren stellen heute in der Behandlung des lokal begrenzten Nierenzellkarzinoms (T1 und T2) eine sinnvolle therapeutische Alternative mit gutem onkologischem Outcome dar, wenn eine chirurgische Therapie nicht möglich oder nicht gewünscht ist. Richtig angewandt, profitieren die Patienten von der im Vergleich zur Chirurgie schonenden und komplikationsarmen Methode sowie von der Erhaltung der Nierenfunktion bei – soweit sich dies bei aktuell noch geringen Fallzahlen und im Vergleich kürzeren Nachbeobachtungszeiträumen quantifizieren lässt – vergleichbaren onkologischen Ergebnissen.

Die am weitesten verbreitete und wissenschaftlich am besten evaluierte Methode ist die RFA. Bei kleinen, inzidenten und symptomlosen Tumoren (SRM) stellt sie immer dann eine gute Alternative dar, wenn Kontraindikationen gegen eine Operation bestehen oder wenn diese ebenso wie eine Strategie der aktiven Überwachung abgelehnt wird.

Größere Tumoren (>5 cm) und/oder Tumoren mit Nähe zum Nierenbeckenkelchsystem können mit der RFA nicht sicher ablatiert werden. In diesen Fällen kann möglicherweise mit der interstitiellen CT- oder MR-gestützten HDR-Brachytherapie mit Iridium 192 eine sichere und effektive Tumorkontrolle erreicht werden. Die Sicherheit dieser Methode ist in der Leber bereits in zahlreichen Studien bewiesen, bedarf aber hinsichtlich des Nierenzellkarzinoms noch einer intensiven Evaluation, insbesondere in Bezug auf die Ermittlung einer Toleranzdosis gesunden Nierengewebes.

Neben anderen bereits existierenden lokalablativen Verfahren (z. B. Kryoablation, Laserablation, Mikrowellenablation) werden sicherlich auch in Zukunft noch weitere, andersartige Verfahren entwickelt werden, um den Patienten das für ihre Situation bestmögliche Verfahren anzubieten. An dieser Stelle sei die irreversible Elektroporation (IRE) als neues, nichtthermisches Verfahren genannt, mit dem es derzeit zwar noch sehr wenige Erfahrungen gibt, das aber das Potenzial besitzt, bisherige technische Limitationen der thermischen Verfahren zu überwinden.

2.2 Irreversible Elektroporation

U.-B. Liehr, J. J. Wendler

Lokale Ablationsverfahren sind in der Therapie von Malignomen auf dem Vormarsch. Im operativen Bereich haben individuelle Behandlungskonzepte mit größtmöglichem Organ- und Funktionserhalt radikale und ultraradikale Vorgehensweisen zu einem großen Teil abgelöst. Der Einfluss der therapeutischen Maßnahmen auf das einzelne Individuum steht nun im Vordergrund der Therapieentscheidungen. Der Wunsch nach Organ- und Funktionserhalt mit vertretbaren onkologischen Ergebnissen ist ins Bewusstsein von Patienten und Therapeuten gelangt und entspricht dem Trend, minimalinvasive onkologische Therapieverfahren zu entwickeln (Ljungberg et al. 2010). Die Neuauflage der Leitlinie der European Association of Urology (EAU) vom April 2010 und ihre Ergänzung 2014 stellen die Ablation von Nierenzellkarzinomen nach histologischer Sicherung als Behandlungsalternative zur operativen Tumorentfernung für ausgewählte Patienten dar ◘ Tab. 2.5; Ljungberg

◨ Tab. 2.5 Indikationen und Kontraindikationen zur RFA und Kryotherapie von Nierenzellkarzinomen gemäß EAU-Leitlinie 2010. (Adaptiert nach Ljungberg et al. 2010)

Indikationen	Inzidente Nierentumoren, T1a <3 cm, histologische Sicherung durch Biopsie
	Genetische Prädisposition zur Entwicklung multipler Tumoren, bilaterale Nierentumoren
	Einzelniere und Risiko der terminalen Niereninsuffizienz durch operative Tumorresektion
	Hohe Komorbidität, hohes biologisches Patientenalter
Allgemeine Kontraindikationen	Lebenserwartung <1 Jahr
	Multiple, nicht resektable Metastasen Lebenserwartung <1 Jahr
	Multiple, nicht resektable Metastasen
Technische Kontraindikationen	Ungünstige Tumorlage: Hilum und Nähe zum Ureter und Nierenbecken

et al. 2015). Mögliche Ablationsmethoden hierfür sind Kryotherapie und RFA. Andere Ablationsverfahren werden aktuell als experimentell bewertet (MacLennan et al. 2012; Liehr et al. 2012).

2.2.1 Ablationstechniken

Für die Behandlung des lokalisierten Nierenzellkarzinoms werden seit einigen Jahren perkutane Ablationsverfahren untersucht, welche über Nadelapplikatoren unterschiedlichste Energieformen (Wärme, Kälte, hochenergetische Strahlung) möglichst selektiv in den Tumor einbringen und so zum Tumorzelluntergang führen sollen. Ihre Einteilung erfolgt in thermale und nonthermale Techniken (◨ Tab. 2.6). Sie sind nicht selektiv, d. h. es findet keine verfahrensbedingte Unterscheidung zwischen Tumorgewebe und gesundem Grenzgewebe sowie keine Beachtung anatomischer Grenzstrukturen statt. Weiterhin ist die Wirkung thermaler Ablationstechniken aufgrund durchbluteter Gefäße (>3 mm; ca. 37 °C) im Bereich des Zielgewebes limitiert. Einerseits wird die Hitzewirkung hyperthermaler Ablationsverfahren durch die kühlende Durchblutung (Heat Sink Effect; Lu et al. 2002), andererseits die Kältewirkung hypothermaler Techniken durch die erwärmende Durchblutung (Cold Sink Effect; Ladd et al. 1999) reduziert.

Da die Wirkung bereits verwendeter Ablationsmethoden im Tumorrandbereich zentrifugal nach-

lässt, ist eine scharfe Begrenzung der Therapie auf den Tumor schwierig. Für eine sichere Tumorzerstörung wird deshalb bei aktuell empfohlenen Verfahren (RFA, Kryotherapie) eine verfahrensbedingte Zerstörung gesunden Nierengewebes über die Tumorgrenzen hinaus akzeptiert. Essenzielle Strukturen, wie das Nierenbeckenkelchsystem, der Harnleiter und zentrale Gefäße müssen geschont werden, um Harntransport- und Perfusionsstörungen sowie Urinaustritt zu vermeiden, was unter Umständen zur Entfernung der behandelten Niere führen kann (Tacke 2007).

Diese biophysikalischen Einschränkungen der Ablationsverfahren sind neben einem zum Teil erheblichen technischen Aufwand für ihren noch limitierten Einsatz verantwortlich. Große Anstrengungen wurden deshalb in den letzten Jahren hinsichtlich der Entwicklung neuer Verfahren mit der Reduzierung bisher bestehender Nachteile unternommen.

2.2.2 Nonthermale irreversible Elektroporation

Im Jahr 2004 gelang es erstmals gezielt, elektromagnetische Hochspannungsfelder im Mikrosekundenbereich in verschiedenen Organgeweben zu erzeugen. Der hierdurch verursachte Zelluntergang führte zu einem neuartigen Gewebeablationsverfahren, der nonthermalen irreversiblen Elektroporation

▣ **Tab. 2.6** Nonthermale und thermale Ablationsverfahren bei Nierenzellkarzinom im Vergleich. (Aus Liehr et al. 2012, mit freundlicher Genehmigung)

Ver-fahren	Ablations-technik	Wichtigste Nachteile	Applikation	Temperatur (°C)/Ablation (min)	Schonung sensibler Strukturen	EK
Non-thermal	IRE	Fehlender Wirknachweis bei NZK	Perkutan, offen chirurgisch, laparoskopisch (Sono, CT)	–/2–10	Bedingt	V
	Histotripsie	Nekrose, Technik, Schallfenster	Perkutan-extrakorporal (Sono)	–/?	Nein	–
	SIRT	Nekrose, Ischämie, Aufwand	Transarteriell (DSA)	–/permanent	Nein, stromgebietsabhängig, systemische NW	V
	TACE/TAE	Nekrose, Ischämie, Wirkstofflimitationen	Transarteriell (DSA)	–/Minuten bis permanent	Nein, stromgebietsabhängig, systemische NW	V
	PDT mit Palladium-Bakteriochlorophyll (TOOKAD)	Nekrose, Eindringtiefe (mm), Lichtempfindlichkeit	Perkutan, offen chirurgisch, laparoskopisch	–/Minuten	Nein	V
Thermal	RFA	Nekrose (Heat Sink Effect)	Perkutan, offen chirurgisch, laparoskopisch (Sono, CT, MRT)	50–150/10–12	Nein	IV
	Kryoablation	Nekrose, Aufwand, Nachblutung (Cold Sink Effect)	Laparoskopisch, perkutan, offen chirurgisch, transluminal, endoskopisch (Sono)	–140/2×15	Nein	IV
	Mikrowellenablation	Nekrose, Aufwand, Sondenkühlung	Perkutan, offen chirurgisch	100/10	Nein	V
	HIFU	Nekrose, Aufwand, Technik	Perkutan-extrakorporal, laparoskopisch	80/20–40	Nein	IV
	LITT	Nekrose, Aufwand	Perkutan (MRT)	≥50/30	Nein	V

CT Computertomographie, *DSA* digitale Subtraktionsangiographie, *EK* Evidenzklassen, *HIFU* hochintensiver fokussierter Ultraschall, *IRE* irreversible Elektroporation, *LITT* laserinduzierte interstitielle Thermotherapie, *MRT* Magnetresonanztomographie, *NW* Nebenwirkungen, *NZK* Nierenzellkarzinom, *PDT* photodynamische Therapie, *RFA* Radiofrequenzablation, *SIRT* selektive interstitielle Radiotherapie, *Sono* Sonographie, *TACE/TAE* transarterielle (Chemo-)Embolisation

(IRE). 2005 wurde die IRE erstmals als Gewebeablationsverfahren publiziert (Davalos et al. 2005). Es folgten zahlreiche experimentelle Untersuchungen und Publikationen zusammenarbeitender Forschungsgruppen. 2008 wurden das Verfahren und die entsprechenden Medizinprodukte per CE-Kennzeichnung (CE: Communauté Européenne) zur Anwendung in Medizinproduktstudien für die Ablation von Weichgewebe zugelassen. Es bestand nun die Möglichkeit, dieses neue Verfahren wissenschaftlich auf eine Eignung für die Therapie von Nierentumoren zu überprüfen.

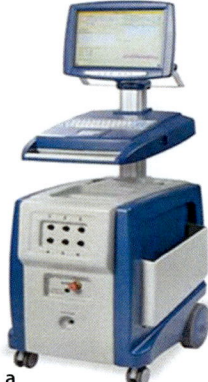
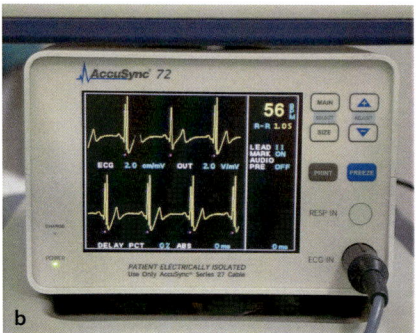
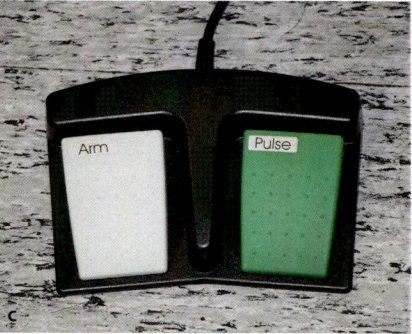

□ Abb. 2.11 a–c NanoKnife-System. **a** NanoKnife-Generator HVP01, **b** EKG-Synchronisator (AccuSync 72) (mit freundlicher Genehmigung von Fa. AccuSync Medial, USA), **c** Fußschalter

2.2.3 IRE-Gerätetechnik: NanoKnife-System

Bisher ist für die Anwendung der IRE nur ein System kommerziell erhältlich. Das NanoKnife-System (Fa. AngioDynamics, USA) überträgt elektrische Energie von einem Generator in entsprechende Zielgewebe (□ Abb. 2.11). Es generiert Strompulse mit einer Spannung bis 3.000 V und 50 A, die über Elektroden im bipolaren Funktionsprinzip (Wechselstrom) appliziert werden. Mit dem Generator (Rollwagen mit Computerpult und 15″-LCD-Bildschirm, LCD: Liquid Crystal Display) werden 1–6 IRE-Elektroden angesteuert. Elektrokardiogramm-(EKG-)Synchronisation (3- oder 5-Kanal-Modus) und Fußschalter können optional konnektiert werden (□ Abb. 2.11 b, c). Spezielle Monopolarelektroden (150×1,67 mm, Einwegartikel) übertragen im 2-Pol-Modus IRE-Impulsenergie vom Generator ins Zielgewebe. Der Elektrodenschaft verfügt über eine manuelle Anpassungsmechanik zur Einstellung der aktiven Elektrodenpolllänge (5×40 mm; □ Abb. 2.12).

2.2.4 Molekulare Wirkung der Elektroporation

Allgemein bezeichnet der Begriff Elektroporation oder auch Elektropermeabilitation die Zunahme der Permeabilität einer Zellmembran unter dem Einfluss externer elektrischer Felder. Es kommt unter anderem zu Konformationsänderungen von Membranbestandteilen, zu Veränderungen des Membranpotenzials durch Abschnürung von Vesikeln und zur Erhöhung der Membranpermeabilität (□ Abb. 2.13; Sugar und Neumann 1984).

Die Effekte der reversiblen Elektroporation (RE) werden seit einiger Zeit in der Biotechnologie und Gentechnik zum Einschleusen nicht membrangängiger Moleküle in Zellen genutzt. Ganze Gene können so transferiert werden (Neumann et al. 1982). Auch die Lebensmittelindustrie nutzt die Elektroporation zur Konservierung (Schilling et al. 2008; Toepfl et al. 2006). Für die IRE werden weiter reichende molekularselektive Eigenschaften postuliert. 90–100 hochenergetische, ultrakurze rektanguläre Starkstrompulse (Pulsdauer 20–200 µs) mit

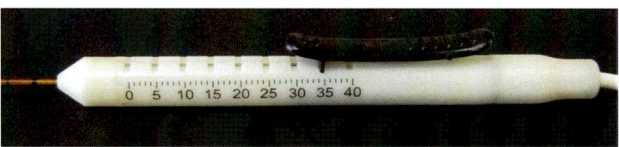

□ Abb. 2.12 Schaft einer monopolaren IRE-Elektrode für NanoKnife-Systeme. (Mit freundlicher Genehmigung von Fa. AngioDynamics, USA)

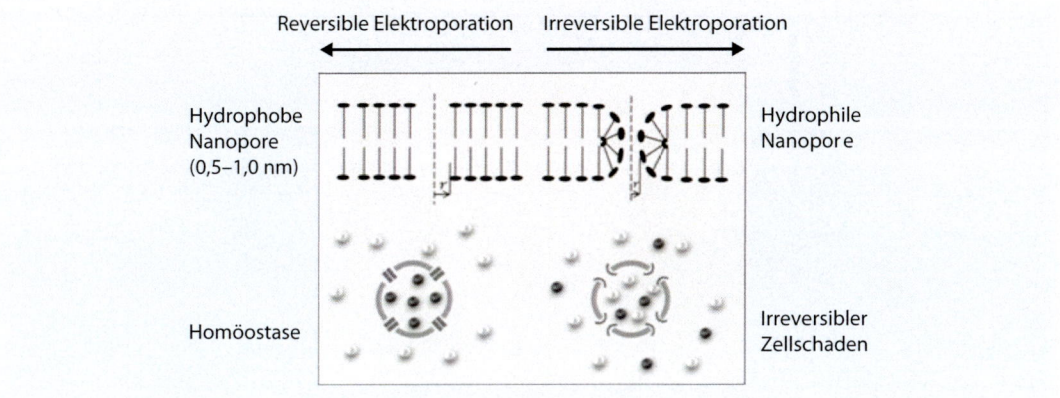

◘ **Abb. 2.13** Schematische Darstellung der reversiblen und irreversiblen Elektroporation. (Aus Liehr et al. 2012, mit freundlicher Genehmigung)

kleinen elektrischen Feldern (bis 3 cm Durchmesser pro Elektrode) werden mittels nadelförmiger Elektroden im Zielgewebe appliziert. Durch eine Interaktion mit diesem elektrischen Feld kommt es zur Veränderung der transmembranen Potenziale vitaler Zellen. Dieser molekularspezifische Effekt hat durch Bildung von »Poren« im Nanobereich (durchschnittlich 340–360 nm, »NanoKnife«) in den Zellmembranen eine permanente Permeabilisation für Ionen und Makromoleküle zur Folge, welche durch einen noch nicht endgültig geklärten Mechanismus (zytotoxischer Stoffaustausch) innerhalb von 1–7 Tagen zur irreversiblen Zellschädigung mit konsekutiver Apoptose und Nekrose führt (Lee et al. 2012). Bei entsprechender Parameterwahl tritt dieses elektromagnetische Phänomen nahezu ohne Joule-Effekt (Joule-Wärme, Stromwärme) auf, weshalb die IRE auch als nonthermale irreversible Elektroporation (NTIRE) bezeichnet wird.

2.2.5 Durchführung der Ablation

Das NanoKnife-System verfügt zur Therapieanpassung über verschiedene Einstellungsmöglichkeiten. Zunächst werden die zu abladierende Raumforderung in ihrer Größenausdehnung in 3 Ebenen (Befunde in einem bildgebenden Verfahren) sowie die Ablationszone mit einem Sicherheitssaum in ihrer Größenausdehnung ebenfalls in 3 Ebenen (gewünschtes Zielvolumen) definiert. Es folgt die Festlegung der benötigten Elektrodenanzahl und -position im Zielgebiet aufgrund der ermittelten Zielvolumendaten nach Herstellervorgaben. Die Ablationszone wird automatisch von der Gerätesoftware berechnet und graphisch dargestellt (Beispiele: ◘ Abb. 2.14).

Anhand einer Simulation können Anzahl und Position der Elektroden überprüft und angepasst werden, bis sich das Zielvolumen mit Sicherheitsabstand innerhalb des berechneten Ablationsvolumens befindet. Dieser Vorgang stützt sich auf die subjektive Einschätzung des Anwenders und setzt deshalb eine hohe Expertise voraus. Der Simulation entsprechend werden die erforderlichen Elektroden im Zielgewebe bildgestützt (CT oder Sonographie) platziert. Korrekturen sind jederzeit möglich, unterliegen jedoch erneut der subjektiven Einschätzung des Anwenders. Bei kongruenter Elektrodenlage wird durch zunächst niedrigenergetische Testpulse der korrekte Abstand der Elektroden zueinander überprüft (Messen der Gewebeimpedanz). Nach erfolgreichem Test erfolgt das Aufladen der Generatorkondensatoren bis zur gewünschten Spannung, und die Ablation kann beginnen. Während der Pulsapplikation werden erfolgreich oder nicht erfolgreich applizierte Pulse sowie der Status der abgeschlossenen Behandlung (in %) als Balkenanzeige im Gerätedisplay angezeigt (◘ Abb. 2.15).

Nach Abschluss der Behandlung entlädt der Generator die Kondensatoren automatisch. Zur Kon-

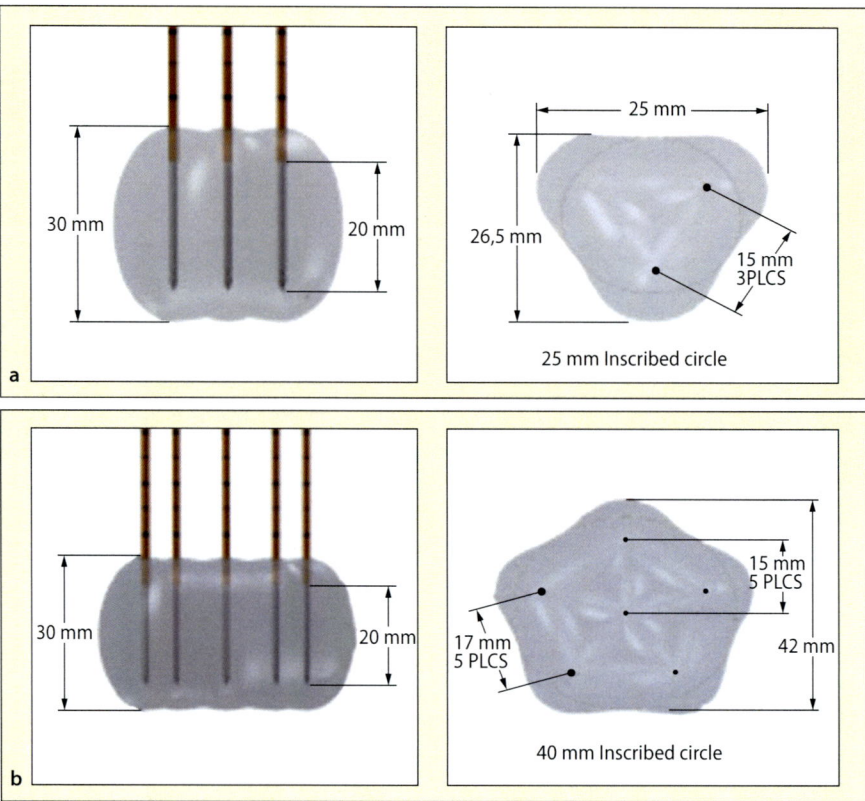

Abb. 2.14 a,b Berechnete Ablationszonen nach Herstellerangaben der Fa. AngioDynamics, USA. **a** 3 Elektroden, gleich-seitiges dreieckiges Prisma, **b** 6 Elektroden, fünfseitiges Prisma. (Mit freundlicher Genehmigung von Fa. AngioDynamics)

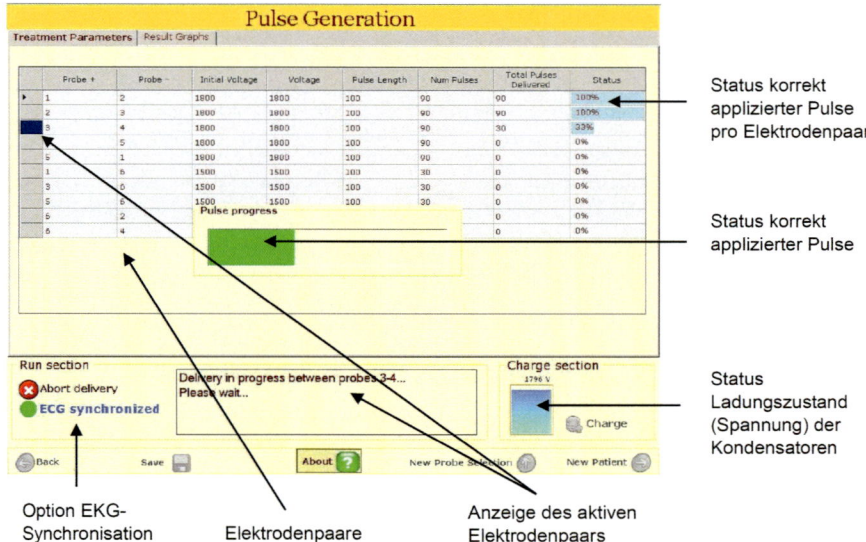

Abb. 2.15 Statusanzeige der Pulsapplikation per Steuerungssoftware (NanoKnife, Fa. AngioDynamics, USA; mit freund-licher Genehmigung von Fa. AngioDynamics)

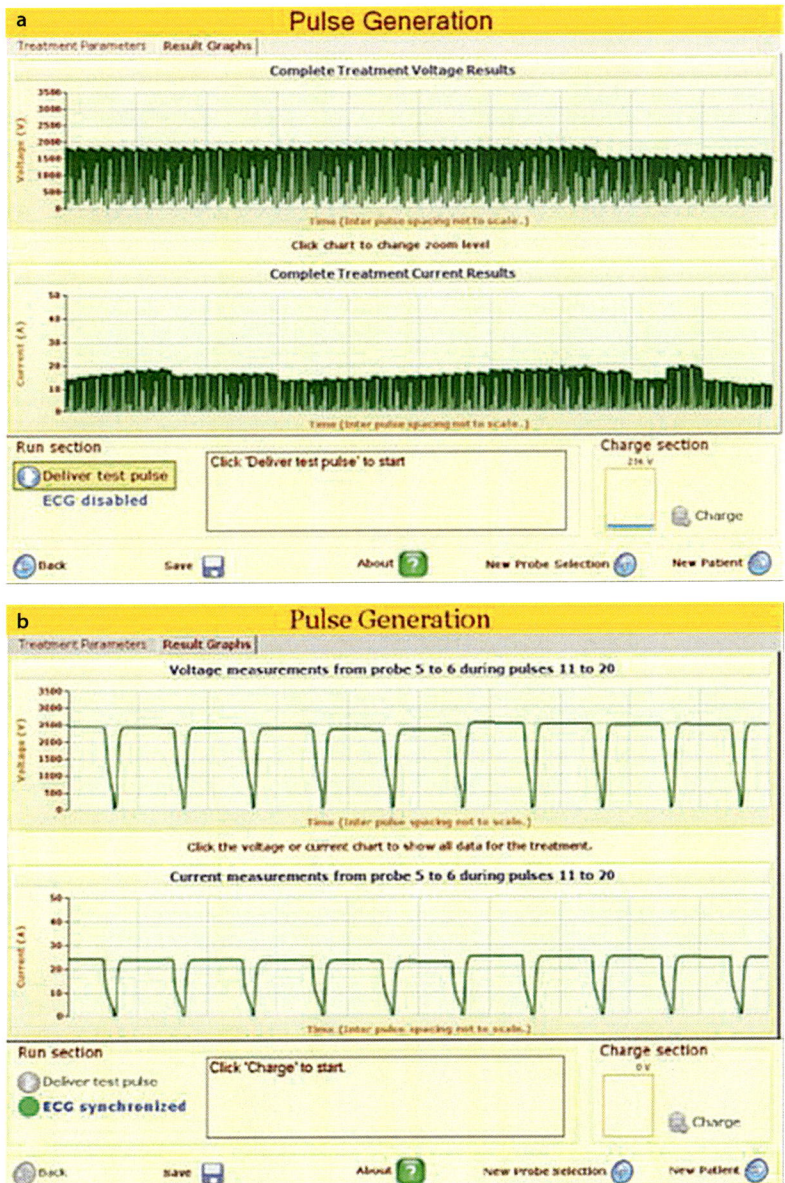

Abb. 2.16 a,b NanoKnife (Fa. AngioDynamics, USA). **a** Graphische Übersicht der Kurvenverläufe für Spannung und Strom-stärke, **b** detaillierte, IRE-typische Konfiguration der Rechteckimpulse. (Mit freundlicher Genehmigung von Fa. AngioDynamics)

trolle und Dokumentation der Pulsapplikationen im gesamten Behandlungszyklus werden die graphischen Verläufe der Spannungs- und Stromstärke-kurven auf dem Display dargestellt (◘ Abb. 2.16 a). Die Graphen können nun bezüglich ihrer geforder-ten IRE-typischen Konfiguration ausgewertet und archiviert werden (◘ Abb. 2.16 b).

2.2.6 Diskussion

Aufgrund ihrer spezifischen Wirkweise werden fol-gende Eigenschaften und Vorteile der IRE postuliert:
- Die Ablation erfolgt nonthermal, d. h. es kommt nur zu geringen Temperaturerhöhungen in unmittelbarer Nähe zu den Elektroden.

▬ Die Ablationen erfolgen perkutan mittels Nadelelektroden. Sie sind somit gering invasiv und einfach anwendbar.

▬ Das Verfahren wirkt streng lokal begrenzt, ein maximal nephronsparendes Vorgehen ist möglich. Zusätzlich können sensible Nachbarstrukturen besser vor Zerstörung geschützt werden.

▬ Das Verfahren wirkt partiell gewebeselektiv, d. h. die Gewebematrix, größere Gefäße und Nerven bleiben im Ablationsgebiet erhalten.

▬ Die eigentliche Wirkung der IRE beruht auf einer Apoptoseinduktion aufgrund eines zytotoxischen Stoffaustausches, hervorgerufen durch strominduzierte Makroporen in den Zellwänden. Ein makrophagenvermittelter Abtransport der Zelltrümmer sollte bildgebende Verlaufskontrollen hinsichtlich möglicher Rezidive vereinfachen.

Eine vorläufige Bewertung der IRE bei Nierentumoren durch das National Institute for Health and Clinical Excellence (NICE, Großbritannien) im Rahmen eines »Interventional procedure overview of irreversible electroporation for treating renal cancer« im Februar 2013 identifizierte nur 3 relevante Studien zur Anwendung an insgesamt 21 Patienten mit Nierenzellkarzinom (NICE-IPG 443, NICE 2013). 2 Studien überprüften die Sicherheit des Verfahrens (Ball et al. 2010; Pech et al. 2011), nur 1 Studie lieferte Daten zum Tumoransprechen (50 %) bei 7 Patienten mit 10 Nierenzellkarzinomen (CT-Verlauf nach 3 Monaten, 1 tumornegative Biopsie; Thomson et al. 2011). Eine weitere wissenschaftliche Überprüfung der onkologischen Wirksamkeit ist somit eine Conditio sine qua non vor der Anwendung außerhalb von Studien (NICE 2013).

Zum aktuellen Zeitpunkt vorliegende Erkenntnisse hinsichtlich der beschriebenen potenziellen Vorteile werden nachfolgend diskutiert.

■ **Die Ablation erfolgt nonthermal, d. h. es kommt nur zu geringen Temperaturerhöhungen in unmittelbarer Nähe zu den Elektroden**

Temperaturmessungen während der IRE (90–100 Pulse, 3.000 V, Pulslänge: 100 µs) ergaben in physikalischen Untersuchungen (Eiweiß, Hydrogel, Nierenfrischpräparate) maximale Temperaturerhöhungen abhängig vom Abstand zur Elektrode (5, 10 und 20 mm) von 14,5 °C, 4,9 °C und 0,4 °C. Akute thermische Schäden fanden sich histologisch nicht (Liehr et al. 2012). Im Tierversuch ließen sich histologisch an den mit IRE behandelten Nieren (90 Impulse, 2.300–2.700 V, 22–27 A, Pulslänge: 70 µs) 28 Tage nach IRE thermische Schäden allenfalls in unmittelbarer Nähe der Elektroden nachweisen (Wendler et al. 2013). Temperaturmessungen während der IRE an Lebergeweben (2/4 Elektroden, 40–360 Pulse, 1.500–3.000 V) ergaben im Ablationszentrum und am Rand mit zunehmender Pulszahl und Spannung ansteigende Temperaturen bis zu 86 °C (2.500 V, 270 Pulse) mit histologischen Zeichen thermischer Schädigung. Bei einer Anwendung gemäß Herstellerangaben (90 Pulse, 2.100–2.500 V) ergaben sich Temperaturen von 45–56 °C (Faroja et al. 2013). Dies entspricht unseren Ergebnissen und dem physikalisch berechneten Temperaturverhalten (Davalos et al. 2005).

In Anlehnung an das beschriebene Temperaturverhalten bei veränderten Pulszahlen und Stromspannungen liegen erste Untersuchungen zu gezielt thermaler und nonthermaler IRE an Nieren im Tierversuch vor. Während sensible Strukturen (Nierenbeckenkelchsystem) bei thermaler IRE erwartungsgemäß Nekrosen mit Fistelbildung entstanden, heilten sie bei nonthermaler IRE selbst nach direkter Punktion folgenlos aus (Olweny et al. 2013). Bei Anwendung gemäß Herstellervorgaben kommt es zu Temperaturerhöhungen durch Konvektion (Joule-Wärme), und zwar abnehmend von den Elektroden in Richtung Ablationsperipherie. Diese Erhöhungen führen jedoch allenfalls in unmittelbarer Elektrodenumgebung zu thermalen Nekrosen. Ob gewebeabhängig (unterschiedliche elektrische Kapazität/Gewebewiderstand) unterschiedliche Temperaturverläufe zu erwarten sind, muss in weiteren Studien geklärt werden. Im Ablationssinne erscheint die IRE tatsächlich nonthermal.

■ **Die Ablationen erfolgen perkutan mittels Nadelelektroden und sind somit gering invasiv und einfach anwendbar**

Die favorisiert perkutan einzubringenden Elektroden (5 Charr) weisen prinzipiell eine ausreichende Verwindungssteifigkeit und Länge für derartige

Punktionen auf. Punktionsblutungen (sonographisch und computertomographisch geführte Punktionen) traten nur sehr vereinzelt auf und waren ohne Interventionen rückläufig (Wendler et al. 2012a, 2013; Sommer et al. 2013; Olweny et al. 2013). Aus unserer Sicht besteht die technische Herausforderung bei der IRE von Nierentumoren in der präzisen Punktionsanordnung gemäß berechneter Herstellervorgaben (◘ Abb. 2.14). Als praktikabel hat sich bisher die CT-gestützte Punktion erwiesen (Wendler et al. 2012a, 2013). Templategeführte Punktionen, z. B. der Prostata unter Hybridbildkautelen, gestalten sich deutlich einfacher (MRT-Sonographie, eigene Beobachtungen nichtveröffentlichter Daten; van der Bos et al. 2014; Valerio et al. 2014). Mit der Entwicklung robotischer Punktionshilfen unter Verwendung von Hybridbildtechnik ist eine Verbesserung der aktuellen Situation zu erwarten. Aktuell setzt die präzise Platzierung der Elektroden in streng paralleler Ausrichtung eine hohe Expertise voraus. Aus diesem Grund ist verständlich, dass es in der Vergangenheit Bestrebungen zur Veränderung der Elektrodenform gegeben hat (z. B. Schirmelektrodenform, wie bei der RFA). Verschiedene physikalische Untersuchungen zur Dicke, Form und Ausrichtung der Elektroden sind deshalb durchgeführt worden (Davalos et al. 2005). Letztlich hat sich bisher die aktuelle Form der Elektroden (Nadelform mit 1,67 mm Durchmesser) in streng paralleler Ausrichtung aufgrund einzuhaltender physikalischer Gesetzmäßigkeiten für elektromagnetische Felder als notwendige und effektivste Form erwiesen (Davalos et al. 2005). Die derzeit verfügbare Ablationssoftware zur Therapieplanung ist relativ aufwendig, die eigentliche Ablationszeit gering (Minuten). Verbesserungen sollten es hier ermöglichen, die aktuell durch aufwendige Planungs- und Einstellphasen verursachten langen Narkosezeiten zu verkürzen.

- **Das Verfahren wirkt streng lokal begrenzt, ein maximal nephronsparendes Vorgehen ist möglich, zusätzlich können sensible Nachbarstrukturen besser vor Zerstörung geschützt werden**

Aufgrund der beschriebenen geringen Temperaturerhöhungen im Ablationsrandbereich sind angrenzende Strukturen per se besser vor physikalischen Schäden (thermale Energie) geschützt als bei thermalen Ablationsverfahren. Weitergehende Schäden aufgrund möglicher Energieumwandlungen zeigten sich in experimentellen Studien ebenfalls nicht (Wendler et al. 2012b). Eine entscheidende Frage besteht deshalb in der Klärung der tatsächlichen Ablationsgrenzen am eigentlichen Nierentumormodell. Da ein geeignetes Nierentumormodell für Tierversuche nicht existiert, wird eine Überprüfung der Übereinstimmung der tatsächlich erzeugten Ablationsausdehnung mit dem theoretisch berechneten Ablationsbereich aus der Geräteplanungssoftware nur in geeigneten Studien an Patienten mit Nierenzellkarzinom gelingen. In Tierversuchen deuteten histologische Untersuchungen an Leber und Nieren zum Teil bereits eine zonale Gliederung des Ablationsareals in eine innere »Narbe« und eine äußere »Übergangszone« von ca. 1 mm an (Tracy et al. 2011; Deodhar et al. 2011; Wendler et al. 2013). Sollte sich eine derartig scharfe Begrenzung der IRE-Wirkung ohne onkologischen Wirkverlust an behandelten Nierenzellkarzinomen bestätigen, wäre tatsächlich ein maximal nephronsparendes Vorgehen möglich. Eine Klärung dieser Frage steht unmittelbar bevor (IRENE-Studie, s. nachfolgend).

- **Das Verfahren wirkt partiell gewebeselektiv, d. h. die Gewebematrix, größere Gefäße und Nerven bleiben im Ablationsgebiet erhalten**

Auch hierzu liegen aus Tierversuchen histologische Untersuchungen an Leber und Nieren vor. Zum Teil erhaltene Arteriolen, Venulen und regenerierte Urothelzellverbände in Ablationsarealen deuteten zumindest eine gewisse Gewebeselektivität an (Tracy et al. 2011; Deodhar et al. 2011; Wendler et al. 2012a, 2013). Ob eine unzureichende Ablation (fatal beim Nierenzellkarzinom) oder ein tatsächlicher Schutz sensibler Strukturen vorlag, kann anhand der vorliegenden Studien aktuell nicht ausreichend geklärt werden. Eine derzeit rekrutierende Medizinproduktegesetz-(MPG-)Studie unserer Klinik wird kurzfristig Antwort zum Verhalten sensibler Strukturen innerhalb und außerhalb des Ablationsareals, zur onkologischen Wirksamkeit und IRE-Wirkung im Ablationsrandbereich (Übergangszone) für Nierentumoren geben (»IRENE«; Wendler et al. 2015).

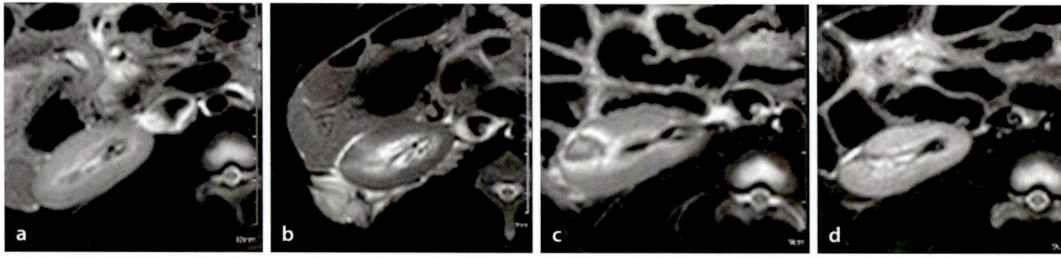

■ **Abb. 2.17 a–d** Exemplarische MRT-Bildbefunde (Tierversuchsschwein 2). **a** Tag 0 vor IRE, **b** unmittelbar nach IRE, **c** 7 Tage und **d** 28 Tage nach IRE in der MRT-Sequenz T2w FSTSE

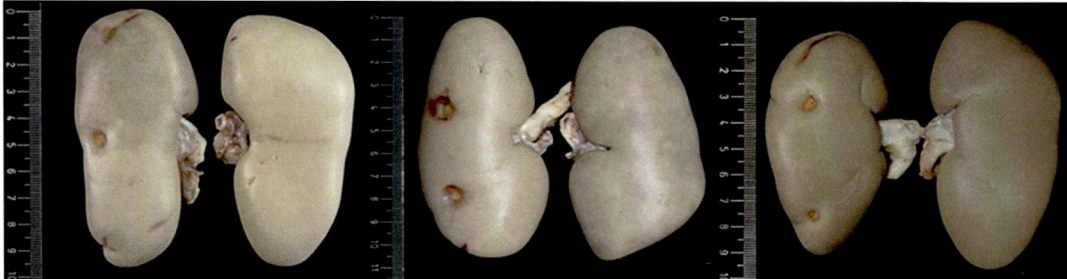

■ **Abb. 2.18** Fixierte Nierenpräparate (Tierversuchsschweine 1–3, Tag 28 nach IRE) nach Entfernung der Nieren-Fett-Kapsel mit kraterförmigen Einziehungen im IRE-Bereich der jeweils rechten Nieren

▪ **Die postulierte Wirkung der IRE beruht auf einer Apoptoseinduktion aufgrund eines zytotoxischen Stoffaustausches, hervorgerufen durch strominduzierte Makroporen in den Zellwänden**

Ein makrophagenvermittelter Abtransport der IRE-induzierten Apoptosezelltrümmer sollte bildgebende Verlaufskontrollen hinsichtlich möglicher Rezidive vereinfachen. Nach Thermoablation von Nierentumoren (RFA, Kryoablation) erschwert die Persistenz von Nekrosezonen die bildgebende Verlaufskontrolle der behandelten Tumoren hinsichtlich des Ablationserfolges und möglicher Rezidive (Gunn und Gervais 2014). Auch für andere nonthermale Verfahren (fokale Brachytherapie), welche derzeit in Studien an Nierenzellkarzinomen überprüft werden, sind aufgrund möglicher Zellarretierungen in Regressionsstadien derartige Schwierigkeiten zu erwarten. Aufgrund der postulierten spezifischen Wirkung der IRE (Apoptose innerhalb 1–7 Tagen, makrophagozytärer Abbau) könnten sich für die bildgebende Verlaufsbeurteilung Vorteile ergeben. Bildgebende Verlaufskontrollen (CT,

MRT) in Tierversuchen vor und nach IRE an tumorfreien Nieren deuten auf sich ändernde Prozesse (zonale Gliederung, Größenzu- und -abnahme, resultierende Minimalnarbe) im zeitlichen Verlauf hin (Tracy et al. 2011; Sommer et al. 2013; Wendler et al. 2013; ■ Abb. 2.17).

Trotz unterschiedlicher geometrischer Elektrodenanordnung resultieren zumindest bildgebend vorwiegend sphärische Ablationsareale (Sommer et al. 2013). Diese Ergebnisse sind jedoch bei fehlendem Tumormodell in ihrer Aussage limitiert. Auch makroskopisch deuten sich in den vorliegenden Untersuchungen Schrumpfungen der Ablationsbereiche zu Narben (ca. 40 %) an (Tracy et al. 2011). Dies entspricht auch unseren Beobachtungen (■ Abb. 2.17, ■ Abb. 2.18; Wendler et al. 2012b).

Eine erste Beurteilung zur Schrumpfung, Narbenbeschaffenheit und ggf. möglicher Regressionen bei Nierenzellkarzinom wird mit den Ergebnissen der IRENE-Studie (Wendler et al. 2015) möglich sein. Studien zum chronischen bildgebenden Verhalten von IRE-Ablationen an Nierentumoren werden nach dem Nachweis der onkologischen Wirksamkeit folgen.

2.2.7 Zusammenfassung

Die IRE ist ein hochinteressantes Ablationsverfahren, das aufgrund ihrer spezifischen Wirkweise Nachteile bekannter Verfahren minimieren könnte. Ein wichtiges IRE-Merkmal ist die fehlende thermale Gewebeschädigung. Die entstehende Stromwärme ist gering und im perfundierten Nierengewebe zu vernachlässigen. Das Risiko thermisch bedingter Kollateralschäden sensibler Strukturen (Nierenbeckenkelchsystem, Gefäße etc.) ist als gering einzustufen, da präzise Areale mit scharfem Rand im Wirkbereich des induzierten transmembranen Potenzials abladiert werden. Eine gewisse Gewebeselektivität (Gefäße, Nerven, Bindegewebe, Nierenbeckenkelchsystem) scheint vorzuliegen.

Die Platzierung der IRE-Elektroden birgt nur geringe Risiken für Komplikationen, ist jedoch bildgebend anspruchsvoll. Einen wichtigen Nachteil stellt die Anwendung in Intubationsnarkose dar. Während der Pulsapplikation ist eine Muskelrelaxation ebenfalls obligat. Für die Anwendung an Nierentumoren sind die Planungs- und Einstellphasen relativ lang, prolongierte Narkosen die Folge.

Die IRE ist für die Humananwendung sicher. Trotz der Anwendung von Starkstrompulsen über vorzugsweise perkutan platzierte Elektroden kam es in den bisherigen Studien nicht zu stromabhängigen Nebenwirkungen (Ball et al. 2010; Pech et al. 2011; Thomson et al. 2011). Diese Studien verwendeten die empfohlene EKG-Triggerung während der IRE. Für herzentfernte Ablationen (Prostata) ist eine EKG-Triggerung nicht mehr obligat (Herstellerangabe). Ergebnisse hierzu sind in naher Zukunft zu erwarten (van den Bos et al. 2014; Valerio et al. 2014). Der wissenschaftliche Nachweis der onkologischen Wirksamkeit steht aktuell weiterhin aus. Deshalb bewerten wir aktuell die Evidenz aufgrund der Studienlage als gering und experimentell (Evidenzklasse V). Eine Anwendung der IRE sollte deshalb auch weiterhin nur in Studien erfolgen.

2.3 Laparoskopisch applizierte Thermoablation beim Nierentumor

H. C. Klingler, M. Susani, S. Sevcenco

2.3.1 Einleitung

Durch die zunehmende Anwendung bildgebender Verfahren wie Ultraschall, CT und MRT finden sich gehäuft solide Nierentumoren <4 cm. Zahlreiche Studien zeigen, dass 20–30 % der Tumoren mit einer Größe von <3 cm gutartig sind (Remzi et al. 2006) und gar keiner aktiven Therapie bedürfen, sondern nur bildgebend (sonographisch) kontrolliert werden könnten. Andererseits sind 26 % dieser Nierentumoren aggressive G3-Tumoren (Remzi et al. 2006), die wiederum ein kuratives operatives Vorgehen erfordern.

Dabei ist bei soliden Nierentumoren von <4 cm die organerhaltende Nierentumorchirurgie die Therapie der Wahl (Novick und Derweesch 2005; Novick 2004). Neben der offenen Chirurgie als Goldstandard stehen in ausgewählten Fällen und in Zentren auch laparoskopische oder roboterassistierte Verfahren zur Verfügung. Durch die Notwendigkeit einer Allgemeinnarkose handelt es sich aber unabhängig vom operativen Zugang nicht per se um einen minimalinvasiven operativen Eingriff, insbesondere nicht für Patienten mit einem erhöhten Operationsrisiko. Zudem hat auch an High-Volume-Zentren die nierenerhaltende Tumorchirurgie eine Komplikationsrate von bis zu 15 % (Gill et al. 2003), diese entsteht hauptsächlich durch Blutungskomplikationen.

Nun finden sich solide Nierentumoren <4 cm häufiger bei asymptomatischen, multimorbiden Patienten im Alter von >75 Jahren (Chow et al. 1999) mit einem deutlich erhöhten operativen Risiko und einer eingeschränkten Lebenserwartung. Zudem besteht bei vielen älteren Patienten eine global eingeschränkte Nierenfunktion, was das Risiko einer postoperativen Niereninsuffizienz erhöht. Für diese Patienten wurden sog. energieablative Verfahren entwickelt, denn die meisten der dadurch entstehenden kleinen Läsionen sind unifokal, sphärisch rund, peripher und minimalinvasiv gut zugänglich gelegen. Als geeignete Techniken erwiesen sich Einfriermethoden (Kryoablation) und die Therapie mit Hitze (RFA, fokussierter Ultraschall, Mikrowellenablation, Elektroporation). Alle Techniken sind entweder minimalinvasiv-perkutan oder laparoskopisch anwendbar. Die anerkannten laparoskopischen energieablativen Methoden sollen nachfolgend auch anhand eigener Erfahrungen im Hinblick auf Effektivität, Sicherheit und Homogenität der gesetzten Nekrose vorgestellt werden.

2.3.2 Kryoablation

Technik

Die Wirkung der Kryoablation beruht auf der Bildung extrazellulärer (hyperosmotisches Milieu mit Zelldehydrierung) und intrazellulärer Eiskristalle (Organellen- und Zellmembranzerstörung) nebst einer extrazellulären Ischämie (fokale Malperfusion, Hyperpermeabilität der Gefäße mit Ödembildung und Gefäßthromben erzeugen Anoxie). Zusätzlich bewirkt das übliche rasche Frieren und wiederholte Auftauen in 2 Kryozyklen eine wesentliche Verstärkung der genannten Effekte. Die Kryoablation kann sowohl perkutan wie auch laparoskopisch erfolgen (Chosy et al. 1998; Campbell et al. 1998; Gill et al. 2005; Murphy und Gill 2001; Wyler et al. 2007). Im Gegensatz zur perkutanen Kryoablation muss die laparoskopische Technik immer in Allgemeinnarkose durchgeführt werden, die perkutane Methode wird ggf. nur in Sedoanalgesie durchgeführt. Verglichen mit der perkutanen Methode ist der Zugang zum Tumor auch bei der Laparoskopie nicht »minimalinvasiv«, was die Methode für multimorbide Patienten einschränkt. Daher bieten sich posterior und/oder lateral gelegene Tumoren ideal für die perkutane Methode an. Bei ventralen, hilären oder gefäßnahen Tumoren besteht aber ein erhöhtes Risiko der Darm- oder Ureterverletzung, jedoch auch ischämischer Nierenschäden durch Gefäßembolien. Dies kann durch die laparoskopische Methode weitgehend verhindert werden.

Voraussetzung zur Anwendbarkeit der 3. Kryogeneration mit dünnen 17-G-Kryonadeln ist die 300-bar-Technologie (Gill et al. 2005; Murphy und Gill 2001; Wyler et al. 2007). Diese erfordert im Vergleich zu HIFU und RFA eine aufwendigere und teurere apparative Technik. Argongas wird dabei

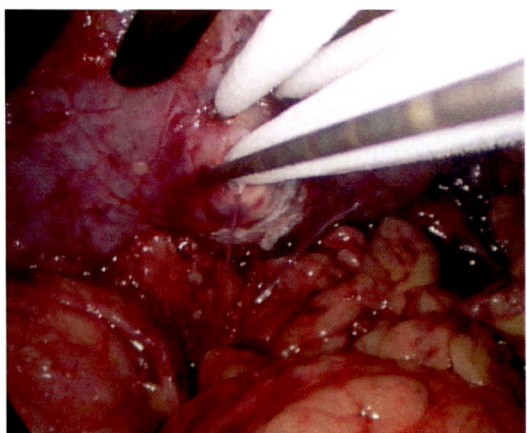

Abb. 2.19 Initiale Kryoablationsphase: Es sind 4 Kryonadeln (eisbelegt) und eine periphere Thermonadel (freies Metall) sichtbar

entsprechend dem Joule-Thomson-Effekt zum Kühlen, Heliumgas zum Erwärmen des Gewebes verwendet. Der Tumor wird vor dem Eingriff biopsiert, sofern dies nicht schon präoperativ erfolgte. Anschließend werden je nach Größe des Tumors meist 3–6 Kryonadeln und 2 Thermonadeln unter visueller und endosonographischer Kontrolle eingebracht (■ Abb. 2.19). Der Tumor wird nachfolgend für 8–15 min auf Temperaturen von mindestens −20 bis −40 °C eingefroren. Das Monitoring erfolgt dabei visuell und über Thermonadeln (■ Abb. 2.20). Es folgt die passive Auftauphase (>0 °C), an die eine 1- bis 2-minütige aktive Auftauphase und ein 2. Sicherheitszyklus angeschlossen werden. Da die letale Zieltemperatur von unter −20 °C (Chosy et al. 1998; Campbell et al. 1998) in einem Abstand von 3,1 mm innerhalb eines 3,2 cm großen Eisballs endet, muss der Eisball 5–10 mm über den zu behandelnden Tumor reichen. Die Größe des Eisballes wird während der laparoskopischen Kryoablation mittels intraoperativen Ultraschalls endosonographisch kontrolliert – im Gegensatz zur RFA verhindern dabei keine Strominterferenzen die Beurteilung.

Aufgrund der wiederholten Punktion des vitalen Tumors im Rahmen der Kryoablation (Biopsie + 3–6 Kryonadeln + 2 Thermonadeln) wird das Risiko der potenziellen Tumorzellaussaat diskutiert. In unserer eigenen Serie konnten wir keine diesbezügliche Komplikation beobachten und auch in der

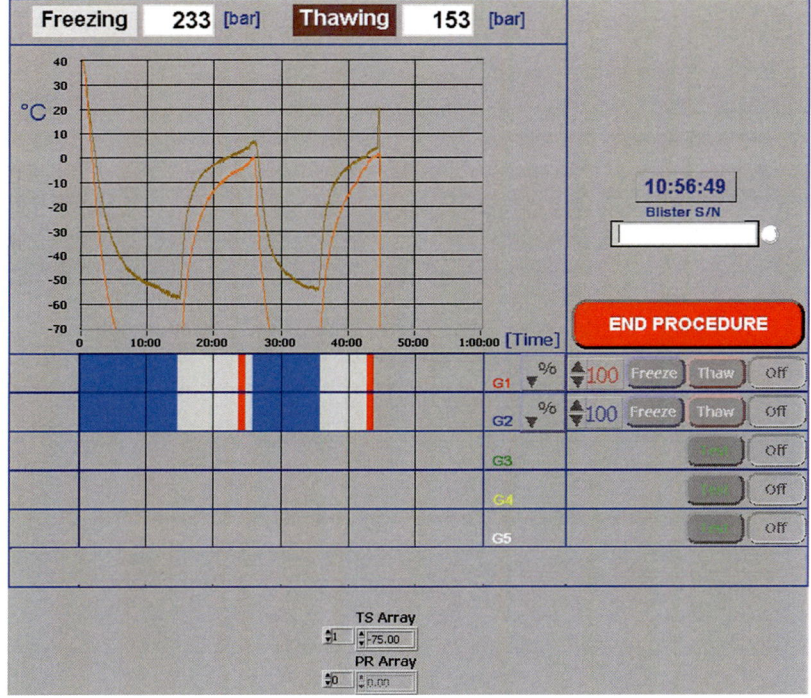

Abb. 2.20 Protokoll von 2 Gefrierzyklen mit passiver und aktiver Tauphase, peripher und zentral sind Temperaturen unter −40 °C erreicht

Literatur wurden im Gegensatz zur RFA (Krambeck et al. 2005) bisher noch keine derartigen Fälle berichtet (Laguna et al. 2009). Allerdings fehlen hierfür große Serien mit entsprechenden Langzeitbeobachtungen.

Blutungskomplikationen durch die Reperfusionshyperämie nach Beendigung der Kryoablation waren bei den früher verwendeten 5- bis 8-mm-Nadeln der 1. und 2. Kryonadelgeneration sehr häufig und meist revisionsbedürftig. Therapiepflichtige Blutungen wurden zwar auch bei den 17-G-Kryonadeln in bis zu 29 % berichtet (Wyler et al. 2007), sie werden aber fast ausschließlich durch das zu frühzeitige Entfernen der noch eingefrorenen Nadeln provoziert. Dies kann den Eisball an der Grenzfläche zum ungefrorenen Nierengewebe regelrecht herausbrechen. Aus diesem Grund mussten in einer eigenen Serie bei 1/18 (5 %) Patienten insgesamt 2 Erythrozytenkonzentrate verabreicht werden. Daher werden die Kryonadeln nur mehr passiv und aktiv 2-fach freigeschmolzen und erst danach durch leichtes Drehen entfernt. Bei der La-

paroskopie wird der Eisball dann noch für 5–10 min mechanisch komprimiert und danach für weitere 5–10 min unter reduziertem intraabdominellen Gasdruck kontrolliert. Die Hämostase kann durch Applikation von Klebstoffen gesichert werden, persistierende Blutungen können auch mittels Umstechung versorgt werden.

Die Komplikationsrate ist mit 11,1 % der perkutanen Methode vergleichbar (Sisul et al. 2013), therapiepflichtige Blutungskomplikationen finden sich trotz »einfacherer Fälle« in 2–9 % (Johnson et al. 2004). Schädigungen des Nierenhohlsystems oder des Ureters sind bei der laparoskopischen Kryoablation seltener als bei der RFA, denn die routinemäßige Anwendung des intraoperativen Endoultraschalls und die visuelle Kontrolle verhindern die akzidentielle Punktion. Zusätzlich mindert allein die Konvektion des Harnes den Kryoeffekt wesentlich. Dieser sog. Heat Sink Effect kann aber bei stark vaskularisierten Tumoren bewirken, dass die Zieltemperatur von unter −20°C erst im 2. oder gar 3. Zyklus erreicht wird.

Urinome treten in 1–5 % (Gill et al. 2005; Wyler et al. 2007; Abreu und Gill 2003; Jang et al. 2005; Panumatrassamee et al. 2013) als Folge der multiplen Punktionen der Niere auf, sind oft nur kontrollbedürftig oder müssen lediglich mittels Harnleiterschienung behandelt werden. Die renale Funktion ist oft nur wenig vermindert, sodass die Kryoablation auch bei Einzelnieren oder gerade bei eingeschränkter Globalfunktion anwendbar ist (Gill et al. 2005; Abreu und Gill 2003; Jang et al. 2005; Shingleton und Sewell 2003; Laguna et al. 2009). Eine rezente Studie von Panumatrassamee et al. (2013) verglich 43 Patienten nach Kryoablation (63 % perkutane) mit 33 Patienten nach Nierenteilresektion. In dieser Arbeit wurden mehr postoperative Komplikationen und Nierenfunktionseinschränkungen in der Gruppe der Nierenteilresektion gefunden (p = 0.002). Das onkologische Ergebnis ist jedoch bei partieller Nephrektomie besser. Dies entspricht auch unseren Erfahrungen (Gill et al. 2005; Abreu und Gill 2003), nur 1 Patientin mit einer schon präoperativen terminalen chronischen Niereninsuffizienz (Kreatinin 4,0 mg %) musste nach 1½ Jahren an die Hämodialyse.

Da bei der Kryoablation der Tumor in situ verbleibt, muss in der Tumornachsorge ein engmaschiges CT-/MRI-Monitoring in 3- bis 6-monatigen Abständen durchgeführt werden (Gill et al. 2005; Klingler und Susani 2010). Dies gilt im Besonderen für die perkutane Kryoablation, denn entsprechend der Studienlage wird in 30–50 % der Fälle keine Biopsie des Tumors entnommen und somit die Beurteilung der behandelten Läsion erschwert. Die radiologische Nachsorge erfordert zudem eine entsprechende Erfahrung der interpretierenden Radiologen. Ein Problem in der Beurteilung des Therapieerfolges ist, dass nach der Ablation die Kryoläsion einen 10–20 % größeren Durchmesser aufweist als der Originaltumor und nur etwa ⅓ der Tumoren völlig verschwinden. Meist kommt es nur zu einer signifikanten Schrumpfung (bis 75 %), und dies erst nach 3–6 Monaten. Daher muss jede Läsion mit einer persistierenden oder wiederkehrenden Kontrastmittelanreicherung im Tumorgebiet als suspekt gewertet werden, insbesondere bei einer zentralen Anreicherung (Johnson et al. 2004; Klingler und Susani 2010). Suspekte Läsionen müssen daher einer bioptischen Verifizierung zugeführt

werden. Bei Vorliegen eines positiven Befundes kann eine neuerliche Kryoablation durchgeführt werden.

Ergebnisse

Die laparoskopische Kryoablation zeigte in mehreren Studien (Murphy und Gill 2011; Wyler et al. 2007; Abreu und Gill 2003; Jang et al. 2005) ihre Verlässlichkeit, da alle Ablationsschritte von der Nadelapplikation über die Bildung des Eisballes bis zur Hämostase kontinuierlich visuell oder sonographisch kontrolliert werden können. Gill (Gill et al. 2005; Abreu und Gill 2003) berichtet in der bisher größten Serie mit Follow-up-Zeiträumen von mindestens 3 Jahren über 60 Patienten mit einer mittleren Tumorgröße von 2,3 cm. 38 % der Kryoläsionen verschwanden völlig im MRI, alle anderen zeigten eine 75%ige Schrumpfung (von 3,7 cm auf 0,9 cm). Dennoch wurde bei 2 Patienten in einer routinemäßig durchgeführten 6-Monats-Nadelbiopsie ein Tumorrezidiv gefunden. Das tumorspezifische Überleben betrug 98 %. In unserer eigenen Serie an 18 Patienten konnten wir im Kurzzeit-Follow-up von 17 Monaten kein Tumorrezidiv feststellen, sehr wohl jedoch in einer Nachfolgeserie an 26 Patienten im mittleren Follow-up mit 4 % (Klatte et al. 2011). Im Vergleich weisen die perkutanen Kryoablationen bei einer mittleren Nachbeobachtungszeit von nur 17 (2–30) Monaten mit 13–21 % jedoch eine höhere Rezidivrate auf (Johnson et al. 2004). Durch zunehmende Erfahrung haben sich aber die Ergebnisse der perkutanen Methode mit einer Rezidivrate von 10 % denen der Laparoskopie angenähert (Finley et al. 2008; Strom et al. 2011).

Die laparoskopische Kryoablation gilt daher als die verlässlichste energieablative Methode und wird als alternatives Therapieverfahren bei Hochrisikopatienten in Betracht gezogen. Bei entsprechender Tumorlokalisation erreicht aber auch die perkutane Methode akzeptable Ergebnisse.

2.3.3 Radiofrequenzablation (RFA)

Die perkutane RFA ist die am häufigsten angewendete energieablative Methode, da sie technisch sehr einfach und im Vergleich zur Kryoablation ohne großen apparativen Aufwand durchgeführt werden kann (Krambeck et al. 2005; Zelkovic und Resnick 2003; Wagner et al. 2005; Hacker et al. 2005; Zlotta et al. 1997; McGovern et al. 1999; Klingler et al. 2007; Johnson et al. 2003; Anderson et al. 2005; McDougal et al. 2005; Rendon et al. 2002; Matlaga et al. 2002; Michaels et al. 2002; Gervais et al. 2003; Lam et al. 2004; Tan et al. 2004; Rehman et al. 2004; Lotan et al. 2004; Tacke et al. 2004; Ogan et al. 2002; Jacomides et al. 2003; Urena et al. 2004). Die perkutane RFA ist zudem in den USA von der FDA (Food and Drug Administration) als Standardtherapie bei soliden Nierentumoren von <4,0 cm zugelassen. Mit den modernen monopolaren oder bipolaren Multifächerelektroden konnten Temperaturen von >100 °C an den Nadelspitzen erreicht werden (Gettman et al. 2001; Gervais et al. 2005a). Die Homogenität und Ausdehnung der Nekrose in Verbindung mit leistungsstärkeren Generatoren und einer standardisierten Technik schien damit deutlich verbessert (Jacomides et al. 2003; Gettman et al. 2001; Gervais et al. 2005a, 2005b, 2005c; Shingleton und Sewell 2002b; Memarsadeghi et al. 2006; Kunkle und Uzzo 2008; Psutka et al. 2013; Wah et al. 2014; Olweny et al. 2012). Dennoch konnten wir in einer eigenen Serie eine Rezidivrate von 15 % (4/27) in einem Follow-up von nur 20 Monaten nachweisen.

In einem Versuch, die Effektivität der RFA zu erhöhen, verwendeten wir einen laparoskopischen Zugang (Klingler et al. 2007) unter visueller und endosonographischer Kontrolle der Nadelapplikation. Die multipolaren Sonden (◘ Abb. 2.21) wurden so ausgefahren, dass deren Spitzen den Tumor in der 10-MHz-Endosonographie um 0,5–1,0 cm überragten. Ein Monitoring während der RFA ist jedoch nicht möglich. Zieltemperaturen von 105 °C wurden nachfolgend für 10–30 min mit bis zu 150 W erreicht. Es wurden 2 RFA-Zyklen durchgeführt, unter Rotation der Nadel um jeweils 90° für den 2. Zyklus. Unmittelbar danach wurde der Tumor mit einem Sicherheitsrand ohne Ischämie wie bei einer standardisierten laparoskopischen Nierenteilresektion entfernt und das Gewebe wurde zur histologischen Aufarbeitung gesendet. Nur bei 13/17 (76 %) der Patienten in unserer Serie war die Hämostase durch die alleinige RFA ausreichend, bei 2 Patienten musste die Nierenarterie sekundär geklemmt werden.

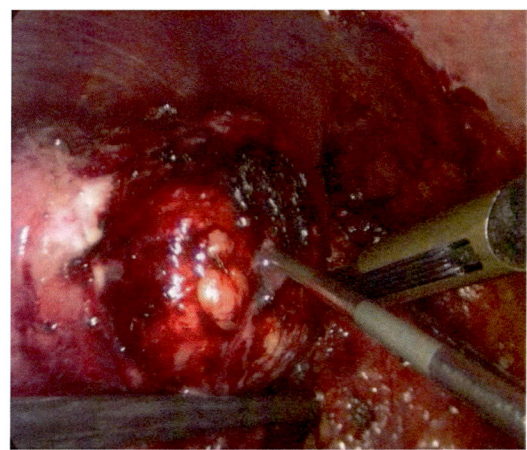

◘ **Abb. 2.21** Intraoperativer Situs bei einer laparoskopischen RFA

Die entscheidende Erkenntnis war aber, dass trotz leistungsstärkerer Generatoren in Verbindung mit den multipolaren RFA-Sonden (Tacke et al. 2004; Jacomides et al. 2003) nur 13/17 (76 %) aller Nierentumoren eine suffiziente Ablation aufwiesen (>90 % Nekrose, dokumentierbar mittels Hämatoxylin-Eosin-[HE-] und Nikotin-Adenin-Dinukleotid-[NADH-]Färbung). Insbesondere eine starke Inhomogenität der Tumorstruktur oder eine starke Vaskularität derselben scheint zu dem Phänomen des sog. Skippings zu führen, d. h. der Stromfluss springt infolge einer hohen Impedanz in niedrigere Impedanzzonen. Damit wird die übersprungene Zone jedoch nicht ausreichend ablatiert und bleibt vital. Dass in der Nachbeobachtungszeit über 17,7 (8–31) Monate in unserer Serie keinerlei Rezidive aufgetreten sind, zeigt, dass die onkologische Sicherheit durch die laparoskopische Nierenteilresektion bedingt ist und nicht in Zusammenhang mit der RFA gebracht werden kann (Klingler et al. 2007; Johnson et al. 2003).

Die laparoskopische Anwendung der RFA ist daher infolge der onkologischen Ineffektivität und der unzuverlässigen hämostatischen Eigenschaften heute weitgehend verlassen worden. Die perkutane RFA-Methode hat hingegen wegen ihrer einfachen Anwendbarkeit bei selektierten Patienten mit hohem präoperativem Risiko noch einen gewissen Stellenwert. Ihre Zuverlässigkeit erreicht jedoch nicht die Daten der Kryoablation.

2.3.4 Hochintensiver fokussierter Ultraschall (HIFU)

Technik

Die perkutane HIFU-Therapie bedient sich einer sog. Split-Beam-Technologie mit einer deutlich größeren Eindringtiefe von 3,5–8,0 cm. Die externe HIFU-Sonde (Fa. Storz Medical, Schweiz), die mit einem integrierten Ultraschall gekoppelt ist, wird unter Vollnarkose unter Gelkoppelung in Seitenlage an die Patientenhaut angelegt. Der Tumor wird mittels Ultraschall visualisiert, die Atemexkursionen müssen manuell ausgeglichen werden. In einer experimentellen Studie wurde bei 14 Patienten vor einer geplanten laparoskopischen Tumornephrektomie eine perkutane HIFU-Therapie durchgeführt, bei 2 Patienten wurde nach vorheriger Biopsie des Tumors mit einem kurativen Ansatz perkutan ablatiert (Wu et al. 2003; Marberger et al. 2005; Illing et al. 2005). Die Ablationszeit betrug im Mittel 120 min und ist damit wesentlich länger als bei den anderen genannten energieablativen Verfahren. Bei 14/14 Patienten war die perkutane Ablation jedoch unvollständig, teilweise konnte gar kein Effekt nachgewiesen werden. Bei 2/14 (14 %) Patienten wurde in einem kurativen Ansatz ein Tumor mit 2,0 cm bzw. 3,5 cm Größe behandelt. Im weiteren radiologischen Follow-up zeigte sich zwar eine Größenregredienz, aber mit nachweisbarer Kontrastmittelanreicherung im Sinne einer persistierend vitalen Läsion. Diese Daten wurden in einer anderen Studie bestätigt (Illing et al. 2005). Daher muss festgestellt werden, dass mit der derzeitigen Technologie die perkutane HIFU-Behandlung nicht effektiv ist.

Bei der laparoskopischen HIFU-Therapie muss die Niere wie bei einer standardisierten laparoskopischen Nierenteilresektion vom anlagernden Fett befreit werden (◘ Abb. 2.22; Marberger et al. 2005; Klingler et al. 2008; Janzen et al. 2002; Hacker et al. 2003, 2006; Adams et al. 1996). Ggf. wird mit einer 16-G-Biopsienadel Tumorgewebe zur histologischen Aufarbeitung gewonnen. Bei der nachfolgenden HIFU-Ablation wird mit einem piezoelektrischen Kristallzylinder und einem parabolen Reflektor ein fokussierter Ultraschallstrahl in einer Länge von 2×10 mm erzeugt. Entsprechend der Generatorleistung sind im Fokus bis zu 2.000 W/cm^2

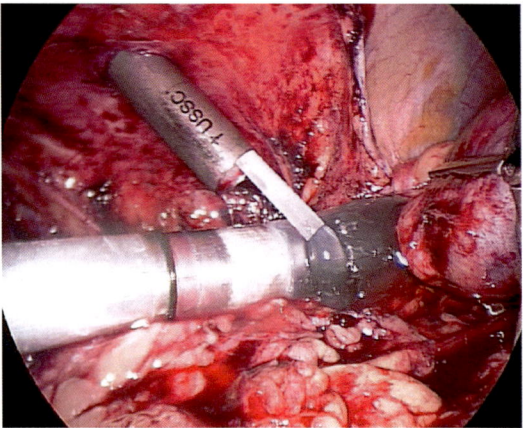

◘ **Abb. 2.22** Laparoskopische HIFU-Therapie unter endosonographischer Assistenz

und damit Temperaturen >90 °C erreichbar. Durch eine 18 mm lange laparoskopische »side firing dual focal length« HIFU-Sonde (Fa. Misonix, USA) wird der Tumor mit einer Leistung von 30–38 W über 8–41 min unter Real-Time-Ultraschallmonitoring ablatiert. Auch ist die Anwendung eines intraoperativen Power-Doppler-Endoultraschalls mit einer 10-Hz-Sonde zur Tumorlokalisation und Kontrolle des Therapieerfolges hilfreich. In unserer Serie erfolgte nachfolgend bei 2 Patienten eine radikale Tumornephrektomie (Kontrolle der Target Lesion) bzw. bei 22 Patienten eine laparoskopische Nierenteilresektion in warmer Ischämie. Die feingewebliche Untersuchung im Schnellschnitt kontrolliert den freien Tumorrand, die weitere Aufarbeitung erfolgt mittels HE- und NADH-Färbung zum Nachweis des akuten Zellunterganges (Marberger et al. 2005; Klingler et al. 2008).

Ergebnisse

Wie aus ◘ Tab. 2.7 ersichtlich, gelang es bei der laparoskopischen HIFU-Therapie in einem ersten Modell, eine Target Lesion unter kontrollierten Bedingungen zu erzeugen und diese auch histologisch nachzuweisen. In den anderen 22 Fällen gelang es, den gesamten Tumor im Sinne einer kurativen Therapie zu ablatieren. Bei 1 Patientin (klarzelliges Nierenzellkarzinom, G2) wurde nach 2-facher HIFU-Ablation der Tumor in situ belassen und radiologisch nachgesorgt. Nach über 4 Jahren trat ein neuerliches Randenhancement auf, in einer Biopsie

Tab. 2.7 Ergebnisse nach laparoskopischer HIFU-Ablation

	(Patienten (n)	Komplikationen	HIFU-Zeit (min)	Effektivität der Ablation (%)	Nierenfunktion Kreatinin (mg%)	Rezidiv
Target Lesion	2	0	8, 16	100	0,88 vs. 1,49	–
Teilresektion	22	0	24 (17–41)	90–100	0,99 vs. 1,02	0 (alle R0)
In-situ-HIFU	1	0	23	100 (Bx)	1,11 vs. 1,09	Nach 4 Jahren

Bx 19G-Nadelbiopsie, *n* Anzahl, *R0* negativer histologischer Resektionsrand

konnte ein neuerliches Tumorrezidiv festgestellt werden – dieses wurde offen chirurgisch mittels einer Nierenteilresektion entfernt (klarzelliges Nierenzellkarzinom, G2–3). Dieses Beispiel zeigt deutlich, dass alle energieablativen Techniken trotz Einhaltung aller Sicherheitskriterien eine signifikante Rezidivrate haben und dass diese Rezidive radiologisch oft schwer und daher spät erkannt werden. Dennoch verbleibt noch die Möglichkeit eines neuerlichen kurativen Ansatzes.

Die Ablationszeit beträgt bei der laparoskopischen HIFU-Therapie im Mittel nur 24 min, insbesondere bei Tumoren von <2 cm ist die Technik sogar schneller als die RFA. Jedoch ist die HIFU-Sonde ein Prototyp und in der Bedienung umständlich. Ein Nachteil der laparoskopischen HIFU-Sonde ist auch der große Raumbedarf, was nicht immer die völlige Ablation des gesamten Zielvolumens er-

laubt (**Abb. 2.23**). Daher muss der Zugang der Sonde zum Tumor sehr exakt geplant oder die Niere entsprechend mobilisiert werden. Ein weiteres Problem ist die mangelhafte Fixierbarkeit der HIFU-Sonde zum Tumor innerhalb der Körperoberfläche. Dafür kann aber die Zielgenauigkeit durch die kontinuierliche sonographische Assistenz bei der laparoskopischen HIFU-Therapie exakt gesteuert werden.

Dennoch war das histologische Ergebnis bei der laparoskopischen HIFU-Therapie vielversprechend. In allen Tumoren war eine homogene und >90%ige Ablation erkennbar. Die onkologische Sicherheit beruht aber weiterhin auf der laparoskopischen Nierenteilresektion. Ein weiterer Vorteil der HIFU-Methode ist das deutlich verringerte Potenzial der Tumorzellaussaat, denn mit Ausnahme der Biopsie bleibt der Tumor selbst intakt. Zusammenfassend sind die Daten der extrakorporalen HIFU-Therapie äußerst limitiert und diese Methode ist derzeit technisch nicht machbar. Auch für die laparoskopische HIFU-Therapie existieren noch wenige evidente onkologische/klinische Daten. Diese Methode benötigt mehr prospektive, randomisierte Studien, um validierte Daten und Ergebnisse zu generieren.

2.3.5 Zusammenfassung

Organerhaltende operative Verfahren sind weiterhin der Goldstandard beim kleinen Nierentumor, bei vielen älteren Patienten besteht aber ein erhöhtes operatives Risiko. Energieablative minimalinvasive Verfahren nehmen daher einen zunehmenden Stellenwert in der operativen Therapie kleiner

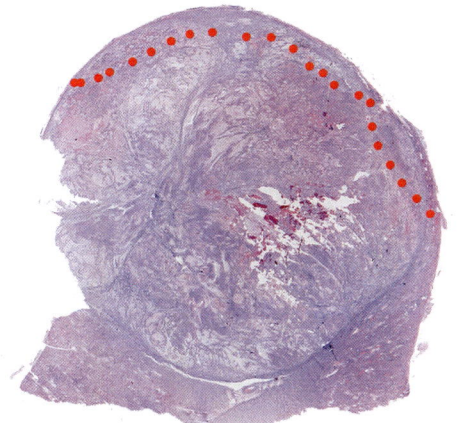

Abb. 2.23 Unvollständige HIFU-Ablation eines 3-cm-Nierentumors (1–3 mm vitaler Rand), verursacht durch die Sondengeometrie

solider Nierentumoren ein. Dabei sind laparoskopische Techniken in der Effektivität den perkutanen radiologischen Therapie (noch) überlegen. Die Kryoablation ist derzeit die sicherste energieablative Methode, erfordert aber einen großen technischen Aufwand. Die einfachere perkutane RFA ist wegen des Skipping-Effekts onkologisch weniger effektiv, wegen der zudem unzuverlässigen Hämostase ist die laparoskopische RFA weitgehend verschwunden. Die laparoskopische HIFU-Therapie ist noch in einem experimentellen Stadium und findet daher nur in Studien Anwendung. Weitere Entwicklungen – auch mit neuen Energiemodellen (Mikrowelle, Elektroporation) – und Langzeiterfahrung am größeren Patientenkollektiv stehen für die Etablierung all dieser Techniken als Standardtherapien aber noch aus.

Literatur

Literatur zu Abschnitt 2.1

Arima K, Yamakado K, Kinbara H et al. (2007) Percutaneous radiofrequency ablation with transarterial embolization is useful for treatment of stage 1 renal cell carcinoma with surgical risk: results at 2-year mean follow up. Int J Urol 14:585–590; discussion 590

Atwell TD, Schmit GD, Boorjian SA et al. (2013) Percutaneous ablation of renal masses measuring 3.0 cm and smaller: comparative local control and complications after radiofrequency ablation and cryoablation. AJR Am J Roentgenol 200:461–466

Bosniak MA (1995) Observation of small incidentally detected renal masses. Semin Urol Oncol 13:267–272

Bosniak MA, Birnbaum BA, Krinsky GA et al. (1995) Small renal parenchymal neoplasms: further observations on growth. Radiology 197:589–597

Bosniak MA, Krinsky GA, Waisman J (1995) Management of small incidental renal parenchymal tumors by watchful-waiting in selected patients based on observations of tumor growth rates. J Urol 1995:584A

Campbell SC, Novick AC, Belldegrun A et al. (2009) Guideline for management of the clinical T1 renal mass. J Urol 182:1271–1279

Chang EL, Selek U, Hassenbusch SJ 3rd et al. (2005) Outcome variation among »radioresistant« brain metastases treated with stereotactic radiosurgery. Neurosurgery 56:936–945; discussion 936–945

Collettini F, Singh A, Schnapauff D, Powerski MJ, Denecke T, Wust P, Hamm B, Gebauer B (2013) Computed-tomography-guided high-dose-rate brachytherapy (CT-HDRBT) ablation of metastases adjacent to the liver hilum. Eur J Radiol 82(10):e509–514. doi: 10.1016/j.ejrad.2013.04.046. Epub 2013 Jun 21

Deschavanne PJ, Fertil B (1996) A review of human cell radiosensitivity in vitro. Int J Radiat Oncol Biol Phys 34:251–266

DiBiase SJ, Valicenti RK, Schultz D et al. (1997) Palliative irradiation for focally symptomatic metastatic renal cell carcinoma: support for dose escalation based on a biological model. J Urol 158:746–749

Dindo D, Demartines N, Clavien PA (2004) Classification of surgical complications: a new proposal with evaluation in a cohort of 6336 patients and results of a survey. Ann Surg 240:205–213

Frank I, Blute ML, Cheville JC et al. (2003) Solid renal tumors: an analysis of pathological features related to tumor size. J Urol 170:2217–2220

Halperin EC, Harisiadis L (1983) The role of radiation therapy in the management of metastatic renal cell carcinoma. Cancer 51:614–617

Henschke UK, Hilaris BS, Mahan GD (1964) Remote afterloading with intracavitary applicators. Radiology 83: 344–345

Kunkle DA, Egleston BL, Uzzo RG (2008) Excise, ablate or observe: the small renal mass dilemma – a meta-analysis and review. J Urol 179:1227–1233; discussion 1233–1224

Lee J, Hodgson D, Chow E et al. (2005) A phase II trial of palliative radiotherapy for metastatic renal cell carcinoma. Cancer 104:1894–1900

Ljungberg B, Cowan NC, Hanbury, DC et al. (2010) EAU guidelines on renal cell carcinoma: the 2010 update. Eur Urol 58:398–406

Lounsberry W, Goldschmidt V, Linke CA et al. (1961) The early histologic changes following electrocoagulation. J Urol 86:321–329

Nakasone Y, Kawanaka K, Ikeda O et al. (2012) Sequential combination treatment (arterial embolization and percutaneous radiofrequency ablation) of inoperable renal cell carcinoma: single-center pilot study. Acta Radiol 53:410–414

National Cancer Institute (NCI) (2009). Common Terminology Criteria for Adverse Events v4.0. NCI, NIH, DHHS. May 29, 2009. NIH publication # 09-7473

Onufrey V, Mohiuddin M (1985) Radiation therapy in the treatment of metastatic renal cell carcinoma. Int J Radiat Oncol Biol Phys 11:2007–2009

Orton CG, Ellis F (1973) A simplification in the use of the NSD concept in practical radiotherapy. Br J Radiol 46:529–537

Park S, Strup SE, Saboorian H et al. (2006) No evidence of disease after radiofrequency ablation in delayed nephrectomy specimens. Urology 68:964–967

Psutka SP, Feldman AS, McDougal WS et al. (2013) Long-term oncologic outcomes after radiofrequency ablation for T1 renal cell carcinoma. Eur Urol 63:486–492

Rais-Bahrami S, Guzzo TJ, Jarrett TW et al. (2009) Incidentally discovered renal masses: oncological and perioperative outcomes in patients with delayed surgical intervention. BJU Int 103:1355–1358

Remzi M, Marberger M (2009) Renal tumor biopsies for evaluation of small renal tumors: why, in whom, and how? Eur Urol 55:359–367

Rendon RA, Kachura JR, Sweet JM et al. (2002) The uncertainty of radio frequency treatment of renal cell carcinoma: findings at immediate and delayed nephrectomy. J Urol 167:1587–1592

Ricke J, Mohnike K, Pech M et al. (2010) Local response and impact on survival after local ablation of liver metastases from colorectal carcinoma by computed tomography-guided high-dose-rate brachytherapy. Int J Radiat Oncol Biol Phys 78:479–485

Shannon BA, Cohen RJ, de Bruto H et al. (2008) The value of preoperative needle core biopsy for diagnosing benign lesions among small, incidentally detected renal masses. J Urol 180:1257–1261; discussion 1261

Simmons MN, Weight CJ, Gill IS (2009) Laparoscopic radical versus partial nephrectomy for tumors >4 cm: intermediate-term oncologic and functional outcomes. Urology 73:1077–1082

Stinauer MA, Kavanagh BD, Schefter TE et al. (2011) Stereotactic body radiation therapy for melanoma and renal cell carcinoma: impact of single fraction equivalent dose on local control. Radiat Oncol 6:34

Svedman C, Sandstrom P, Pisa P et al. (2006) A prospective phase II trial of using extracranial stereotactic radiotherapy in primary and metastatic renal cell carcinoma. Acta Oncol 45:870–875

Takaki H, Nakatsuka A, Uraki J et al. (2013) Renal cell carcinoma: radiofrequency ablation with a multiple-electrode switching system – a phase II clinical study. Radiology 267:285–292

Takaki H, Soga N, Kanda H et al. (2014) Radiofrequency ablation versus radical nephrectomy: clinical outcomes for stage T1b renal cell carcinoma. Radiology 270: 292–299

Teh B, Bloch C, Galli-Guevara M et al. (2007) The treatment of primary and metastatic renal cell carcinoma (RCC) with image-guided stereotactic body radiation therapy (SBRT). Biomed Imaging Interv J 3:e6

Thompson RH, Atwell T, Schmit G et al. (2015) Comparison of Partial Nephrectomy and Percutaneous Ablation for cT1 Renal Masses. Eur Urol 67(2):252–259

Tselis N, Chatzikonstantinou G, Kolotas C, Milickovic N, Baltas D, Zamboglou N (2013) Computed tomography-guided interstitial high dose rate brachytherapy for centrally located liver tumours: a single institution study. Eur Radiol 23(8):2264–2270. doi: 10.1007/s00330-013-2816-z. Epub 2013 Mar 21

Van Poppel H, Da Pozzo L, Albrecht W et al. (2007) A prospective randomized EORTC intergroup phase 3 study comparing the complications of elective nephron-sparing surgery and radical nephrectomy for low-stage renal cell carcinoma. Eur Urol 51:1606–1615

Wagstaff P, Ingels A, Zondervan P et al. (2014) Thermal ablation in renal cell carcinoma management: a comprehensive review. Curr Opin Urol 24:474–482

Wah TM, Irving HC, Gregory W et al. Radiofrequency ablation (RFA) of renal cell carcinoma (RCC): experience in 200 tumours. BJU Int 2014; 113:416–428

Wannenmacher M, Wenz F, Debus J (2013) Strahlentherapie. Springer, Heidelberg

Weight CJ, Kaouk JH, Hegarty NJ et al. (2008) Correlation of radiographic imaging and histopathology following cryoablation and radio frequency ablation for renal tumors. J Urol 179:1277–1281; discussion 1281–1273

Wieners G, Pech M, Rudzinska M et al. (2006) CT-guided interstitial brachytherapy in the local treatment of extrahepatic, extrapulmonary secondary malignancies. Eur Radiol 16:2586–2593

Wieners G, Mohnike K, Peters N, Bischoff J, Kleine-Tebbe A, Seidensticker R, Seidensticker M, Gademann G, Wust P, Pech M, Ricke J (2011) Treatment of hepatic metastases of breast cancer with CT-guided interstitial brachytherapy – a phase II-study. Radiother Oncol 100(2):314–319. doi:10.1016/j.radonc.2011.03.005. Epub 2011 Apr 16

Yamakado K, Nakatsuka A, Kobayashi S et al. (2006) Radio-frequency ablation combined with renal arterial embolization for the treatment of unresectable renal cell carcinoma larger than 3.5 cm: initial experience. Cardiovasc Intervent Radiol 29:389–394

Literatur zu Abschnitt 2.2

Ball C, Thomson KR, Kavnoudias H (2010) Irreversible electroporation: a new challenge in »out of operating theater« anesthesia. Anesthesia & Analgesia 110:1305–1309

van den Bos W, de Bruin DM, Muller BG, Varkarakis IM, Karagiannis AA, Zondervan PJ, Laguna Pes MP, Veelo DP, Savci Heijink CD, Engelbrecht MR, Wijkstra H, de Reijke TM, de la Rosette JJ (2014) The safety and efficacy of irreversible electroporation for the ablation of prostate cancer: a multicentre prospective human in vivo pilot study protocol. BMJ Open 4(10):e006382. ClinicalTrials.gov database NCT01790451. https://clinicaltrials.gov/ct2/show/NCT01790451?term=NCT01790451&rank=1. Zugegriffen: 25. März 2015

Davalos RV, Mir IL, Rubinsky B (2005) Tissue ablation with irreversible electroporation. Ann Biomed Eng 33(2):223–231

Deodhar A, Monette S, Single GW Jr, Hamilton WC Jr, Thornton R, Maybody M, Coleman JA, Solomon SB (2011) Renal tissue ablation with irreversible electroporation: preliminary results in a porcine model. Urology 77(3): 754–760

Faroja M, Ahmed M, Appelbaum L, Ben-David E, Moussa M, Sosna J, Nissenbaum I, Goldberg SN (2013) Irreversible electroporation ablation: is all the damage nonthermal? Radiology 266(2):462–470

Fornara P, Doehn C, Friedrich HJ, Jocham D (2001) Nonrandomized comparison of open flank versus laparoscopic nephrectomy in 249 patients with benign renal disease. Eur Urol 40(1):24–31

Gunn AJ, Gervais DA (2014) Percutaneous ablation of the small renal mass-techniques and outcomes. Semin Intervent Radiol 31(1):33–41

Ladd AP, Rescorla FJ, Baust JG, Callahan M, Davis M, Grosfeld JL (1999) Cryosurgical effects on growing vessels. Am Surg 65(7):677–682

Lee EW, Wong D, Prikhodko SV, Perez A, Tran C, Loh CT, Kee ST (2012) Electron microscopic demonstration and evaluation of irreversible electroporation-induced nanopores on hepatocyte membranes. J Vasc Interv Radiol 23(1):107–113

Liehr UB, Wendler JJ, Blaschke S, Porsch M, Janitzky A, Baumunk D, Pech M, Fischbach F, Schindele D, Grube C, Ricke J, Schostak M (2012) Irreversible electroporation: the new generation of local ablation techniques for renal cell carcinoma. Urologe A 51(12):1728–1734

Ljungberg B, Cowan N, Hanbury DC, Hora M, Kuczyk MA, Merseburger AS, Mulders PFA, Patard JJ, Sinescu IC, European Association of Urology Group (2010) EAU guidelines on renal cell carcinoma: the 2010 update. Eur Urol 58(3):398–406

Ljungberg B, Bensalah K, Bex A, Canfield S, Dabestani S, Hofmann F, Hora M, Kuczyk MA, Lam T, Marconi L, Merseburger AS, Mulders PFA, Powles T, Staehler M, Volpe A, Bex A (2015) EAU guidelines on renal cell carcinoma: 2014 update. Eur Urol. 2015 Jan 20. doi: 10.1016/j.eururo.2015.01.005

Lu DS, Raman SS, Vodopich DJ, Wang M, Sayre J, Lassman C (2002) Effect of vessel size on creation of hepatic radiofrequency lesions in pigs: assessment of the »heat sink« effect. AJR Am J Roentgenol 178(1):47–51

MacLennan S, Imamura M, Lapitan MC, Omar MI, Lam TB, Hilvano-Cabungcal AM, Royle P, Stewart F, MacLennan G, MacLennan SJ, Canfield SE, McClinton S, Griffiths TR, Ljungberg B, N'Dow J; UCAN Systematic Review Reference Group; EAU Renal Cancer Guideline Panel (2012) Systematic review of oncological outcomes following surgical management of localised renal cancer. Eur Urol 61(5):972–993

Neumann E, Schaeffer-Ridder M, Wang Y, Hofschneider PH (1982) Gene transfer into mouse lymphoma cells by electroporation in high electric fields. EMBO J 1: 841–845

The National Institute for Health and Clinical Excellence (NICE) (2013) NICE-Guideline: irreversible electroporation for the treatment of renal cancer, S 1–22. http://www.nice.org.uk/guidance/IPG443. Zugegriffen: 23. März 2015

Olweny EO, Kapur P, Tan YK, Park SK, Adibi M, Cadeddu JA (2013) Irreversible electroporation: evaluation of non-thermal and thermal ablative capabilities in the porcine kidney. Urology 81(3):679–684

Pech M, Janitzky A, Wendler JJ et al. (2011) Irreversible electroporation of renal cell carcinoma: a first-in-man phase I clinical study. Cardiovasc Intervent Radiol 34:132–138

Wendler JJ, Porsch M, Nitschke S, Köllermann J, Siedentopf S, Pech M, Fischbach F, Ricke J, Schostak M, Liehr UB (2015) A prospective phase 2a pilot study investigating focal percutaneous irreversible electroporation (IRE) ablation by NanoKnife in patients with localised renal cell carcinoma (RCC) with delayed interval tumour resection (IRENE trial). Contemp Clin Trials 43:10-19. doi: 10.1016/j.cct.2015.05.002. [Epub ahead of print]

Schilling S, Schmid S, Jäger H, Ludwig M, Dietrich H, Toepfl S, Knorr D, Neidhart S, Schieber A, Carle R (2008) Comparative study of pulsed electric field and thermal processing of apple juice with particular consideration of juice quality and enzyme deactivation. J Agric Food Chem 56(12):4545–4554

Sommer CM, Fritz S, Wachter MF, Vollherbst D, Stampfl U, Bellemann N, Gockner T, Mokry T, Gnutzmann D, Schmitz A, Knapp J, Longerich T, Kuhn-Neureuther C, Pereira PL, Kauczor HU, Werner J, Radeleff BA (2013) Irreversible electroporation of the pig kidney with involvement of the renal pelvis: technical aspects, clinical outcome, and three-dimensional CT rendering for assessment of the treatment zone. J Vasc Interv Radiol 24(12):1888–1897

Sugar IP, Neumann E (1984) Stochastic model for electric field-induced membrane pores. Electroporation. Biophys Chem 19(3):211–225

Tacke J (2007) Interventional oncology in urology. Radiologe 47(12):1089–1096

Thomson KR, Cheung W, Ellis SJ et al. (2011) Investigation of the safety of irreversible electroporation in humans. J Vasc Interv Radiol 22:611–621

Toepfl S, Mathys A, Heinz V, Knorr D (2006) Potenzial of high hydrostatic pressure and pulsed electric fields for energy efficient and environmentally friendly food processing. Food Rev Int 22:405–423

Tracy CR, Kabbani W, Cadeddu JA (2011) Irreversible electroporation (IRE): a novel method for renal tissue ablation. BJU Int 107(12):1982–1987

Valerio M, Dickinson L, Ali A, Ramachandran N, Donaldson I, Freeman A, Ahmed HU, Emberton M (2014) A prospective development study investigating focal irreversible electroporation in men with localised prostate cancer: Nanoknife Electroporation Ablation Trial (NEAT). Contemp Clin Trials 39(1):57–65

Wendler JJ, Pech M, Porsch M, Janitzky A, Fischbach F, Buhtz P, Vogler K, Hühne S, Borucki K, Strang C, Mahnkopf D, Ricke J, Liehr UB (2012a) Urinary tract effects after multifocal nonthermal irreversible electroporation of the kidney: acute and chronic monitoring by magnetic resonance imaging, intravenous urography and urinary cytology. Cardiovasc Intervent Radiol 35(4):921–926

Wendler JJ, Pech M, Blaschke S, Porsch M, Janitzky A, Ulrich M, Dudeck O, Ricke J, Liehr UB (2012b) Angiography in the isolated perfused kidney: radiological evaluation of vascular protection in tissue ablation by nonthermal irreversible electroporation. Cardiovasc Intervent Radiol 35(2):383–390

Wendler JJ, Porsch M, Hühne S, Baumunk D, Buhtz P, Fischbach F, Pech M, Mahnkopf D, Kropf S, Roessner A, Ricke J, Schostak M, Liehr UB (2013) Short- and mid-term effects of irreversible electroporation on normal renal tissue: an animal model. Cardiovasc Intervent Radiol 36(2):512–520

Literatur zu Abschnitt 2.3

Abreu SC, Gill IS (2003) Renal cell carcinoma: modern surgical approach. Curr Opin Urol 13:439–444

Adams JB, Moore RG, Anderson JH, Strandberg JD, Marshall FF, Davoussi LR (1996) High-intensity focused ultrasound ablation of rabbit kidney tumors. J Endourol 10:71–75

Anderson JK, Matsumoto E, Cadeddu JA (2005) Renal radiofrequency ablation: technique and results. Urol Oncology
23:355–360

Campbell SC, Krishnamurthi V, Chow G, Hale J, Myles J, Novick
AC (1998) Renal cryosurgery: experimental evaluation
of treatment parameters. Urology 52:29–33; discussion
33–34

Chosy SG, Nakada SY, Lee FT Jr, Warner TF (1998) Monitoring
renal cryosurgery: predictors of tissue necrosis in swine.
J Urol 159:1370–1374

Chow WH, Devesa SS, Warren JL, Fraumeni JF Jr (1999) Rising
incidence of renal cell cancer in the United States. JAMA
281:1628–1631

Finley DS, Beck S, Box G, Chu W, Deane L, Vajgrt DJ et al.
(2008) Percutaneous and laparoscopic cryoablation of
small renal masses. J Urol 180:492–498; discussion 498

Gervais DA, McGovern FJ, Arellano RS, McDougal WS, Mueller
PR (2003) Renal cell carcinoma: clinical experience
and technical success with radio-frequency ablation of
42 tumors. Radiology 226:417–424

Gervais DA, Arellano RS, McGovern FJ, McDougal WS, Mueller
PR (2005a) Radiofrequency ablation of renal cell carci-
noma: part 2, lessons learned with ablation of 100 tumors.
AJR 185:72–80

Gervais DA, Arellano RS, Mueller PR (2005b) Percutaneous
radiofrequency ablation of renal cell carcinoma. Eur
Radiol 15:960–967

Gervais DA, McGovern FJ, Arellano RS, McDougal WS, Mueller
PR (2005c) Radiofrequency ablation of renal cell carcinoma: part 1, indications, results, and role in patient
management over a 6-year period and ablation of 100
tumors. AJR 185:64–71

Gettman MT, Bishoff JT, Su LM, Chan D, Kavoussi LR, Jarrett
TW et al. (2001) Hemostatic laparoscopic partial nephrectomy: initial experience with the radiofrequency coagula-
tion-assisted technique. Urology 58:8–11

Gill IS, Matin SF, Desai MM, Kaouk JH, Steinberg A, Mascha E
et al. (2003) Comparative analysis of laparoscopic versus
open partial nephrectomy for renal tumors in 200 patients.
J Urol 170:64–68

Gill IS, Remer EM, Hasan WA, Strzempkowski B, Spaliviero M,
Steinberg AP et al. (2005) Renal cryoablation: outcome
at 3 years. J Urol 173:1903–1907

Hacker A, Michel MS, Koehrmann KU (2003) Extracorporeal
organotripsy for renal tumours. Curr Opin Urol 13:221–225

Hacker A, Vallo S, Weiss C, Grobholz R, Alken P, Knoll T et al.
(2005) Minimally invasive treatment of renal cell carcinoma: comparison of 4 different monopolar radiofrequency devices. Eur Urol 48:584–592

Hacker A, Michel MS, Marlinghaus E, Kohrmann KU, Alken P
(2006) Extracorporeally induced ablation of renal tissue
by high-intensity focused ultrasound. BJU Int 97:779–785

Illing RO, Kennedy JE, Wu F, ter Haar GR, Protheroe AS, Friend
PJ et al. (2005) The safety and feasibility of extracorporeal
high-intensity focused ultrasound (HIFU) for the treatment of liver and kidney tumours in a Western popula-
tion. Br J Cancer 93:890–895

Jacomides L, Ogan K, Watumull L, Cadeddu JA (2003) Laparoscopic application of radio frequency energy enables in
situ renal tumor ablation and partial nephrectomy. J Urol
169:49–53; discussion 53

Jang TL, Wang R, Kim SC, Troe T, Pins MR, Nadler RB (2005)
Histopathology of human renal tumors after laparoscopic
renal cryosurgery. J Urol 173:720–724

Janzen N, Zisman A, Pantuck AJ, Perry K, Schulam P,
Belldegrun AS (2002) Minimally invasive ablative
approaches in the treatment of renal cell carcinoma.
Curr Urol Rep 3:13–20

Johnson DB, Taylor GD, Lotan Y, Sagalowsky AI, Koenemann
KS, Cadeddu JA (2003) The effects of radio frequency
ablation on renal function and blood pressure. J Urol
170:2234–2236

Johnson DB, Solomon SB, Su LM, Matsumoto ED, Kavoussi LR,
Nakada SY et al. (2004) Defining the complications of
cryoablation and radio frequency ablation of small renal
tumors: a multi-institutional review. J Urol 172:874–877

KlatteT, Mauermann J, Heinz-Peer G, Waldert M, Weibl P,
Klingler HC, Remzi M (2011) Perioperative, oncological
and functional outcomes of laparoscopic renal cryoablation and open partial nephrectomy: a matched pair
analysis. J Endourol 25(6): 991–997

Klingler HC, M Susani (2010) Focal therapy and imaging in
prostate and kidney cancer. Renal biopsy protocols – pre,
post and after focal therapy. J Endourol 24(5):701–705

Klingler HC, Marberger M, Mauermann J, Remzi M, Susani M
(2007) »Skipping« is still a problem with radiofrequency
ablation of small renal tumours. BJU Int 99:998–1001

Klingler HC, Susani M, Seip R, Mauermann J, Sanghvi N,
Marberger MJ (2008) A novel approach to energy
ablative therapy of small renal tumours: laparoscopic
high-intensity focused ultrasound. Eur Urol 53: 810–816

Krambeck AE, Farrell MA, Charboneau JW, Frank I, Zincke H
(2005) Intraperitoneal drop metastasis after radiofrequency ablation of pararenal tumor recurrences. Urology
65:797

Kunkle DA, Uzzo RG (2008) Cryoablation or radiofrequency
ablation of the small renal mass: a meta-analysis. Cancer
113:2671–2680

Laguna MP, Beemster P, Kumar V, Klingler HC et al. (2009)
Perioperative morbidity of laparoscopic cryoablation
of small renal masses with ultrathin probes: a European
multicentre experience. Eur Urol 56(2):355–361

Lam JS, Shvarts O, Pantuck AJ (2004) Changing concepts in
the surgical management of renal cell carcinoma. Eur
Urol 45:692–705

Lotan Y, Duchene DA, Cadeddu JA, Sagalowsky AI, Koeneman
KS (2004) Changing management of organ-confined
renal masses. J Endour 18:263–268

Marberger M, Schatzl G, Cranston D, Kennedy JE (2005) Extracorporeal ablation of renal tumours with high-intensity
focused ultrasound. BJU Int 95 (Suppl 2):52–55

Matlaga BR, Zagoria RJ, Woodruff RD, Torti FM, Hall MC (2002)
Phase II trial of radio frequency ablation of renal cancer:
evaluation of the kill zone. J Urol 168:2401–2405

McDougal WS, Gervais DA, McGovern FJ, Mueller PR (2005) Long-term followup of patients with renal cell carcinoma treated with radio frequency ablation with curative intent. J Urol 174:61–63

McGovern FJ, Wood BJ, Goldberg SN, Mueller PR (1999) Radio frequency ablation of renal cell carcinoma via image guided needle electrodes. J Urol 161:599–600

Memarsadeghi M, Schmook T, Remzi M, Weber M, Potscher G, Lammer J et al. (2006) Percutaneous radiofrequency ablation of renal tumors: midterm results in 16 patients. Eur J Radiol 59:183–189

Michaels MJ, Rhee HK, Mourtzinos AP, Summerhayes IC, Silverman ML, Libertino JA (2002) Incomplete renal tumor destruction using radio frequency interstitial ablation. J Urol 168:2406–2409; discussion 2409–2410

Murphy DP, Gill IS (2001) Energy-based renal tumor ablation: a review. Semin Urol Oncol 19:133–140

Novick AC (2004) Laparoscopic and partial nephrectomy. Clin Cancer Res 10:6322S-6327S

Novick AC, Derweesh I (2005) Open partial nephrectomy for renal tumours: current status. BJU Int 95(Suppl 2):35–40

Ogan K, Jacomides L, Dolmatch BL, Rivera FJ, Dellaria MF, Josephs SC et al. (2002) Percutaneous radiofrequency ablation of renal tumors: technique, limitations, and morbidity. Urology 60:954–958

Olweny EO, Park SK, Tan YK, Best SL, Trimmer C, Cadeddu JA (2012) Radiofrequency ablation versus partial nephrectomy in patients with solitary clinical T1a renal cell carcinoma: comparable oncologic outcomes at a minimum of 5 years of follow-up. Eur Urol 61:1156–1161

Panumatrassamee K, Kaouk JH, Autorino R, Lenis AT, Laydner H, Isac W et al. (2013) Cryoablation versus minimally invasive partial nephrectomy for small renal masses in the solitary kidney: impact of approach on functional outcomes. J Urol 189:818–822

Psutka SP, Feldman AS, McDougal WS, McGovern FJ, Mueller P, Gervais DA (2013) Long-term oncologic outcomes after radiofrequency ablation for T1 renal cell carcinoma. Eur Urol 63:486–492

Rehman J, Landman J, Lee D, Venkatesh R, Bostwick DG, Sundaram C et al. (2004) Needle-based ablation of renal parenchyma using microwave, cryoablation, impedance- and temperature-based monopolar and bipolar radiofrequency, and liquid and gel chemoablation: laboratory studies and review of the literature. J Endour 18:83–104

Remzi M, Ozsoy M, Klingler HC, Susani M, Waldert M, Seitz C et al. (2006) Are small renal tumors harmless? Analysis of histopathological features according to tumors 4 cm or less in diameter. J Urol 176:896–899

Rendon RA, Kachura JR, Sweet JM, Gertner MR, Sherar MD, Robinette M et al. (2002) The uncertainty of radio frequency treatment of renal cell carcinoma: findings at immediate and delayed nephrectomy. J Urol 167:1587–1592

Shingleton WB, Sewell PE (2002a) Percutaneous cryoablation of renal cell carcinoma in a transplanted kidney. BJU Int 90:137–138

Shingleton WB, Sewell PE Jr (2002b) Percutaneous renal cryoablation of renal tumors in patients with von Hippel-Lindau disease. J Urol 167:1268–1270

Shingleton WB, Sewell PE Jr (2003) Cryoablation of renal tumours in patients with solitary kidneys. BJU Int 92: 237–239

Sisul DM, Liss MA, Palazzi KL, Briles K, Mehrazin R, Gold RE et al. (2013) RENAL nephrometry score is associated with complications after renal cryoablation: a multicenter analysis. Urology 81:775–780

Strom KH, Derweesh I, Stroup SP, Malcolm JB, L'Esperance J, Wake RW et al. (2011) Second prize: recurrence rates after percutaneous and laparoscopic renal cryoablation of small renal masses: does the approach make a difference? J Endour 25:371–375

Tacke J, Mahnken A, Roggan A, Gunther RW (2004) Multipolar radiofrequency ablation: first clinical results. Rofo 176:324–329

Tan BJ, El-Hakim A, Morgenstern N, Semerdzhiev Y, Smith A, Lee BR (2004) Comparison of laparoscopic saline infused to dry radio frequency ablation of renal tissue: evolution of histological infarct in the porcine model. J Urol 172:2007–2012

Urena R, Mendez F, Woods M, Thomas R, Davis R (2004) Laparoscopic partial nephrectomy of solid renal masses without hilar clamping using a monopolar radio frequency device. J Urol 171:1054–1056

Wagner AA, Solomon SB, Su LM (2005) Treatment of renal tumors with radiofrequency ablation. J Endour 19: 643–652; discussion 652–653

Wah TM, Irving HC, Gregory W, Cartledge J, Joyce AD, Selby PJ (2014) Radiofrequency ablation (RFA) of renal cell carcinoma (RCC): experience in 200 tumours. BJU Int 113: 416–428

Wu F, Wang ZB, Chen WZ, Bai J, Zhu H, Qiao TY (2003) Preliminary experience using high intensity focused ultrasound for the treatment of patients with advanced stage renal malignancy. J Urol 170:2237–2240

Wyler SF, Sulser T, Ruszat R, Weltzien B, Forster TH, Provenzano M et al. (2007) Intermediate-term results of retroperitoneoscopy-assisted cryotherapy for small renal tumours using multiple ultrathin cryoprobes. Eur Urol 51:971–979

Zelkovic PF, Resnick MI (2003) Renal radiofrequency ablation: clinical status 2003. Curr Opin Urol 13:199–202

Zlotta AR, Wildschutz T, Raviv G, Peny MO, van Gansbeke D, Noel JC et al. (1997) Radiofrequency interstitial tumor ablation (RITA) is a possible new modality for treatment of renal cancer: ex vivo and in vivo experience. J Endour 11:251–258

Alternative Verfahren bei Urothelkarzinom

C. Kempkensteffen, K. Miller, S. Höcht, M. Nausner, F. Christoph

M. Schostak, A. Blana (Hrsg.), *Alternative operative Therapien in der Uroonkologie*,
DOI 10.1007/978-3-662-44420-7_3, © Springer-Verlag Berlin Heidelberg 2016

3.1   Harnblasenteilresektion

C. Kempkensteffen, K. Miller

3.1.1   Einführung

Die radikale Zystektomie gilt weiterhin als Standardtherapie des lokalisierten muskelinvasiven Urothelkarzinoms der Harnblase (T2–T4a N0 M0; Stenzl et al. 2011). Dennoch nehmen die Anfragen betroffener Patienten nach organerhaltenden Behandlungsoptionen stetig zu. Grund dafür ist v. a. die Angst vor einer postoperativ eingeschränkten Lebensqualität infolge von Inkontinenz, sexuellen Funktionsstörungen sowie ggf. der Notwendigkeit einer Urostomaanlage (Dandekar et al. 1995). Ein besonders hohes Risiko für intra- und postoperative Komplikationen im Rahmen einer radikalen Zystektomie haben vor allem geriatrische Patienten mit einem schlechten Charlson-Komorbiditätsindex oder einem hohen ASA-Score (ASA) (American Society of Anesthesiologists; Bostrom et al. 2009; Froehner et al. 2009). Insbesondere diese Patienten sollten deshalb im Rahmen des Aufklärungsgespräches explizit auf alternative Therapiemöglichkeiten hingewiesen werden.

Als alternative Verfahren stehen die alleinige extensive transurethrale Resektion der Blase (TUR-B) (Leibovici et al. 2007; Solsona et al. 2010), deren Kombination mit einer Radio- oder Radiochemotherapie (Chung et al. 2007; Ploussard et al. 2014) sowie die partielle Zystektomie (Capitanio et al. 2009) zur Verfügung. Verglichen mit anderen blasenerhaltenden Therapieoptionen bietet die Harnblasenteilresektion den Vorteil eines exakteren Stagings und ermöglicht so eine bessere Planung adjuvanter Therapiemaßnahmen sowie der Tumornachsorge.

3.1.2   Patientenselektion

Primäres Ziel einer partiellen Zystektomie sollte es sein, lebensqualitätsrelevante Funktionen wie Miktion, Kontinenz und Erektion zu erhalten, ohne das onkologische Ergebnis im Vergleich zur radikalen Zystektomie zu kompromittieren. Dies ist zwar grundsätzlich möglich, jedoch nur durch eine sehr

stringente Selektion von Patienten zu erreichen (Stein et al. 2001; Holzbeierlein et al. 2004), sodass diese Therapieform nur bei 5–10 % der Patienten mit lokal fortgeschrittenen Tumoren der Harnblase (T2–T4) zur Anwendung kommt (Sweeney et al. 1992; Dandekar et al. 1995). Eine im Jahre 2005 publizierte retrospektive Analyse der SEER- und NIS-Datenbanken (SEER: Surveillance, Epidemiology and End Results, NIS: Nationwide Inpatient Sample) kam allerdings zu dem Ergebnis, dass die partielle Zystektomie vor allem in kleineren, nichtuniversitären Kliniken mit niedrigen Fallzahlen vergleichsweise unverhältnismäßig häufig (18–20 %) durchgeführt wird (Hollenbeck et al. 2005). Dies wiederum lässt darauf schließen, dass die folgenden strengen Selektionskriterien, die in aktuelleren Serien zur Harnblasenteilresektion Anwendung fanden, nicht immer konsequent beachtet werden (Holzbeierlein et al. 2004; Kassouf et al. 2006; Smaldone et al. 2008):

- solitärer, muskelinvasiver Blasentumorerstbefund
- kein begleitendes Carcinoma in situ (CIS)
- Tumorlokalisation, die eine Vollwandresektion inklusive perivesikalen Fettes mit ausreichendem Sicherheitsabstand (1–2 cm) ermöglicht (ideal: Blasendach, Kontraindikation: Trigonum, Befall der prostatischen Urethra)
- keine tumorbedingte Harnstauungsniere
- keine Notwendigkeit der Harnleiterneuimplantation
- normale Harnblasenkapazität
- gute Patientencompliance (lebenslange Nachsorge)

In Einzelfällen, z. B. bei starkem Wunsch der Betroffenen nach einem Organerhalt oder auch bei älteren, stark komorbiden Patienten, kann die Anwendung dieser strengen Kriterien nach entsprechender Aufklärung über die damit verbundenen Risiken individuell gelockert werden.

3.1.3   Aufklärung über spezielle Risiken

Patienten, die für eine Harnblasenteilresektion qualifiziert sind, sind über deren potenzielle Vorteile gegenüber einer radikalen Zystektomie, vor allem aber über die damit einhergehenden speziellen Risiken und Komplikationsmöglichkeiten aufzuklären.

Selbstverständlich beinhaltet dies auch die Aufklärung über die Risiken der pelvinen Lymphadenektomie sowie über das Risiko einer intraoperativ ggf. notwendig werdenden radikalen Zystektomie. Deshalb sollten alle Patienten zur Harnblasenteilresektion grundsätzlich auch über die Risiken der radikalen Zystektomie – mit den im individuellen Fall infrage kommenden Verfahren der Harnableitung – aufgeklärt werden. Zudem empfiehlt es sich, sicherheitshalber auch die optimale Stelle für eine potenziell notwendige Urostomaanlage zu markieren.

Zwei retrospektive Fall-Kontroll-Studien kamen zu dem Ergebnis, dass mit einer partiellen Zystektomie unter weitgehender Anwendung der genannten Selektionskriterien ein zur radikalen Zystektomie vergleichbar gutes tumorspezifisches und Gesamtüberleben erreicht werden kann (Capitanio et al. 2009; Knoedler et al. 2012). Dennoch sollten Patienten darüber informiert werden, dass bisher keine direkt vergleichende Untersuchung publiziert wurde, in der radikal zystektomierte Patienten die gleichen Selektionskriterien erfüllten wie die zur Harnblasenteilresektion.

Voraussetzung für die vergleichbar guten Überlebensdaten ist eine lebenslange Nachsorge. Diese beinhaltet neben bildgebenden Verfahren auch regelmäßige zystoskopische Kontrollen, da im Vergleich zu zystektomierten Patienten ein Risiko für lokale Rezidive besteht.

Dies wiederum bedingt ein erhöhtes Risiko für die Notwendigkeit von Folgetherapien, wie postoperative Bacillus-Calmette-Guérin-(BCG-)Instillationen, wiederholte transurethrale Resektionen sowie die Salvagezystektomie. Letztere kann bei Zustand nach Harnblasenteilresektion und pelviner Lymphadenektomie technisch erschwert sein. Zudem können, in Abhängigkeit von der Rezidivlokalisation, die Chancen für die sekundäre Anlage einer Ileumneoblase sinken.

Des Weiteren sind die Patienten über eine operationsbedingte Verringerung der Harnblasenkapazität aufzuklären. Diese kann sich vor allem in den ersten Wochen bis Monaten nach der Operation

durch eine erhöhte Miktionsfrequenz äußern und durch eine postoperative BCG-Therapie zusätzlich verstärkt werden. In Einzelfällen kann diese Problematik die Lebensqualität so stark beeinträchtigen, dass sich auch rezidivfreie Patienten sekundär für eine Zystektomie entscheiden.

In historischen Serien zur Harnblasenteilresektion wurde über ein hohes Risiko für das Auftreten von Implantationsmetastasen im Operationsgebiet, vor allem im Wundbereich, berichtet (Peress et al. 1977). Obwohl dieses Problem unter Beachtung einfacher operativer Vorsichtsmaßnahmen in aktuellen Serien nicht mehr auftrat (Holzbeierlein et al. 2004; Kassouf et al. 2006), sollte dennoch auf ein sehr geringes Restrisiko hingewiesen werden.

3.1.4 Staging

Vor einer partiellen Zystektomie sollten mittels transurethraler Resektion (TUR) ein Tumorbefall der prostatischen Urethra sowie ein begleitendes Carcinoma in situ der Harnblase ausgeschlossen werden (Smaldone et al. 2008).

Alle weiteren indizierten Staginguntersuchungen entsprechen im Wesentlichen denen von Patienten mit einem muskelinvasiven Urothelkarzinom der Harnblase. Anhand der Ergebnisse des Stagings können sowohl die Prognose als auch die infrage kommenden Therapieverfahren abgeschätzt werden. Die folgenden Fragestellungen gilt es möglichst exakt zu beantworten:

- Lokalisation und Ausdehnung des Primärtumors (cT-Stadium)
- Vorhandensein von Lmyphknotenmetastasen (cN-Stadium)
- Vorhandensein viszeraler Metastasen (cM-Stadium)
- Tumorbefall des oberen Harntraktes

Das in der klinischen Routine derzeit am häufigsten eingesetzte bildgebende Verfahren ist die Computertomographie (CT) von Thorax, Abdomen und Becken inklusive einer urographischen Phase zur Beurteilung des oberen Harntraktes. Alternativ dazu kann eine Kernspintomographie (MRT) durchgeführt werden. Diese hat gegenüber der CT zwar den Vorteil einer etwas genaueren Einschätzung des T-Stadiums (Barentsz et al. 1996), geht allerdings mit einer längeren Untersuchungszeit, einer höheren Störanfälligkeit gegenüber diversen Patientenfaktoren sowie höheren Kosten einher. Eine Knochenszintigraphie (Braendengen et al. 1996) sowie eine CT/MRT des Kopfes sind nur bei klinischen Anzeichen von Knochen- oder Hirnmetastasen indiziert.

3.1.5 Neoadjuvante Therapie

Die letzte Metaanalyse zum Stellenwert der neoadjuvanten Chemotherapie beim muskelinvasiven Urothelkarzinom der Harnblase (T2 T4a N0) stammt aus dem Jahr 2005. Sie basiert auf den Daten von mehr als 3.000 Patienten aus 11 randomisierten Studien, in denen jeweils die Kombination aus neoadjuvanter Chemotherapie und Lokaltherapie mit der entsprechenden lokalen Therapie allein verglichen wurde. Ergebnis dieser Metaanalyse ist eine absolute Verbesserung des Gesamtüberlebens nach 5 Jahren von 5 % sowie des krankheitsfreien Überlebens von 9 % zugunsten einer neoadjuvanten cisplatinbasierten Kombinationschemotherapie (ABC Meta-analysis Collaboration 2005).

Ein Update der größten Phase-III-Studie mit einer medianen Nachbeobachtungszeit von 8 Jahren ergab, dass der Vorteil einer neoadjuvanten Therapie vor allem auf einer Reduktion des Auftretens von Metastasen, nicht aber auf einer verbesserten lokalen Kontrolle basiert (International Collaboration of Trialists et al. 2011). Urothelkarzinome mit Invasion des perivesikalen Fettgewebes (T3) metastasieren deutlich häufiger als auf die Muscularis der Harnblase beschränkte (T2) Tumoren und dürften somit auch eine höhere Rate an Mikrometastasen aufweisen (Vazina et al. 2004). Dies ist eine mögliche Erklärung dafür, dass Patienten mit cT3-Tumoren sowohl hinsichtlich des Downstagings als auch hinsichtlich des Gesamtüberlebens deutlich stärker von einer neoadjuvanten Chemotherapie profitieren als diejenigen mit cT2-Befunden (Rosenblatt et al. 2012). Unter strenger Beachtung der beschriebenen Selektionskriterien stellt die neoadjuvante Chemotherapie für die meisten Patienten vor partieller Zystektomie somit wohl eine Übertherapie dar. Allerdings bietet sie durch die Möglichkeit eines Downstagings auch Patienten mit lokal fortgeschrittenen, primär nicht durch eine Teilresektion beherrschbaren Tumoren die Chance auf einen Organerhalt (Herr et al. 1998; Khaled et al. 2014). Wir empfehlen deshalb, die potenziellen Vor- und Nachteile einer neoadjuvanten Chemotherapie jedem Patienten mit dem Wunsch nach einer Harnblasenteilresektion vor dem Hintergrund seiner primären Stagingbefunde individuell zu erörtern.

3.1.6 Operative Grundprinzipien

Die partielle Zystektomie kann sowohl komplett extraperitoneal als auch transperitoneal durchgeführt werden, wobei der transperitoneale Zugangsweg vor allem bei weit dorsal gelegenen Tumoren und hinsichtlich einer geringeren Lymphozelenrate Vorteile hat. Potenzielle Nachteile sind hingegen ein erhöhtes Risiko für postoperative Darmmotilitätsstörungen, eine Urinleckage nach intraperitoneal mit konsekutiver Peritonitis, die mögliche Ausbildung von Briden sowie das prinzipielle Risiko einer peritonealen Tumoraussaat. Unter technischen Gesichtspunkten ist die partielle Zystektomie auch minimalinvasiv, d. h. laparoskopisch oder roboterassistiert, durchführbar. Diesbezüglich liegen bis dato jedoch ausschließlich spärliche Daten für benigne Tumoren der Harnblase bzw. des Urachus vor (Kim et al. 2010; Lei et al. 2014). Die operativen Grundprinzipien der Harnblasenteilresektion werden deshalb nachfolgend am Beispiel des offen chirurgischen extraperitonealen Zugangs erläutert.

Der Patient wird in eine leicht überstreckte Rückenlagerung mit Kopftieflage (Trendelenburg-Position) gebracht. Bei Frauen empfiehlt es sich, zusätzlich die Beine leicht gespreizt zu lagern, falls trotz geplanter Teilresektion eine radikale Zystektomie notwendig werden sollte. Nach Desinfektion und sterilem Abdecken erfolgt die sterile Einlage eines Ballonkatheters (16–18 Ch). Über diesen sollte die Harnblase zunächst mit sterilem Aqua dest. mehrfach manuell mittels Blasenspritze gespült werden. Danach wird der Katheter an einen sterilen Drainagebeutel angeschlossen.

Es folgt eine mediane Unterbauchlaparotomie. Beim extraperitonealen Zugang werden die paravesikalen Räume sowie das Cavum Retzii überwiegend stumpf eröffnet. Umlegen der Wundränder mit feuchten Bauchtüchern und Einsetzen eines geeigneten Sperrers. Das Peritoneum wird über den Iliakalgefäßen so weit nach kranial mobilisiert, dass diese bis mindestens zur Iliakalbifurkation gut exponiert sind. Es folgt die bilaterale pelvine Lymphadenektomie. Diese sollte entsprechend dem Vorgehen bei einer radikalen Zystektomie mindestens die iliakal externen, obturatorischen, iliakal internen und präsakralen Lymphknoten einschließen (Capitanio et al. 2009; Simone et al. 2013). Positive Lymphknoten stellen bei ansonsten erfüllten Selektionskriterien und technisch einwandfreier Durchführbarkeit prinzipiell keine Kontraindikation zur Harnblasenteilresektion dar, da die Prognose dieser Patienten vornehmlich durch die Metastasierung und weniger durch den Lokalbefund determiniert ist.

Nach Komplettierung der Lymphadenektomie wird die Harnblase mäßig mit Aqua dest. gefüllt und vom umgebenden Bindegewebe sowie am Dach vom Peritoneum befreit. Insbesondere im Bereich des Tumors ist darauf zu achten, dass das perivesikale Fett auf der Harnblase belassen wird. Um Tumoren der Seitenwände ausreichend gut zu exponieren, kann es notwendig werden, den jeweiligen Blasenpfeiler teilweise oder vollständig zu durchtrennen und den Harnleiter bis zu seiner Einmündung in die Blase freizupräparieren. Umlegen der Harnblase mit Bauchtüchern oder einem sterilen Lochtuch. Drainage der Harnblase und anschließendes Auffüllen mit Luft. Eröffnung der Harnblase zwischen Haltenähten in ausreichendem Abstand vom Tumor. Hierzu kann es u. U. hilfreich sein, diesen mittels flexibler Zystoskopie exakt zu lokalisieren. Aufspannen der tumortragenden Harnblasenwand, z. B. mittels Ellis- oder Babcock-Klemmen.

Markierung der angestrebten Resektionsebene um den Tumor bzw. um das entsprechende Resektionsulkus mit dem Elektromesser. Dabei sollte möglichst ein Sicherheitsabstand von 1–2 cm eingehalten werden. Vollwandresektion mit dem Elektromesser oder der bipolaren Schere unter Einschluss des perivesikalen Fettgewebes. Es empfiehlt sich,

möglichst das ganze Präparat zur Beurteilung des farbmarkierten Resektionsrandes zum Schnellschnitt zu schicken. Die primäre Ausrichtung des Präparates im Kontext der Harnblase wird zuvor durch mindestens 2 Markierungsnähte (z. B. kranial und kaudal) definiert. Alternativ dazu können auch multiple, repräsentative Proben aus dem Resektionsrand mit Angabe der jeweiligen Lokalisation an der Harnblase entnommen und zur Schnellschnittbegutachtung geschickt werden.

Im Falle einer R0-Resektion wird die Harnblase nach sorgfältiger Blutstillung möglichst zweischichtig fortlaufend verschlossen. Um eine Inversion der Schleimhaut nach intramural zu vermeiden, sollte die 1. Nahtreihe möglichst streng subepithelial verlaufen. Die 2. Nahtreihe erfasst entsprechend alle äußeren Wandschichten. Der Blasenkatheter wird abschließend gewechselt und die Blase nochmals mit Aqua dest. gefüllt, um die Dichtigkeit zu prüfen und potenziell ins Lumen der Harnblase versprengte Tumorzellen auszuspülen. Nach Entfernen der Bauchtücher wird auch das Wundgebiet unter diesem Aspekt sorgfältig mit Aqua dest. gespült. Abschließend erfolgen die Einlage einer perivesikalen Drainage und der Verschluss der Laparotomie. Nach Dokumentation der Dichtigkeit mittels Zystogramm ab dem 7. Tag postoperativ kann der Harnblasenkatheter entfernt werden.

3.1.7 Adjuvante Therapie

Gegenüber anderen blasenerhaltenden Therapiemodalitäten bietet die partielle Zystektomie mit pelviner Lymphadenektomie den Vorteil eines der radikalen Zystektomie vergleichbar guten Stagings. Die Indikationsstellung zur adjuvanten Chemotherapie nach Harnblasenteilresektion kann sich somit grundsätzlich an den zur radikalen Zystektomie publizierten Daten orientieren.

Die letzte Metaanalyse zum Stellenwert der adjuvanten Chemotherapie beim Urothelkarzinom der Harnblase nach radikaler Zystektomie stammt aus dem Jahr 2013. Sie basiert auf den Daten von nur 945 Patienten aus 9 prospektiv randomisierten Studien mit sehr heterogenen Einschlusskriterien, Chemotherapieregimen und Endpunkten, von denen keine die primär geplante Patientenzahl rekrutieren konnte. Ergebnis dieser Analyse ist eine Hazard Ratio (HR) für das Gesamtüberleben von 0.77 (95 % CI [Konfidenzintervall] 0.59–0.99; p = 0.049) und für das krankheitsfreie Überleben von 0.66 (95 % CI 0.45–0.91; p = 0.014) zugunsten der adjuvanten Chemotherapie. Der Vorteil im krankheitsfreien Überleben zeigte sich besonders ausgeprägt in den Studien, in denen mehr als 50 % der Patienten Lymphknotenmetastasen aufwiesen, mit einer HR von 0.39 (95 % CI 0.28–0.54; Leow et al. 2014). Auch retrospektive Daten deuten darauf hin, dass insbesondere Patienten mit Lymphknotenmetastasen und lokal fortgeschrittenen Tumoren (pT3) von einer adjuvanten Chemotherapie profitieren können (Svatek et al. 2010). Aufgrund der insgesamt schwachen Evidenz kann jedoch auch bei Hochrisikopatienten, die für eine cisplatinhaltige Kombinationstherapie infrage kommen, derzeit keine generelle Empfehlung zur adjuvanten Chemotherapie ausgesprochen werden.

Die Rate lokaler Rezidive liegt in aktuelleren Studien zur Harnblasenteilresektion zwischen 19 % und 49 %. Dabei überwiegen in den meisten Serien oberflächliche Rezidive (CIS, Ta, T1), aber auch muskelinvasive Tumoren (T2–T4) sind keine Rarität (Holzbeierlein et al. 2004; Kassouf et al. 2006; Smaldone et al. 2008; Knoedler et al. 2012). Somit stellt sich die Frage, ob das intravesikale Rezidiv- und Progressionsrisiko von Patienten nach partieller Zystektomie durch eine adjuvante Instillationstherapie reduziert werden kann. Dabei erscheint nach partieller Zystektomie die sofortige postoperative Einmalinstillation z. B. mit Substanzen wie Mitomycin C, Epirubicin oder Doxorubicin aus zweierlei Gründen wenig sinnvoll. Zum einen besteht bei diesen Patienten ein im Vergleich zur TUR-B deutlich erhöhtes Risiko für eine Extravasation. Zum anderen konnte gezeigt werden, dass vor allem Niedrigrisikotumoren (Ta, Low Grade) von einer solchen Instillation profitieren (Berrum-Svennung et al. 2008; Gudjonsson et al. 2009). Patienten, die einer Teilresektion zugeführt werden, haben jedoch fast ausnahmslos Hochrisikokarzinome. Für diese Gruppe von Patienten besteht zumindest nach TUR-B höchste Evidenz dafür, dass das Rezidivrisiko durch eine adjuvante BCG-Instillation signifikant gesenkt werden kann (Shelley et al. 2004; Han und Pan 2006). Durch eine BCG-

Erhaltungstherapie lässt sich darüber hinaus eine signifikante Reduktion des Progressionsrisikos erreichen (van der Sylvester et al. 2002; Bohle und Bock 2004).

Bisher wurden keine Daten zu einer möglicherweise analogen Wirksamkeit der BCG-Instillation bei Patienten nach Harnblasenteilresektion publiziert. In einer kleineren veröffentlichten Serie zur partiellen Zystektomie erhielten dennoch alle 25 Patienten einen 6-wöchigen BCG-Induktionszyklus. Nach einer medianen Nachbeobachtungszeit von 43 Monaten traten nur bei 2 Patienten (8 %) oberflächliche Rezidive auf (Smaldone et al. 2008). Obwohl diese Rate besonders niedrig erscheint, kann diese Arbeit lediglich als Hinweis auf einen möglicherweise positiven Effekt der BCG-Therapie gewertet werden, sodass deren potenzielle Vorteile vor dem Hintergrund der Risiken und Nebenwirkungen mit jedem Patienten nach partieller Zystektomie individuell besprochen werden sollten.

3.1.8　Patientencharakteristika und Ergebnisse publizierter Serien zur partiellen Zystektomie

Die wesentlichen Patientencharakteristika und Ergebnisse zuletzt publizierter Serien zur partiellen Zystektomie sind in ◻ Tab. 3.1 zusammengestellt. Die Serien differieren dabei zum Teil in den angewendeten Patientenselektionskriterien sowie in der Indikationsstellung zu neoadjuvanten und adjuvanten Therapiemaßnahmen. Alle aufgeführten Arbeiten sind in ihrer Aussagekraft durch relativ kleine Fallzahlen sowie das unizentrische, retrospektive Design limitiert.

3.1.9　Nachsorge

Bisher gibt es keine Studien, die den Effekt unterschiedlicher Nachsorgeprotokolle auf das Überleben von Patienten nach radikaler Zystektomie oder Harnblasenteilresektion prospektiv evaluiert haben (Soukup et al. 2012). Generell kann sich ein Nachsorgeschema deshalb nur den zeitlichen und örtlichen Wahrscheinlichkeiten für ein Rezidiv sowie

◼ Tab. 3.1 Patientencharakteristika und Ergebnisse publizierter Serien zur partiellen Zystektomie

		Knoedler et al. 2012	Smaldone et al. 2008	Kassouf et al. 2006	Holzbeierlein et al. 2004
Patienten (n)		86	25	37	58
Med. Alter (Jahre)		68,5	65,1	65,5	65,5
Geschlecht	Männlich n(%)	61, 52	18, 72	29, 78	47, 81
	Weiblich n(%)	25, 48	7, 28	8, 22	11, 19
Med. Follow-up-Zeitraum (Jahre)		6,2	3,8	6,1	2,8
Neoadjuvante Chemotherapie, systemisch n(%)		12, 14	0, 0	0, 0	6, 10
Adjuvante Chemotherapie, systemisch n(%)		5, 5,8	10, 40	9, 24	7, 12
pT-Stadium n(%)	pT0/pTa/pT1/CIS	21, 24,4	10, 40	0, 0	31, 53
	pT2	44, 51	6, 24	20, 54	6, 10
	pT3	17, 19,8	9, 36	17, 46	19, 33
	pT4	4, 4,7	0, 0	0, 0	2, 4
pN-Status n(%)	pN0	77, 89,5	–[a]	–[b]	–[c]
	pN+	9, 10,5	3, 12	5, 14	5, 9
R-Status n(%)	R0	k. A.	25, 100	32, 86	53 (91)
	R1	k. A.	0, 0	5, 14	5 (9)
Rezidive n(%)	Gesamt	37, 43	7, 28	18, 48	–
	Oberflächlich	17, 20	2, 8	9, 24	7, 12
	Lokal fortgeschritten + extravesikal	20, 23	5, 20	9, 24	16, 28
Gesamtüberleben (%)		36 (nach 10 Jahren)	70 (nach 5 Jahren)	67 (nach 5 Jahren)	69 (nach 5 Jahren)
Tumorspezifisches Überleben (%)		58 (nach 10 Jahren)	84 (nach 5 Jahren)	87 (nach 5 Jahren	k. A.

k. A. keine Angabe, Med. medianer/s, n Anzahl
[a] Systematische Lymphadenektomie nur bei 64 % der Patienten durchgeführt
[b] Keine Angabe, bei wie vielen Patienten eine systematische Lymphadenektomie durchgeführt wurde
[c] Systematische uni- oder bilaterale Lymphadenektomie bei 91,3 % der Patienten durchgeführt

der diesbezüglich möglichen Behandlungsoptionen (TUR-B, Salvagezystektomie, Radio- und/oder Chemotherapie, Metastasenchirurgie) orientieren.

Als Rezidivlokalisationen kommen dabei nach einer Harnblasenteilresektion v. a. intra- und extravesikale Lokalrezidive, das Auftreten von Fernmetastasen sowie Rezidive des oberen Harntraktes in Betracht.

Die Rate extravesikaler, pelviner Lokalrezidive ist wie nach radikaler Zystektomie grundsätzlich abhängig vom Tumorstadium, Status der Resektionsränder, Lymphknotenstatus sowie vom Ausmaß der Lymphadenektomie. Sie beträgt in aktuellen Zystektomieserien bis zu 15 %, wobei die meisten Rezidive innerhalb der ersten 2 Jahre postoperativ auftreten (Huguet 2013).

Rezidive des oberen Harntraktes finden sich bei 1,8–6,0 % der Fälle nach radikaler Zystektomie. Patienten mit nichtinvasiven oder multilokulären Harnblasenkarzinomen haben diesbezüglich ein 2- bzw. 3-fach erhöhtes Risiko. Nur 38 % der Tumoren des oberen Harntraktes werden dabei im Rahmen der regulären Nachsorgeuntersuchungen entdeckt. 62 % der Patienten hingegen fallen durch klinische Symptome auf (Picozzi et al. 2012).

Fernmetastasen treten nach radikaler Zystektomie bei bis zu 50 % der Patienten auf, davon 90 % innerhalb der ersten 3 Jahre. Ein besonders hohes Risiko haben Patienten mit lokal fortgeschrittenen Tumoren (pT3–pT4: 32–62 %) und Lymphknotenmetastasen (N+: 52–70 %; Donat 2006).

Obwohl keine gute Evidenzlage besteht, auf der Empfehlungen zur Nachsorge nach radikaler Zystektomie oder Harnblasenteilresektion gegeben werden können, erscheint es sinnvoll, die Nachsorgeintervalle dem jeweiligen Rezidivrisiko anzupassen. In einem Review zur Nachsorge von Patienten mit Urothelkarzinomen der Harnblase aus dem Jahr 2012 werden für Patienten mit einem pT2- und pN0-Status ein Abdomen-/Becken-CT (alternativ MRT) inklusive einer urographischen Phase sowie eine konventionelle Röntgen-Thorax-Untersuchung (alternativ Thorax-CT) nach 6, 12, 18, 24, 36, 48 und 60 Monaten vorgeschlagen. Bei Patienten mit organüberschreitenden Tumoren (pT3–pT4) sowie Lymphknotenmetastasen (pN+) wird die Durchführung der entsprechenden Untersuchungen zusätzlich nach 3 und 30 Monaten postoperativ empfohlen. Des Weiteren wird diesen Patienten die Durchführung eines Ganzkörperskelettszintigramms nach 6, 12 und 18 Monaten angeraten. Für alle Patienten mit niedrigerem Fernmetastasierungsrisiko wird hingegen die einmalige Durchführung eines Ganzkörperskelettszintigramms nach 12 Monaten als ausreichend eingeschätzt (Soukup et al. 2012).

Die Nachsorge hinsichtlich intravesikaler Rezidive kann grundsätzlich entsprechend den Empfehlungen der EAU (European Association of Urology) für nicht muskelinvasive Hochrisikotumoren nach TUR-B durchgeführt werden. Die aktuelle Leitlinie sieht hier in den ersten 2 Jahren 3-monatliche Zystoskopien und Urinzytologien vor, wobei letztere auch Rezidive im Bereich des oberen Harntraktes

erfassen können. Zwischen dem 2. und dem 5. Jahr werden diese Untersuchungen halbjährlich, danach jährlich empfohlen (Babjuk et al. 2013).

3.1.10 Schlussfolgerung

Unter Beachtung strenger Patientenselektionskriterien lassen sich durch eine Harnblasenteilresektion im Vergleich zur radikalen Zystektomie vergleichbar gute tumorspezifische Überlebensraten erreichen. Die partielle Zystektomie hat dabei eine vergleichsweise geringe postoperative Morbidität und bietet die Chance auf einen bestmöglichen Erhalt der Lebensqualität. Dennoch ist dieses Verfahren mit relevanten Zusatzrisiken behaftet und erfordert somit neben der entsprechenden Aufklärung eine besonders konsequente Tumornachsorge.

3.2 Radiochemotherapie bei Harnblasenkrebs

S. Höcht, M. Nausner

3.2.1 Hintergrund

In vielen Bereichen der Onkologie sind multimodale Therapieansätze heute ein sehr gut abgesicherter Therapiestandard, der sich über die letzten 3–4 Jahrzehnte entwickelt hat. Beispiele hierfür sind das heute in über 80 % der Fälle praktizierte brusterhaltende Vorgehen beim Mammakarzinom, organ- bzw. funktionserhaltende Operationen bei Weichteilsarkomen und in gewissem Umfang auch die multimodale Therapie des Rektumkarzinoms, bei der es in ca. 20 % der Fälle gelingt, die initial als erforderlich angesehene Amputation des Rektums zu vermeiden und auf ein kontinenzerhaltendes Operationsverfahren zu wechseln. Während beim Rektumkarzinom die Operation (OP) nur in seltenen Fällen gänzlich vermieden werden kann, ist dies bei Analkarzinomen der Regelfall. Hier beschränkt sich die operative Intervention initial auf die bioptische Sicherung, größere Eingriffe sind für die eher seltene Situation einer unvollständigen Remission oder eines Tumorrezidivs reserviert. In den meisten der genannten Fälle ist die Strahlentherapie die tragende Säule der organerhaltenden Therapie, oftmals in Kombination mit einer Chemotherapie, die simultan oder sequenziell appliziert wird. Weitere Erkrankungsentitäten mit etablierten multimodalen Konzepten zum Organerhalt sind Plattenepithelkarzinome des Larynx und Ösophagus. Auch als einzelne Modalität ist die Strahlentherapie in manchen Fällen – wie beim Prostatakarzinom – eine konkurrenzfähige Therapiealternative zur radikalen operativen Sanierung.

Ganz anders ist die Situation beim Harnblasenkarzinom. Auch wenn es einige Gruppen gibt, die eine trimodale Therapie aus TUR-B, Radio- und Chemotherapie seit Langem als lokalen Standard etabliert haben, entspricht dies nicht der praktizierten Routine und hat sich auch nicht in entsprechenden Leitlinien etablieren können: Die EAU-Leitlinie zum muskelinvasiven Harnblasenkarzinom in der Fassung von 3/2013 schließt das Kapitel zur multimodalen Therapie mit der Empfehlung:

» Multimodality treatment could be offered as an alternative in selected, well-informed, well-selected and compliant patients, especially for whom cystectomy is not an option. (Witjes et al. 2013)

Die ESMO-Guideline (ESMO: European Society for Medical Oncology; Bellmunt et al. 2011) positioniert die trimodale Therapie als bessere Alternative zu den sonstigen organerhaltenden Verfahren und sieht ihre Position zwischen geeignet für Patienten, die eine Zystektomie ablehnen, und einer Palliativmaßnahme. So viel Zurückhaltung scheint aus radioonkologischer Sicht nicht ganz erforderlich, eine kritische Bestandsaufnahme ist aber sicher sinnvoll.

Ohne jeden Zweifel hat es in den letzten Jahren sowohl hinsichtlich der funktionellen Ergebnisse als auch hinsichtlich der Morbidität und des perioperativen Managements bei der radikalen Zystektomie erhebliche Fortschritte gegeben (Nieuwenhuijzen et al. 2008; Jentzmik et al. 2010; Shabshig et al. 2009), sodass berechtigterweise auch die Indikationsstellung, z. B. bei älteren Patienten, nicht mehr restriktiv gehandhabt werden muss. Damit reduziert sich aber das Kollektiv der Patienten, die für eine kombinierte Radiochemotherapie geeignet erscheinen, automatisch auf diejenigen Patienten, die eine radikale Operation aus anderen Gründen ablehnen, da auch für eine trimodale Therapie Minimalvoraussetzungen hinsichtlich des Allgemein- und Ernährungszustandes bzw. der Begleiterkrankungen gelten.

3.2.2 Praktische Durchführung der Therapie

Zahlreiche, überwiegend jedoch kleine Studien haben sich mit alternativen Fraktionierungen (d. h. der zeitlichen Aufteilung der Strahlentherapie hinsichtlich Einzel- und Gesamtdosis) bei der Therapie des Harnblasenkarzinoms beschäftigt, ohne dass dabei klare Vorteile gegenüber der Standardbehandlung erkennbar geworden wären. Typischerweise werden Einzeldosen von 1,8–2,0 Gy 1-mal täglich, 5-mal pro Woche bis zu einer Gesamtdosis von 60–66 Gy appliziert. Ohne dass es einen klaren Beweis für einen Benefit dadurch gäbe, werden die pelvinen Lymphknotenstationen von vielen Institutionen bis zu einer Dosis von 45–50 Gy mitbehandelt. Hinsichtlich der Mitbehandlung der Lymphabflusswege gibt es ausgeprägte regionale Unterschiede. In Analogie zum operativen Vorgehen, bei dem aufgrund des attribuierten Überlebensvorteils der ausgedehnteren Lymphadenektomie der Vorzug gegeben wird, und infolge der relativ hohen Rate pelviner Rezidive, die in etwa 50 % der Fälle isoliert sind, spricht vom theoretischen Ansatz her viel für die Mitbehandlung der pelvinen Lymphknotenstationen, zumal diese mit modernen Bestrahlungstechniken wesentlich schonender als früher realisiert werden kann (Baumann et al. 2013; Bellmunt et al. 2011; Witjes et al. 2013).

Da mit der Radiochemotherapie etwa 6 Wochen nach der letzten transurethralen Resektion begonnen werden sollte und auch die Planung der radiochemotherapeutischen Details einige Tage in Anspruch nimmt, ist eine enge zeitliche Verzahnung der beteiligten Institutionen erforderlich.

Bei einer Standardbehandlung mit 5 wöchentlichen Fraktionen von jeweils 1,8–2,0 Gy Einzeldosis und einer Gesamtdosis zwischen 60 und 66 Gy nimmt die gesamte Strahlentherapieserie 6–7 Wochen in Anspruch. Zahlreiche Chemotherapieschemata zur kombinierten Radiochemotherapie sind in der Literatur publiziert. Oftmals handelt es sich dabei aber um Phase-I-bis-II-Studien mit sehr kleinen Patientenzahlen. Von den untersuchten Substanzen liegen für Cisplatin, Carboplatin, 5-Fluorouracil, Taxane, Gemcitabin und Mitomycin C allein oder in Kombination die umfangreichsten Erfahrungen vor. In dem sehr großen und homogen therapierten Erlanger Kollektiv zeigte sich Carboplatin als weniger wirksam im Vergleich zu Cisplatin (Rödel et al. 2002), was möglicherweise jedoch auch lediglich an der verwendeten Carboplatindosierung gelegen haben könnte. Im deutschen Sprachraum sind bisher überwiegend Cisplatin und vor allem die Kombination von Cisplatin und 5-Fluorouracil gebräuchlich.

Die verwendeten Schemata sind Cisplatin 25 mg/m^2/Tag Tag 1–5, 2 Zyklen in 3–4 Wochen Abstand, oder Cisplatin 20 mg/m^2/Tag Tag 1–5 und 5-Fluorouracil 600 mg/m^2/Tag als 120-h-Dauerinfusion, ebenfalls 2 Zyklen in 3–4 Wochen Abstand.

Nicht alle Patienten mit Harnblasenkarzinomen sind in der Lage, eine platinbasierte Radiochemotherapie zu tolerieren. Dies gilt insbesondere für Patienten mit eingeschränkter Nierenfunktion oder Herzerkrankungen, die eine intensive Hydrierung nicht zulassen. Nach Publikation der guten Ergebnisse der BC2001-Studie (James et al. 2012) steht mit der Kombination 5-Fluorouracil und Mitomycin C nunmehr eine weitere Chemotherapiekombination zur Verfügung, die zudem den Vorteil hat, den meisten Radioonkologen von der Therapie von Analkarzinomen und HNO-Tumoren sehr gut vertraut zu sein. Die verwendete Dosierung (5-Fluorouracil 500 mg/m^2/Tag an den Therapietagen 1–5 und 16–20 und Mitomycin C 12 mg/m^2 einmalig an Tag 1) unterscheidet sich nur unwesentlich von den sonst verwendeten Schemata.

Eine leider wenig zur Kenntnis genommene Alternative mit ähnlichem Potenzial im Vergleich zur kombinierten Radiochemotherapie ist das Konzept der BCON-Strahlentherapie, die gezielt gegen den Umstand gerichtet ist, dass neben vielen anderen Tumoren auch Harnblasenkarzinome hypoxische Zellen enthalten, die radioresistenter sind als normal mit Sauerstoff versorgtes Gewebe. 1,5–2 h vor der Bestrahlung wird Nicotinamid in einer Dosis von 60 mg/kg KG oral verabreicht, während und 5 min vor der Strahlentherapie atmen die Patienten

Carbogen ein, ein Gemisch aus 98 % Sauerstoff und 2 % CO_2. In einer Phase-III-Studie mit über 300 Patienten zeigte sich eine signifikante Verbesserung des Gesamtüberlebens nach 3 Jahren von 46 % auf 59 % (Hoskin et al. 2010) bei insgesamt akzeptabler Toxizität, bei der vor allem Nausea im Vordergrund stand und bei ⅓ der Patienten zu Modifikationen der Niacindosis führte. Die Spättoxizität war nicht unterschiedlich (Hoskin et al. 2009).

Ein ganz wesentlicher Faktor in der Betreuung der Patienten ist die engmaschige Nachkontrolle nach dem Ende der Radiochemotherapie. Zeigt die zystoskopische Kontrolluntersuchung, die etwa 6 Wochen nach Ende der kombinierten Radiochemotherapie erfolgen sollte, residualen Tumor, muss eine weitere Therapie eingeleitet werden. Je nachdem, ob dieser Resttumor superfiziell oder muskelinvasiv ist, unterscheidet sich die Strategie. Rein superfizielle Tumorreste können unter Umständen durch eine weitere TUR-B und intravesikale Therapie behandelt werden. Falls diese Strategie nicht erfolgreich sein sollte, ist ebenso wie bei muskelinvasiven Resttumoren eine Salvagezystektomie anzustreben, sofern die Gesamtsituation des Patienten dies zulässt. Hingegen ist die Remissionsgeschwindigkeit unter noch laufender Therapie wahrscheinlich ohne große Relevanz (Mitin et al. 2014). Analog hierzu ist das Vorgehen im Falle eines sich erst später im Verlauf manifestierenden Rezidivtumors. Der Therapiealgorithmus ist in ◨ Abb. 3.1 noch einmal graphisch dargestellt.

3.2.3 Behandlungsergebnisse

Direkte Vergleiche in Form von Phase-III-Studien zwischen radikaler Zystektomie und organerhaltender trimodaler Therapie gibt es leider nicht, sodass nur indirekte Vergleiche – mit all ihren Einschränkungen – möglich sind. Je nach Sichtweise werden die Langzeitergebnisse der trimodalen Therapie positiv oder auch skeptisch betrachtet (James und Hussain 2013). Prinzipiell sind Harnblasenkarzinome durchaus radiosensible Tumoren, die sich mit entsprechend hohen Dosen auch kurativ behandeln lassen. Im Gegensatz zum Prostatakarzinom sind sehr hohe Gesamtdosen jedoch nicht ohne ein erhebliches Risiko von Spätfolgen am Gesamtorgan

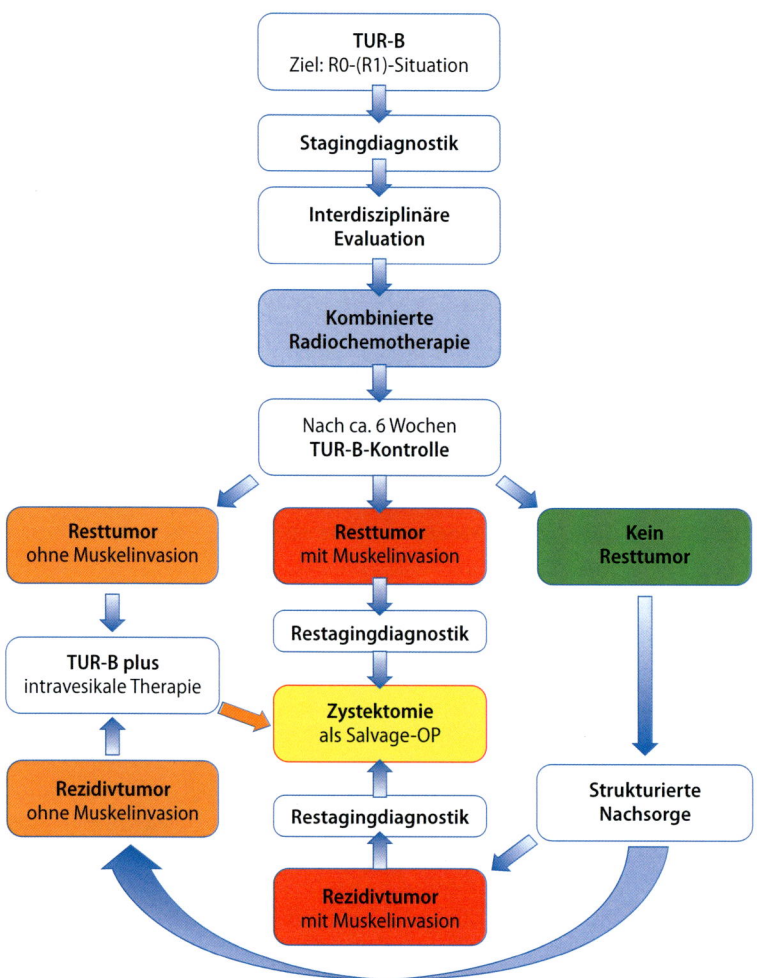

◘ Abb. 3.1 Therapie- und Nachsorgealgorithmus einer Radiochemotherapie. *OP* Operation, *TUR-B* Transurethrale Resektion der Blase

Harnblase applizierbar, sodass ein organerhaltendes trimodales Vorgehen an bestimmte Voraussetzungen und Rahmenbedingungen geknüpft ist, um effektiv sein zu können.

Am wesentlichsten ist hierbei die geringe Resttumorlast. Mit einer einzelnen Strahlentherapiebehandlung (Fraktion) lässt sich immer nur ein Teil der Tumorzellen devitalisieren. Durch die wiederholte Applikation der Strahlenbehandlung werden im Verlauf der Behandlungsserie weitere Tumorzellen devitalisiert, bis im Idealfall bei Therapieende keine vitalen Tumorzellen mehr vorhanden sind. Je größer die initiale Tumormasse vor Beginn der Radiochemotherapie ist, desto geringer ist daher die

Aussicht auf Erfolg. Eine R0- oder maximal R1-Situation nach TUR-B und vor Beginn der Therapie wäre daher ideal.

Da sich aus den geschilderten Gründen die Gesamtdosis einer Strahlentherapie zumindest am Gesamtorgan Harnblase nicht weiter steigern lässt, ist die Kombination mit einer weiteren zytotoxischen Behandlung ein wesentliches weiteres Prinzip der modernen Radioonkologie. Idealerweise wird die Strahlentherapie mit einer simultan applizierten Chemotherapie (oder anderen Therapien, vgl. z. B. Hoskin et al. 2010) kombiniert, die eine additive oder gar supraadditive Wirkung am Tumor hat, ohne das Risiko von Nebenwirkungen und Spätfolgen zu steigern. Zumindest was die akuten Nebenwirkungen anbelangt, ist dieses Ziel bisher jedoch unerreicht geblieben, auch wenn die moderne Supportivtherapie in der Lage ist, das Ausmaß der Akuttoxizität in Grenzen zu halten. Im Vergleich zu einer alleinigen Strahlentherapie lassen sich durch eine kombinierte Radiochemotherapie deutlich höhere Raten an kompletten Remissionen erzielen. Ein weiterer Vorteil der Kombinationsbehandlung aus Strahlentherapie und simultaner Chemotherapie ist, dass es unter dieser Behandlung, wenn überhaupt, dann nur zu einer wesentlich geringeren akzelerierten Repopulierung kommt. Dieses Phänomen beschreibt ein durch die Bestrahlung ausgelöstes beschleunigtes Nachwachsen der Tumorzellen unter laufender Radiotherapie und ist einer der wesentlichen Gründe dafür, warum Therapieunterbrechungen sich bei den meisten Tumorerkrankungen negativ auf das Behandlungsergebnis auswirken.

Retrospektive Auswertungen und die Daten von den lediglich 2 vorliegenden Phase-III-Studien zum Vergleich einer alleinigen Strahlentherapie mit einer Radiochemotherapie zeigen komplette Remissionen in ca. 30–75 % der Fälle bei alleiniger Radiotherapie vs. ca. 45–90 % bei einer kombinierten Radiochemotherapie (Chauvet et al. 1996, 1998; Housset et al. 1993; Coppin et al. 1996; Hoskin et al. 2010; Übersicht bei Rödel et al. 2006), wobei die sehr ungünstigen Daten bei Coppin et al. wohl durch einen zu frühzeitigen Untersuchungszeitpunkt noch unter laufender Therapie bedingt sein dürften.

Die dritte Säule der organerhaltenden Therapie ist die interdisziplinäre Patientenselektion und die konsequente und strukturierte engmaschige Nachsorge. Nur etwa 70–80 % der Patienten erreichen überhaupt das Therapieziel einer kompletten Remission. Zusätzlich ist noch mit einer Rate von 20–30 % nichtinvasiver und invasiver Rezidivtumoren oder aber Zweittumoren in der Harnblase im weiteren Verlauf zu rechnen. Etwa die Hälfte hiervon sind muskelinvasive Neoplasien.

Durch eine Salvagezystektomie können etwa 45–70 % der muskelinvasiven Residual- oder Rezidivtumoren erfolgreich behandelt werden (Bellmunt et al. 2011; Dunst et al. 2005; Efstathiou et al. 2012; Hoskin et al. 2010; Rödel et al. 2002). Aufgrund der Dynamik der Erkrankung, bei der die

meisten Rezidive innerhalb von 18–24 Monaten manifest werden, ist eine gut implementierte Nachsorgestrategie einschließlich klarer Diagnose- und Therapiealgorithmen erforderlich, um nicht im weiteren Verlauf der Erkrankung mit onkologisch nicht mehr beherrschbaren Palliativsituationen konfrontiert zu werden, die bei rechtzeitiger Detektion therapierbar gewesen wären. Die erschwerten OP-Bedingungen und die veränderte Anatomie als Folge der lokalen Fibrosierung nach einer Radiochemotherapie werden von vielen Operateuren als Ursache benannt, warum es problematisch oder gar unmöglich ist, im Rahmen einer Salvage-OP eine orthotope Neoblase zu formen.

In den meisten Studien wurden jedoch nur deutlich weniger als 50 % der Patienten mit einem invasiven Residual- oder Rezidivtumor mit einer Salvagezystektomie behandelt, da Begleiterkrankungen und Allgemeinzustand dem entgegenstanden, was vor allem als Ausdruck der bereits initial erfolgten Patientenselektion zu sehen ist.

Nach 5 Jahren ist mit einem Gesamtüberleben der radiochemotherapierten Patienten von ca. 50–70 % zu rechnen (Efstathiou et al. 2012; James et al. 2012; Krause et al. 2011; Zapatero et al. 2010) – ein Ergebnis, das durchaus mit operativen Serien vergleichbar ist und auch das Erkrankungsalter und die Begleiterkrankungen widerspiegelt. Dementsprechend lassen sich in retrospektiven Vergleichen keine relevanten Unterschiede zwischen radioonkologisch behandelten und zystektomierten Patienten aufzeigen (Munro et al. 2010). Bei etwa 75–80 % der überlebenden Patienten ist so das in der Regel dann auch gut funktionierende Organ Harnblase erhalten geblieben (Efstathiou et al. 2009, 2012; Rödel et al. 2002). Allerdings sind solche direkten Vergleiche infolge der unterschiedlichen Selektionsparameter der einzelnen Serien nur von orientierendem Charakter.

3.2.4 Patientenselektion

Allgemeine Voraussetzungen, um eine kombinierte Radiochemotherapie durchführen zu können, sind ein ausreichender Allgemeinzustand (Karnofsky-Index ≥70 [60 %], ECOG [Eastern Cooperative Oncology Group] 0–1[2]) und Ernährungszustand

sowie das Fehlen aktiver entzündlicher Darm-
erkrankungen wie Morbus Crohn und Colitis
ulcerosa. Sofern der vorgesehene Therapiealgorithmus eine Salvage-OP vorsehen sollte, ist auch eine
adäquate Compliance des Patienten mit den obliga-
ten Nachsorgeuntersuchungen wesentlich, eine Be-
dingung, die man bei Patienten, die a priori keine
OP-Kandidaten wären, sicherlich nicht so rigide
handhaben muss.

Die besten Erfolgsaussichten bei einer organerhaltenden multimodalen Therapie haben Patienten
ohne präexistente funktionelle Blasenstörungen mit
vor TUR-B nicht sehr voluminösen Tumoren (hierbei wird oft eine Größe von <5 cm im Durchmesser
als Grenze erwähnt, ohne dass diese validiert wäre),
Tumoren ohne Perforation der muskulären Harnblasenwand, bei denen nach TUR-B sowohl makroskopisch als auch mikroskopisch kein Tumor mehr
nachweisbar ist. Ein assoziiertes In-situ-Karzinom
oder eine Harnstauungsniere verschlechtern die Erfolgsaussichten merklich, allerdings bestehen selbst
bei T4-Tumoren durchaus realistische Chancen auf
eine erfolgreiche Therapie (Milosevic et al. 2007;
Rödel et al. 2006). Die Indikation zur kombinierten
Radiochemotherapie nach rezidivierten G3-In-situ
Karzinomen wird kontrovers gesehen.

3.2.5 Nebenwirkungen und Spätfolgen

Bei der kombinierten Radiochemotherapie addie-
ren sich natürlich auch die Nebenwirkungen der
Therapie, da es synergistisch wirkende Zytostatika
ohne überschneidendes Akuttoxizitätsprofil nicht
gibt. Allerdings muss man bei der Analyse der Daten bedenken, dass viele der publizierten Arbeiten
aus einer Zeit stammen, in der hochpotente Anti-
emetika aus der Gruppe der 5-HT3-Inhibitoren und
Neurokininrezeptorantagonisten noch nicht verfügbar waren oder nicht routinemäßig zum Einsatz kamen. Schwere Nebenwirkungen (CTCAE
[Common Toxicity Criteria for Adverse Events]
Grad 3 und mehr) kommen in bis zu ⅓ der Fälle vor
und sind neben Blutbildveränderungen vor allem
radiogene Urozystitis und Enteritis. Während hinsichtlich der urogenitalen Nebenwirkungen auch
von modernen Bestrahlungstechniken wie IMRT

(intensitätsmodulierte Radiotherapie) oder VMAT
(Volumetric Modulated Arc Therapy) keine wesentliche Verbesserung der Akuttoxizität erwartet werden darf, da das Organ, an dem die Nebenwirkungen auftreten, ja das Therapievolumen darstellt,
ist bei der gastrointestinalen Toxizität mit einer
wesentlich besseren Verträglichkeit der Behandlung
durch moderne Therapieverfahren zu rechnen. Mit
einem Abklingen der radiogenen Akutsymptomatik
ist innerhalb von 2–3 Wochen nach Therapieende
zu rechnen; falls im Rahmen der Chemotherapie
ein Mitomycin-C-basiertes Schema angewendet
wurde, kann es auch zu protrahiert auftretenden
Blutbildveränderungen kommen.

Die Angaben zur Spättoxizität variieren ebenfalls erheblich. Dies liegt zum einen an den unterschiedlichen verwendeten Klassifizierungsverfah-
ren (RTOG [Radiotherapy and Oncology Group],
CTCAE [Common Terminology Criteria for
Adverse Events], LENT/SOM [Late Effects of Normal Tissue (Subjective, Objective and Management
Elements]), die in den einzelnen Analysen zur Anwendung kamen, zum anderen aber auch am zeitlichen Verlauf solcher Nebenwirkungen. Eindrucksvoll dokumentiert wird der Unterschied der Häufigkeit von Toxizitäten des Grades 3 und höher in der
BC2001-Studie von James et al. 2012. Je nach ver-
wendetem Scoringsystem schwankt die Häufigkeit
von Grad-3- bis Grad-4-Toxizitäten nach 2 Jahren
zwischen 8,3 % und 34,4 %.

Entgegen der früher verbreiteten Annahme
zeigt die radiogene Spättoxizität an vielen Organen
einen phasenhaften Verlauf, bei dem es nach einer
unterschiedlich langen Latenzzeit von im Median
etwa 2 Jahren zu einem Häufigkeits- und auch In-
tensitätsgipfel kommt – und später zu einer Bes-
serung. In einer großen retrospektiven Analyse von
4 RTOG-Studien lag die kumulative Inzidenz der
Spättoxizität ≥Grad 3 nach 5 Jahren bei 7 %, die
Toxizität ≥Grad 3 dauerte im Median 7,1 Monate.
Ein einziger Patient in dieser Auswertung hatte eine
persistierende Grad-3-Toxizität des Urogenitaltraktes, persistierende Grad-3-Toxizität im gastrointestinalen Bereich gab es keine, es war keine einzige
Zystektomie infolge radiogener Spätschäden erforderlich (Efstathiou et al. 2009). In der Erlanger Serie
mit 415 analysierten Patienten lagen die Toxizitäts-
raten etwas höher: Bei 2 % der Patienten war 1 Zyst-

ektomie infolge einer Schrumpfblase erforderlich, 3 % der Patienten zeigten eine radiogene Schrumpfblase mit <200 ml Kapazität und bei 1,5 % der Patienten waren infolge einer Ileussymptomatik operative Eingriffe erforderlich geworden, wobei gerade bei der letztgenannten Komplikation die kausale Zuordnung immer etwas unsicher bleiben wird (Rödel et al. 2002).

3.2.6 Neue technische Entwicklungen

Die Behandlung von Harnblasenkarzinomen ist für Radioonkologen immer schon eine Herausforderung gewesen, da ein Organ mit ganz erheblicher Lage- und Volumenvariabilität behandelt werden muss. Üblicherweise werden zur Erstellung strahlentherapeutischer Behandlungspläne mehrere Stunden Zeitaufwand benötigt, in den Prozess sind mehrere Berufsgruppen involviert. Dabei erfolgt die Planung (Berechnung der Strahlentherapie mit der Festlegung, was und mit welcher Dosis bestrahlt werden soll und welche Organe es zu schonen gilt, sowie die technische Umsetzung dieser Vorgaben) auf der Basis einer speziellen Computertomographieuntersuchung, die exakt unter den gleichen Bedingungen erfolgen muss, wie sie dann auch bei der Behandlung vorliegen werden. Mit den modernen Bestrahlungstechniken lassen sich jedoch Strahlenbehandlungen wesentlich schonender applizieren, als es noch vor wenigen Jahren der Fall gewesen ist. ◻ Abb. 3.2 zeigt den Vergleich einer konventionellen 3-D-geplanten Bestrahlung mit einer aktuellen Therapietechnik.

Neben der Festlegung der Therapiedetails sind auch umfangreiche Maßnahmen erforderlich, um sicherzustellen, dass die Behandlung vom Therapiegerät korrekt durchgeführt wird. Der so berechnete Behandlungsplan muss also stimmen, denn eine kurzfristige Änderung an andere Gegebenheiten ist eigentlich nicht realisierbar.

Es ist nachvollziehbar, dass die meisten Therapierichtlinien in der Strahlentherapie empfehlen, die Harnblase zum Zeitpunkt der Bestrahlungsplanung und bei der Therapie entleert zu haben, da dies das einzige zuverlässig vorhersehbare Blasen- und damit Bestrahlungsvolumen darstellt, zumindest solange dies nicht online kontrolliert werden kann. Bei einer entleerten Harnblase ist es jedoch enorm schwierig, sogar oftmals unmöglich, den tumortragenden Bereich bei der Bestrahlungsplanung festzulegen. Damit gibt es unter diesen Voraussetzungen kaum Möglichkeiten, gezielt eine höhere Bestrahlungsdosis nur im Bereich des Tumors, einen sog. Boost zu applizieren, der durchaus die Chance bieten würde, die lokale Kontrolle der Tumorerkrankung zu verbessern, ohne wesentlich mehr Toxizität am Gesamtorgan Harnblase befürchten zu müssen.

Die technischen Voraussetzungen hierzu sind jedoch inzwischen wesentlich besser geworden. Moderne Bestrahlungsgeräte besitzen inzwischen als »on board imaging« fest in den Linearbeschleuniger integrierte CT-Systeme, die es erlauben, in sehr kurzer Zeit direkt vor der Durchführung der Bestrahlung ein CT zu erstellen, das dann teilweise bereits automatisiert mit dem ursprünglichen CT der Bestrahlungsplanung verglichen werden kann (◻ Abb. 3.3). Diese IGRT-Geräte (IGRT: Image-guided Radiotherapy) ermöglichen sowohl die Nachpositionierung des Patienten mit einer Genauigkeit im Bereich weniger Millimeter (◻ Abb. 3.4) als auch die Überprüfung des Harnblasenvolumens, sodass bei relevanten Abweichungen die Behandlung nicht erfolgt und damit die Sicherheit besteht, die Bestrahlung ganz exakt wie geplant zu applizieren.

Allerdings ist der Aufwand relativ hoch, wenn dann die Blasenfüllung von der ursprünglichen Planung in relevantem Umfang abweichen sollte. Dann muss die Behandlungssitzung abgebrochen werden, sie kann erst neu begonnen werden, wenn die Voraussetzungen stimmen. Ein solches Vorgehen ist in der täglichen Routine der meisten Einrichtungen schwer zur etablieren. Die sog. adaptive Radiotherapie versucht, dieses Problem entweder durch eine Ad-hoc-Anpassung der Planung zu lösen, was jedoch vor allem auch unter Aspekten der Qualitätssicherung enorme Herausforderungen mit sich bringt, oder besser handhabbare Alternativen zu nutzen: Auf der Grundlage mehrerer Planungscomputertomographien mit jeweils unterschiedlicher Blasenfüllung werden mehrere Bestrahlungspläne erstellt und dann bei der Behandlung des Tages diejenige Planvariante ausgewählt, die am besten zu den aktuell vorgefundenen anatomischen Verhältnissen passt (Meijer et al. 2012).

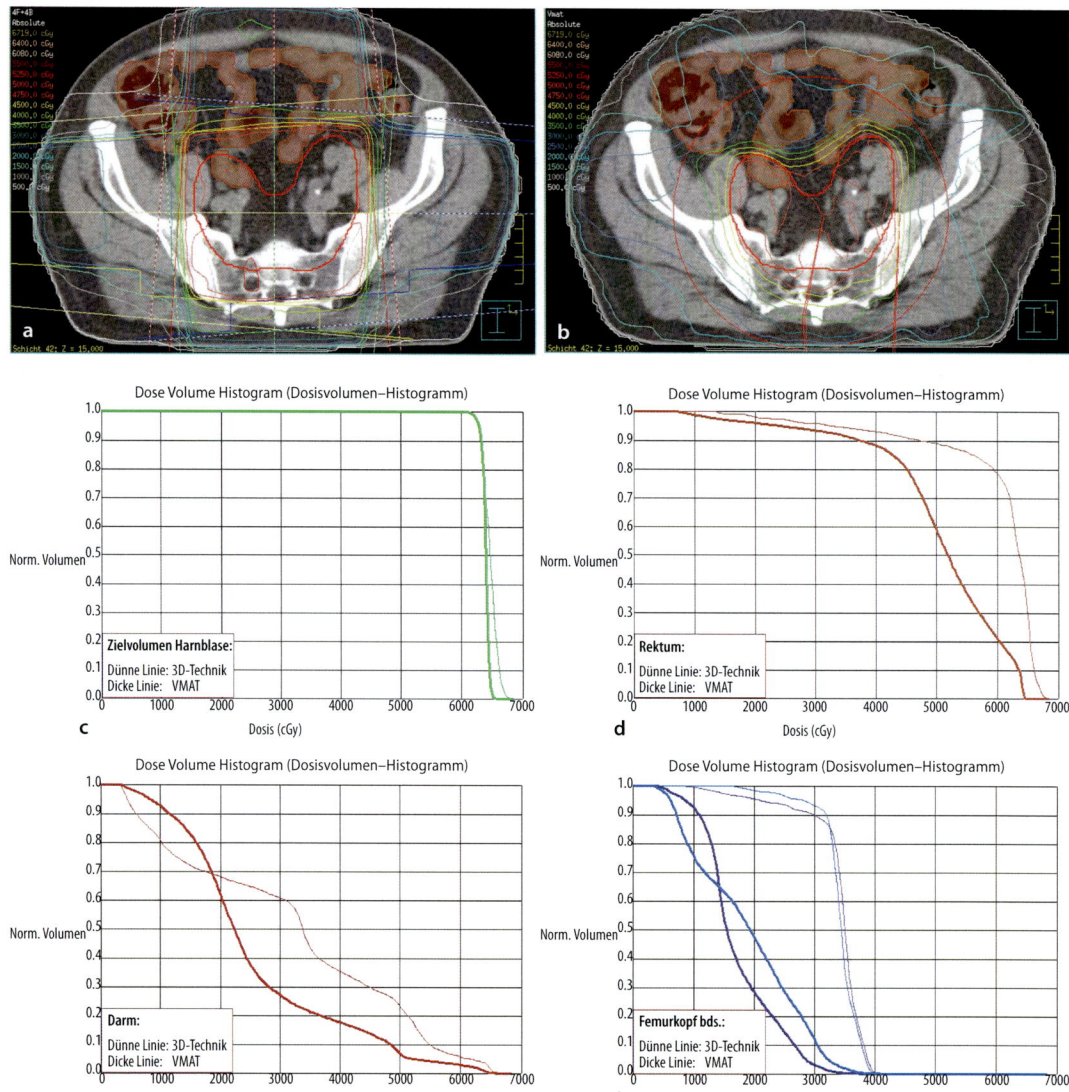

□ **Abb. 3.2 a–f** Vergleich einer klassischen 3-D-geplanten Bestrahlung mit einer modernen Bestrahlungstechnik. **a** Dosis-verteilung bei klassischer 3-D-Bestrahlungs-Technik, **b** Dosisverteilung bei VMAT-Technik, die Dosislinien sind dem zu be-strahlenden Bereich bei VMAT wesentlich besser angepasst, **c** Dosisvolumenhistogramm für die bestrahlte Harnblase: Diese Linie verläuft idealerweise bis zur gewünschten Dosis bei 1,0 und fällt dann senkrecht auf 0 ab, **d** Dosisvolumenhistogramm für das Rektum, diese Linie verläuft idealerweise möglichst weit unten und endet früh bei 0,0, **e** Dosisvolumenhistogramm für Dünn- und Dickdarm, diese Linie verläuft idealerweise möglichst weit unten und endet früh bei 0,0, **f** Dosisvolumenhisto-gramm für die Hüftköpfe, auch diese Linien verlaufen ebenfalls idealerweise möglichst weit unten und enden früh bei 0,0. *cGy* Zentigray, *VMAT* Volumetric Modulated Arc Therapy

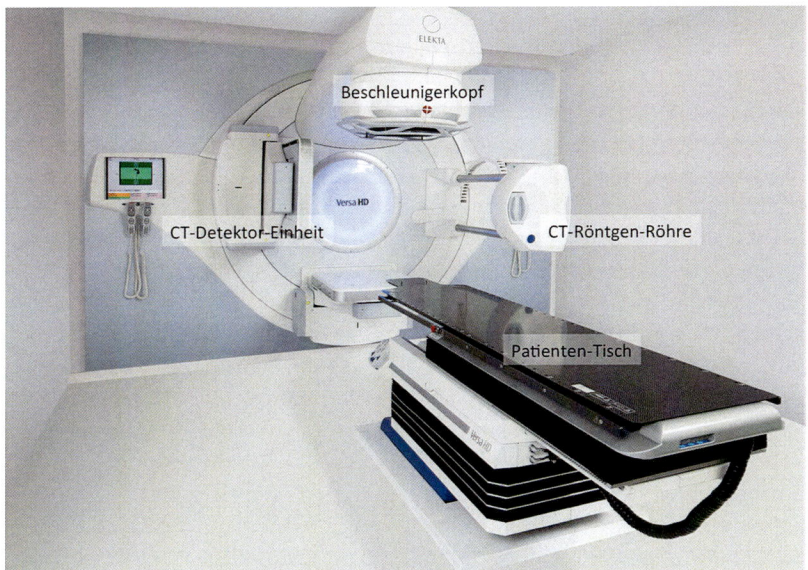

◼ Abb. 3.3 Moderner Linearbeschleuniger mit integrierter CT-Einheit. (Mit freundlicher Genehmigung von Fa. Elekta, Deutschland)

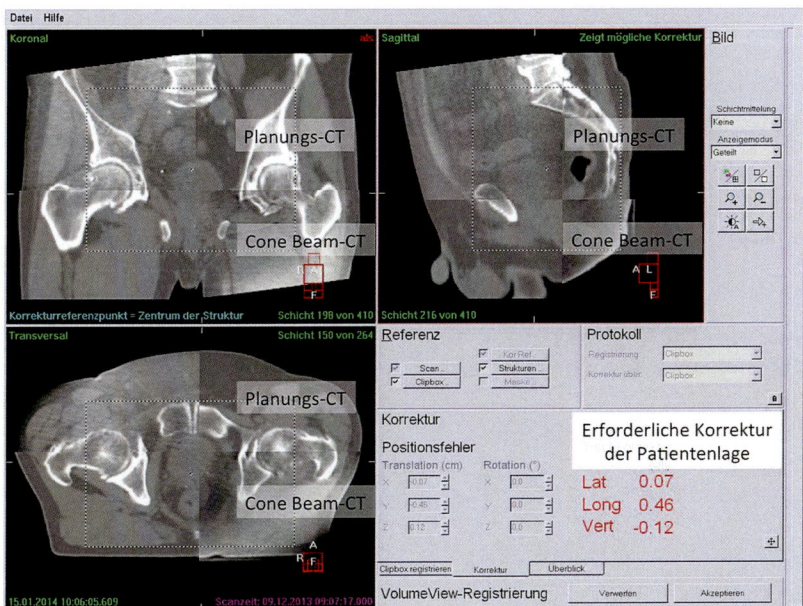

◼ Abb. 3.4 IGRT-gesteuerte Patientenpositionierung: Überprüfung der korrekten Erfassung der zu behandelnden Region. Das zur Berechnung der Behandlung verwendete CT wird mit dem direkt vor der Behandlung angefertigten der CT-Einheit des Linearbeschleunigers automatisch verglichen und die erforderliche Korrektur berechnet. Nach Überprüfung wird diese bestätigt und dann automatisch ausgeführt

Eine Umsetzung des Konzeptes der Boost-bestrahlung ist bei modernen Therapieverfahren wie der IMRT und der Nachfolgetechnik VMAT, die in sehr kurzer Zeit ähnlich konformale Bestrahlungsbehandlungen wie bei einer IMRT applizieren kann, technisch sehr einfach möglich und kann sogar in eine laufende Behandlung als SIB (Simultaneous Integrated Boost) integriert werden.

Es bedarf für solche Konzepte jedoch der intensivierten Zusammenarbeit zwischen Urologen und Strahlentherapeuten. Da Harnblasenkarzinome in der CT- und MRT-Diagnostik gerade nach zuvor erfolgter TUR-B schlecht abgrenzbar sind und auch Schemazeichnungen, die z. B. anlässlich eines Blasenmappings erstellt wurden, nicht immer im erforderlichen Umfang in die Planung der Bestrahlung aufgenommen werden können, da sie einen völlig anderen Darstellungsmodus verwenden (Dees-Ribbers et al. 2013), fällt es sehr schwer, ein solches Teilvolumen für eine Boostbestrahlung exakt festzulegen. Hier können während der Zystoskopie implantierte, im CT erkennbare Marker oder Kontrastmittelmarkierungen, z. B. mit Lipiodol, sehr hilfreich sein (Meijer et al. 2012; Nishioka et al. 2014). Der Beweis für eine Verbesserung der Therapieergebnisse durch solche Modifikationen der Radiotherapie ist allerdings bisher keineswegs erbracht (Huddart et al. 2013) und auch die Umsetzbarkeit in den klinischen Alltag ist noch nicht absehbar.

3.3 Die Thermochemotherapie mit Mitomycin C als alternative Therapiestrategie beim nicht muskelinvasiven Harnblasenkarzinom

F. Christoph

Das Urothelkarzinom der Harnblase ist der zweithäufigste urologische Tumor. Jährlich erkranken in der Bundesrepublik Deutschland 28.000 Menschen an dieser Krebsart, davon sind etwa 21.000 Männer und 7.000 Frauen (RKI 2010). Die Prognose des Urothelkarzinoms wird im Wesentlichen geprägt von den Kriterien Infiltrationstiefe und Differenzierungsgrad im Tumor. Von den diagnostizierten Harnblasenkarzinomen infiltrieren 80 % der Tumoren den Detrusormuskel nicht und haben somit eine deutlich bessere Prognose als die muskelinvasiven Harnblasenkarzinome. Dennoch weisen sie ein mehr oder minder hohes Rezidivpotenzial auf, sowie in 10–15 %, ein Progressionsrisiko in ein muskelinvasives Stadium. Um das Rezidiv- und Progressionsrisiko so gering wie möglich zu halten, werden nach transurethraler Blasentumorresektion (TUR-B) unterschiedliche adjuvante Konzepte der Blaseninstillationstherapie angewandt. Als wesentliche Therapeutika in der Bundesrepublik Deutschland gelten zur Chemotherapie Mitomycin C und zur Immuntherapie BCG, welche je nach Tumorentität das Rezidivrisiko um 20–40 % reduzieren können (Krege et al. 1996). Eine Senkung des Progressionsrisikos durch genannte Therapieformen ist derzeit nicht belegt.

Wenngleich das Harnblasenkarzinom in vielen Fällen im Rezidivfall nicht infiltriert bzw. metastasiert und somit eine vornehmlich lokale Bedrohung darstellt, so ist das Risiko eines Tumorrezidivs für den Patienten dennoch eine nicht unerhebliche Belastung – einerseits psychisch, andererseits auch aus funktioneller Sicht, wenn es im weiteren Verlauf zu Algurie, Pollakisurie oder Minderung der funktionellen Blasenkapazität kommt. Diese Patienten müssen sich über einen langen Zeitraum der Zystoskopienachsorge unterziehen. Die dadurch entstehenden Kosten, welche von unserem Gesundheitssystem getragen werden müssen, lassen das Harnblasenkarzinom zum teuersten urologischen Tumor in der Tumornachsorge werden (Svatek et al. 2014).

Es ist aus diesem Grunde nachvollziehbar, dass keine Möglichkeit unversucht gelassen werden sollte, um das Rezidiv- und auch das Progressionsrisiko dieser Tumorerkrankung nachhaltig zu reduzieren. Eine besondere Herausforderung stellt dabei die Gruppe der Intermediär- und Hochrisikopatienten dar, die auf eine adjuvante Therapie mit Mitomycin C oder BCG nicht ansprechen und bei denen es in kürzester Zeit erneut zu einem Rezidiv oder Progress der Erkrankung kommt. Diesen Patienten muss nach derzeitigem Konsens die radikale Zystektomie als optimale Therapieform empfohlen werden, da die Progressionsrate in dieser Gruppe innerhalb eines Jahres bis zu 43 % beträgt (Herr 2000).

Eine mögliche alternative Behandlungsform stellt in diesem Fall die Kombination aus der herkömmlichen Blaseninstillation mit 20 oder 40 mg Mitomycin C und der gleichzeitigen Erhitzung der inneren Blasenschleimhaut auf Temperaturen zwischen 41 und 44°C dar (Rigatti et al. 1991).

3.3.1 Das Prinzip der Hyperthermie

Unter Hyperthermie versteht man die Erwärmung einer Körperregion oder eines Organs gegen die Tendenz des körpereigenen Wärmeregulationszentrums. Dabei ist die Temperatur im Gewebe, d. h. in dem betroffenen Organ oder dem Tumorgewebe, von entscheidender Bedeutung. Man unterscheidet eine Oberflächen- von einer Tiefenhyperthermie sowie die interstitielle Hyperthermie, die bei der Thermochemotherapie der Harnblase ihre Anwendung findet (Deutsche Krebsgesellschaft 2015). Das Prinzip der Hyperthermie wird in unterschiedlichen Bereichen der Krebstherapie, so auch in der Alternativmedizin verwendet. Letztere bedient sich dabei meist wissenschaftlich zweifelhafter Methoden, deren Effekt bisher in keiner Weise belegt werden konnte.

Im Gegensatz dazu ist die gezielte Applikation von Hitze in Tumorregionen bei der Behandlung von lokalisierten Sarkomen ein gängiges Verfahren und zeigt sich der alleinigen Chemotherapie dabei überlegen. In einer randomisierten Phase-III-Studie erhöhte sich sowohl die Ansprechrate des Sarkoms auf die Chemotherapie von 12 auf 28 %, als auch das 2-Jahres-progressionsfreie Überleben von 61 auf 76 % (Issels et al. 2010). Dabei kommen vornehmlich 2 Wirkmechanismen zum Tragen: die Denaturierung von Proteinen bei (lokalen) Temperaturen von über 42°C sowie die Aktivierung natürlicher Killerzellen (NK) unter Einfluss der gesteigerten Bildung sog. Hitzeschockproteine (HSP).

3.3.2 Die Hyperthermie beim Harnblasenkarzinom

Thermochemotherapie bezeichnet die Kombination der intravesikalen Mitomycin-C-Chemotherapie mit Hyperthermie. Das am häufigsten verwendete Verfahren ist dabei das Synergo-Hyperthermiesystem (Fa. Synergo, Niederlande). Das Synergo-System nutzt dabei die Kombination aus örtlicher Hochfrequenzenergiehyperthermie und gleichzeitiger Instillation chemotherapeutischer Medikamente. Es ist ein computerintegriertes intravesikales Irrigationssystem, das mit einer Energieversorgungseinheit kombiniert ist. Das Irrigationssystem besteht aus einer Schlauchleitung und einem Kathetersystem (Wegwerfartikel zur einmaligen Nutzung). Die Hyperthermie wird durch Abgabe von Hochfrequenzenergie (915 MHz) erzielt, die durch interne Thermofühler überwacht wird. Hierbei wird ein eigens dafür vorgesehener Blasenkatheter transurethral eingelegt und in der Blase 5 Antennen, sog. Thermofühler, ausgefahren (◘ Abb. 3.5). Über diese – anliegend an die Blasenschleimhaut – erfolgt über Radiofrequenzinduktion die kontinuierliche Erhitzung und Temperaturmessung (◘ Abb. 3.6). Um die Harnröhre zu schonen wird diese über einen weiteren Spülkreislauf innerhalb des Katheters gekühlt. Bei Erreichen der Zieltemperatur von 42–45°C wird Mitomycin C zugegeben, welches dann in einem geschlossenen Systemkreislauf zirkuliert. Die Dosis beträgt je nach Protokoll 2x20 oder 2x40 mg und wird über einem Zeitraum von 2x30 min appliziert.

Die anwendungsspezifische Software überwacht die Behandlungsparameter während der stattfindenden Sitzung, zeichnet sie auf und bietet eine Benutzeroberfläche, die das Bedienungspersonal umgehend auf außerhalb der Toleranz liegende Parameter aufmerksam machen kann. Beim Katheter selbst handelt es sich um einen sterilen transurethralen Tripel-Lumen-Katheter vom Foley-Typ aus Silikon. Er dient der intravesikalen Instillation des Chemotherapeutikums Mitomycin C und ist mit Thermofühlern zum Überwachen der Harnblasenwandtemperatur bestückt, ebenso wie mit einer Hochfrequenzantenne, welche in die Blasenwand strahlt und diese auf die gewünschte Temperatur erwärmt. Über den Katheter lässt eine kleine peristaltische Pumpe die chemotherapeutische Lösung zwischen der Blase und einem Arzneimittelreservoir zirkulieren. Zusätzlich enthält der Katheter Thermoelemente, welche die Temperatur an der Oberflächenschicht der Blasenwände wie auch der Harnröhre überwachen. Mitomycin C ist zytotoxisch und proapoptotisch in Tumorgewebe. Durch

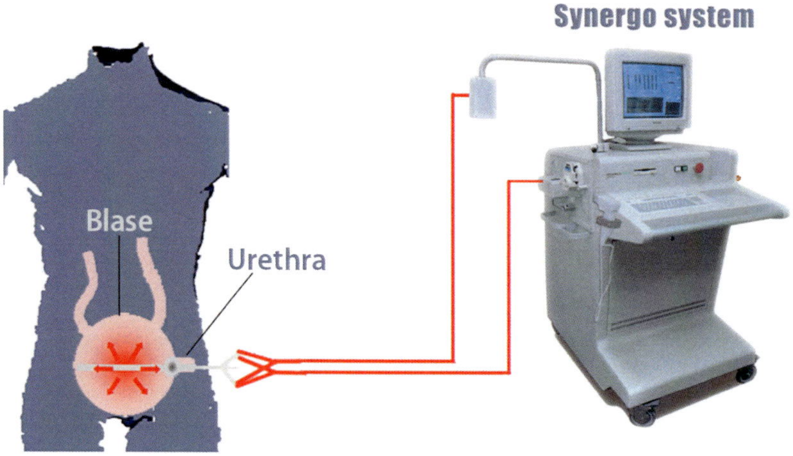

Synergo system

Abb. 3.5 Prinzip der Thermochemotherapie (Fa. Synergo, Niederlande). Das Prinzip besteht aus einer Rechnereinheit nebst Pumpe. Über die Rechnereinheit erfolgt die Programmsteuerung. Über ein Schlauchsystem, welches an die Pumpe angeschlossen wird, erfolgt die Zu- und Ableitung des speziell entwickelten Katheters. (Mit freundlicher Genehmigung von Fa. Synergo)

die erhöhte Temperatur wird die Zytotoxizität von Mitomycin C noch verstärkt, weit wichtiger ist jedoch die Erhöhung der Membranpermeabilität des Urothels sowie die hitzeinduzierte erhöhte Blutperfusion in der Blasenschleimhaut. Die Verbindung beider Wirkmechanismen kann so die Effektivität der Mitomycin-C-Blaseninstillation deutlich erhöhen (Paroni et al. 2001).

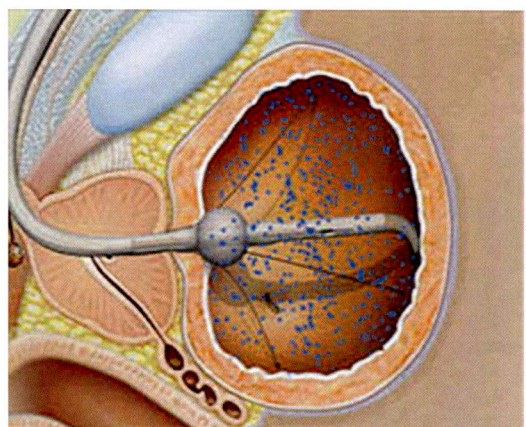

Abb. 3.6 Lage des Synergo-Blasenkatheters und Thermocouples (Thermofühler). Nach Einlage des speziellen Synergo-Blasenkatheters und Überprüfung der korrekten Lage erfolgt nach leichter Füllung der Blase das Ausfahren der Thermocouples zur Messung der Temperatur. (Mit freundlicher Genehmigung von Fa. Synergo)

3.3.3 Die Anwendungsbereiche der Thermochemotherapie

Die Indikation zur Einleitung einer Thermochemotherapie wird an 2 Behandlungsszenarien festgemacht.

Prophylaktisches Protokoll

Das prophylaktische Protokoll findet bei Patienten mit hohem Rezidivrisiko in der Primärtherapie mit Mitomycin C oder BCG Anwendung. In der Induktionsphase erfolgt die Gabe von 2×20 mg über 60 min, dies 1-mal pro Woche, insgesamt 6-mal. Nach einer Kontrollzystoskopie folgt die Erhaltungsphase. Hier werden erneut 2×20 mg Mitomycin C über 60 min appliziert, dies erfolgt 6-mal im Abstand von 6 Wochen, wobei alle 3 Monate eine Kontrollzystoskopie erfolgt.

Ablatives Protokoll

Das ablative Protokoll wird bei Patienten mit Rezidiverkrankung nach durchgeführter Mitomycin-C- oder BCG-Therapie angewendet. Hier werden 2 Wochen nach der TUR-B 2×40 mg über 60 min appliziert, insgesamt 8-mal wöchentlich. Im Anschluss erfolgt die Kontrollzystoskopie in Biopsiebereitschaft. Die Erhaltungsphase ist identisch mit dem Protokoll im prophylaktischen Arm.

3.3.4 Onkologische Ergebnisse

Erste veröffentlichte Daten zur Durchführung und Durchführbarkeit der Thermochemotherapie reichen zurück in das Jahr 1991 (Rigatti et al. 1991). In 11 auswertbaren monozentrischen und 4 multizentrischen Studien (insgesamt 8 prospektiv) wurden bisher 987 Patienten mit oberflächlichem Harnblasenkarzinom nach den vorgestellten prophylaktischen und ablativen Protokollen behandelt. Leider ist die Qualität der Studien sehr unterschiedlich. Gerade in den älteren Studien fehlt eine klare Unterscheidung unterschiedlicher Risikogruppen oder es fehlen notwendige Follow-up-Daten (Lammers et al. 2011).

Aus den Protokollen ergeben sich 2 Rationale hinter dem Einsatz von Mitomycin C im Rahmen einer Thermochemotherapie:
1. Als Erstlinientherapie Mitomycin C mit und ohne Thermotherapie
2. Als Zweitlinientherapie bei Mitomycin-C- oder BCG-Therapieversagern

Mitomycin C mit und ohne Thermotherapie

Die hier zur Beurteilung heranzuziehenden Studien zeigen ein sehr heterogenes Studiendesign, da die Einschlusskriterien mitunter nicht klar sind sowie standardisierte Nachsorgeprotokolle unerwähnt

bleiben. In 2 frühen Arbeiten konnte Colombo zeigen, dass in einer kleinen Gruppe von 29 Patienten bei der Anzahl der Patienten, welche zusätzlich zum Mitomycin C eine radiofrequenzinduzierte Thermotherapie erhielten, die Rezidivrate mit 27 % deutlich unter derjenigen der Patienten ohne Thermotherapie lag (39 %; Colombo et al. 1995, 1996).

In einer späteren, prospektiven Multizenterstudie mit 83 Patienten konnte derselbe Autor zeigen, dass bei 42 mit Thermochemotherapie behandelten Patienten das Rezidivrisiko im Vergleich zu thermotherapieunbehandelten Patienten deutlich niedriger lag (17 % gegenüber 57 %). Der Nachbeobachtungszeitraum betrug in dieser Studie 24 Monate (Colombo et al. 2011; ◘ Abb. 3.7, ◘ Abb. 3.8). Lammers wählte in seiner Übersichtsarbeit die 3 Colombo-Studien als Bezugspunkt zur Beurteilung der Effektivität des prophylaktischen Protokolls und kam zur Schlussfolgerung, dass die Kombination aus Thermochemotherapie und Mitomycin C das Rezidivrisiko in der Patientengruppe mit intermediärem und hohem Rezidivrisiko um 59 % senken kann (Lammers et al. 2011).

Zweitlinientherapie bei Mitomycin-C- oder BCG-Therapieversagern

Ein besonderes Augenmerk gilt der Gruppe von Patienten, welche nach erfolgter Instillationstherapie

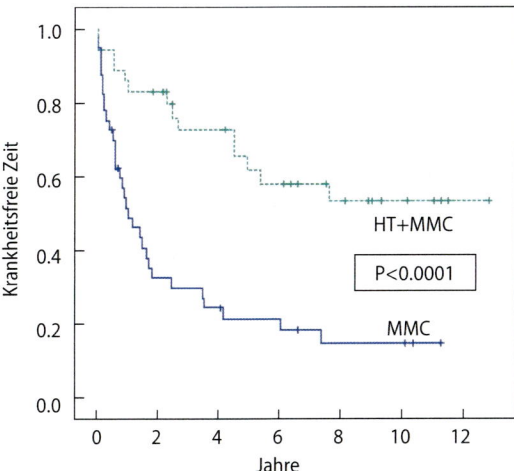

◘ **Abb. 3.7** Langzeitrezidivrate bei Intermediär- und Hochrisikoharnblasenkarzinomen mit (HT+MMC) und ohne (MMC) Synergo-Hyperthermie. *HT* Hyperthermie, *MMC* Mitomycin C. (Adaptiert nach Colombo et al. 2011)

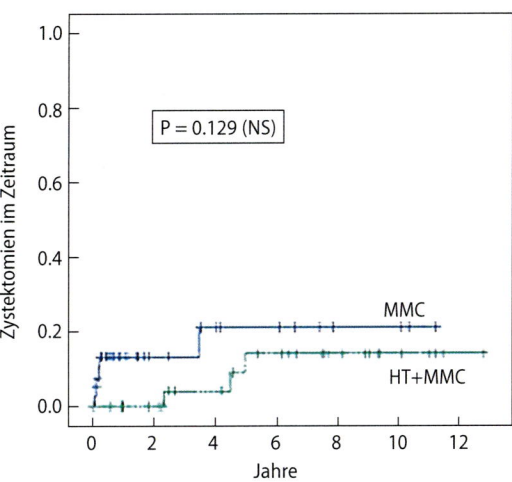

◘ **Abb. 3.8** Zystektomierate bei Intermediär- und Hochrisikoharnblasenkarzinomen mit (HT+MMC) und ohne (MMC) Synergo-Hyperthermie. *HT* Hyperthermie, *MMC* Mitomycin C, *NS* nicht signifikant. (Adaptiert nach Colombo et al. 2011)

erneut ein Rezidiv entwickeln. Zum einen, weil dies für ein Versagen der bisher erfolgten Therapie steht, zum anderen, weil in der Gruppe der sekundär muskelinvasiven Blasenkarzinompatienten das blasenkrebsspezifische Überleben deutlich gemindert ist, vergleicht man dies mit der Patientengruppe der primär muskelinvasiv diagnostizierten Patienten (Herr und Sogani 2001). Diese Patienten profitieren im Zweifelsfall – sprich Tumorrezidiv – somit eher von einer frühen Zystektomie als von einer Therapieverzögerung durch eine Zweitlinientherapie, wie sie die Thermochemotherapie zweifelsohne darstellt.

Eine Zweitlinientherapie ist also nur dann sinnvoll, wenn sie die – in diesem Szenario als Standard geltende – Zystektomie ersetzen kann. Kommt es lediglich zu einem Aufschieben der Erkrankung, so geht der Erhalt der Blase unter Umständen zulasten einer erhöhten Morbidität der dann später durchgeführten Zystektomie.

Nur wenige Studien haben diesen Umstand bisher hinreichend untersucht. In einer Untersuchung von van der Heijden wurden 90 Patienten mit BCG-Versagen einer Thermochemotherapie mit Mitomycin C unterzogen. Hierbei zeigten 24,6 % nach 2 Jahren ein erneutes Rezidiv (van der Heijden et al. 2004b). Die Patienten hatten jedoch nur 2×20 mg statt 2×40 mg, wie im ablativen Protokoll gefordert, erhalten. Während die 1-Jahres-Rezidivfreiheit noch deutlich erniedrigt war (14 %) näherte sich die 2-Jahres-Rezidivfreiheit (26 %) langsam den aus der Literatur bekannten Zahlen zur Rezidivtherapie an (Sylvester et al. 2002).

In einer prospektiven Untersuchung von Ayres an 38 Patienten, die als Hochrisikopatienten nach BCG erneut Rezidive ausbildeten, zeigte sich 2 Jahre nach der Thermochemotherapie mit Mitomycin C bei 50 % der Patienten erneut ein Rezidiv. Die Patienten hatten in der Induktionsphase alle 40 mg Mitomycin C erhalten (Ayres et al. 2010).

Das therapeutisch schwierige Carcinoma in situ wurde bei 49 Patienten von Witjes untersucht (Witjes et al. 2009). Bei einer medianen Nachsorgezeit von 22 Monaten zeigte sich bei 49 % der Patienten erneut ein Carcinoma in situ. Auch hier entsprechen die Daten denen des aus anderen Studien bekannten Rezidivverhaltens des Carcinoma in situ (Herr et al. 1986).

Optimistisch stimmen im Gegensatz die Daten des Lombardei-Projektes, welches in einer gemischten Gruppe, bestehend aus Patienten mit pTa/pT1 G1- bis G3-Tumoren und Therapieversagern, nach 2 Jahren eine Anzahl rezidivfreier Patienten von 70 % zeigte (Lammers et al. 2011). Die Ergebnisse ähneln der deutschen Studiengruppe von Lüdecke, der in der Hochrisikogruppe (davon 37 % mit Mitomycin C oder BCG vorbehandelt) nach 28 Monaten eine Rezidivfreiheit von 69 % zeigen konnte. Die Zahl der Rezidivpatienten, die dabei ein muskelinvasives Karzinom ausbildeten, war mit 4 % deutlich erniedrigt (Lüdecke et al. 2013).

3.3.5   Zusammenfassende Beurteilung

Eine abschließende Beurteilung ist aufgrund der heterogenen Datenlage derzeit nicht möglich. Wie die vorgestellten Daten zum prophylaktischen Protokoll zeigen, scheint die Synergo-Thermochemotherapie das Risiko einer Rezidiverkrankung zu senken, nämlich von 57 % auf 17 % (Colombo et al. 2011). Unklar ist derzeit jedoch, welche Patientengruppe die dafür am besten geeignete darstellt. Eine rezidivrisikoadaptierte Patientenselektion scheint in diesem Falle wichtig. Unklar ist auch, welche Rolle wichtige Faktoren wie Zeit bis zum Rezidiv, Tumorgröße und Tumoranzahl bei der Selektion spielen.

Beim ablativen Protokoll – in der Anwendung beim intermediären und Hochrisikokarzinom – kann eine stringente Protokollanwendung ebenfalls zu einer Reduktion sowohl der Rezidivrate als auch der Progressionsrate führen. Die Daten der Deutschen Studiengruppe zur Hyperthermie-Instillationstherapie mit bisher 28 Monaten Nachbeobachtungszeitraum müssen nun in der Langzeitnachsorge die optimistischen Ergebnisse nach den ersten 2 Jahren bestätigen (Lüdecke et al. 2013). Die Progressionsrate lag in den untersuchten Fällen zwischen 0 und 8 %, wobei der Nachbeobachtungszeitraum derzeit noch zu kurz ist, um endgültige Aussagen treffen zu können.

Für das Carcinoma in situ scheint der Erfolg der Thermochemotherapie schwer zu beurteilen zu sein. Zu gering sind die Fallzahlen und damit die derzeit anwendbaren Ergebnisse (Witjes et al. 2009).

◻ Tab. 3.2 Veröffentlichte Studien zur Thermochemotherapie. (Adaptiert nach Lammers et al. 2011)

Autor	Studienart, untersuchte Therapieform	Patienten (n)	Tumorgruppe	Beobachtungszeitraum (Monate)	Rezidivrate (%)	Progressionsrate (%)
Colombo et al. 1995	Prospektiv, HT+MMC	44	pTa/pT1 G1/3	24 (3–57)	22	0
Colombo et al. 1996	Retrospektiv, HT+MMC vs. MMC	52	pTa/pT1 G1/3	38	27 (HT+MMC), 39 (MMC)	0
Colombo et al. 2001	Retrospektiv, HT+MMC vs. MMC vs. EMDA+MMC	80	pTa/pT1 G1/2	–	34 (HT+MMC), 72 (MMC), 60 (EMDA+MMC)	n. bek.
Colombo et al. 2003	Prospektiv, HT+MMC vs. MMC	83	pTa/pT1 G2/3 (Intermediate und High Risk)	24	17 (HT+MMC), 40 (MMC)	1/40 (MMC)
Gofrit et al. 2004	Prospektiv, HT+MMC, prophylaktisch vs. ablativ	52	pTa/1 G2/3 (High Risk)	15,2 (6–90)	37 (prophylaktisch), 19 (ablativ)	0
van der Heijden et al. 2004b	Prospektiv, HT+MMC, prophylaktisch	90	pTa/pT1 G2/3 (High Risk)	18 (2–24)	14 (1. Jahr), 24 (2. Jahr)	0
Moskovitz et al. 2005	Prospektiv, HT+MMC, prophylaktisch vs. ablativ	32	pTa/pT1 G2/3 (Intermediate und High Risk)	10	9 (prophylaktisch), 20 (ablativ)	0
Witjes et al. 2009	Retrospektiv, HT+MMC, prophylaktisch vs. ablativ	51	CIS	22 (3–77)	49 (prophylaktisch und ablativ zusammen)	0
Nativ et al. 2009	Retrospektiv, HT+MMC, prophylaktisch	111	pTa/pT1 G1/3	16 (2–74)	15 (1. Jahr), 44 (2. Jahr)	3
Ayres et al. 2010	Prospektiv, HT+MMC, ablativ	38	BCG-Versager	9 (2–34)	50 (2. Jahr)	3
Colombo et al. 2011	Prospektiv, HT+MMC vs. MMC, prophylaktisch	83	Intermediate und High Risk	90 (6–154)	40 (HT+MMC), 80 (MMC)	5 (HT+MMC), 7 (MMC)
Halachmi et al. 2011	Retrospektiv, HT+MMC, prophylaktisch	56	pT1 G3	24 (2–49)	33 (nach 9 Monaten)	8

BCG Bacillus Calmette-Guérin, *CIS* Carcinoma in situ, *EMDA* Electromotive Drug Administration, *HT* Hyperthermie, *MMC* Mitomycin C, *n* Anzahl, *n. bek.* nicht bekannt

Ähnlich unklar ist die Situation bei BCG-Versagern, da nach erfolgreicher Zweitlinienthermochemotherapie spätestens nach 2 Jahren das Rezidivverhalten ähnlich dem einer Zweitlinien-BCG-Therapie ist (Jakse et al. 2001). Die Nachteile durch eingetretene Nebenwirkungen und zeitliche Verzögerung der Zystektomie stellen jedoch durchaus einen Entscheidungsfaktor bei der Therapiewahl nach BCG-Versagen dar. Eine Übersicht aller derzeitigen Studien zur Synergo-Thermochemotherapie zeigt ◘ Tab. 3.2.

3.3.6 Nebenwirkungen

Eine Übersicht der Nebenwirkungen ist in ◘ Tab. 3.3 dargestellt. Die wesentlichen Nebenwirkungen der Thermochemotherapie bestehen aus Blasenspasmen, Blasenschmerz, Algurie und Hämaturie. Hierbei klagen 17–21 % über Blasenspasmen und Blasenschmerzen. Weniger als 10 % klagen über Hämaturie.

In jüngerer Zeit hat sich die begleitende Medikation mit Anticholinergika als erfolgreiche Maßnahme etabliert, um sowohl intraoperative als auch postinterventionell auftretende Blasenspasmen zu reduzieren. Hierbei ist die Reduktion etwaiger Blasenspasmen während der Therapiephase von großer Bedeutung – zum einen, um dem Patienten die Therapie zu erleichtern, zum anderen, da Blasenspasmen das Aufrechterhalten der Spülung zur Gewährleistung einer konstanten Temperatur negativ beeinflussen und im Extremfall zu einer Unterbrechung oder vorzeitigen Beendigung der Therapiesitzung führen können.

Bei deutlich vergrößerter Prostata kann es zu Schwierigkeiten bei der Einlage des (aufgrund der Thermocouples) rigiden Blasenkatheters kommen, was in Ausnahmefällen eine vorherige Größenreduktion der Prostata mittels TUR-P notwendig machen kann.

Ganz allgemein wird die Einlage des Thermokatheters von Patientinnen weitaus besser toleriert als von Patienten. Inwieweit die Hitzeapplikation – trotz der urethralen Kühlung – im langfristigen Verlauf zu möglichen Harnröhrenstrikturen führt, kann derzeit aufgrund fehlender Langzeitdaten noch nicht eindeutig festgestellt werden.

◘ **Tab. 3.3** Nebenwirkungen der Thermochemotherapie. (Adaptiert nach Lüdecke 2013)

Symptom	Nebenwirkung gesamt (%)	Schwache Nebenwirkung (%)	Starke Nebenwirkung (%)
Nykturie	19	14	5
Dysurie	17	13	4
Blasenkrampf	15	12	3
Schmerzen	14	12	2
Hämaturie	8	6	2
Inkontinenz	6	4	2
Harnwegsinfekt	6	4	2
Allergie	5	4	1
Striktur	0,4	0,4	0
Schwierigkeit bei Katheterisierung	12	8	4

Unter der Hitzewirkung kommt es zu deutlichen Schleimhautalterationen innerhalb der Blase, was mittelfristig zu einer nicht unerheblichen Erhöhung der Miktionsfrequenz führen kann, sodass die Patienten unter Umständen trotz Tumorfreiheit die eingeschränkte Funktionalität ihrer Blase kritisch betrachten und in Einzelfällen doch der Zystektomie zugeführt werden müssen.

3.3.7 Fragen und Perspektiven

Bei der Thermochemotherapie mit Mitomycin C bestehen derzeit noch viele offene Fragen. So ist die ideale Sequenz oder Anzahl der einzelnen Therapiesitzungen nicht bekannt und erfolgt derzeit in Anlehnung an Standard-Mitomycin-C-Protokolle. Auch ist unklar, inwieweit eine Verlängerung der Sitzungsdauer die Antitumoreffektivität verbessern kann – unter kritischer Betrachtung der vermeintlichen Erhöhung der Nebenwirkungsrate. Auch die Zieltemperatur muss kritisch hinterfragt werden. Temperaturen unter 42 °C führen zu einer deutlich geringeren Ansprechrate, eine Erhöhung der Temperatur auf bis zu 45 °C scheint effektiver zu sein, von Patienten jedoch nicht toleriert zu werden.

In-vitro-Untersuchungen von van der Heijden haben zudem gezeigt, dass andere chemotherapeutische Agenzien, namentlich Apaziquon, in Kombination mit Hyperthermie einen besseren antitumorösen Effekt zeigten als vergleichsweise Epirubicin, Mitomycin C oder Gemcitabin (van der Heijden et al. 2004a).

Im Vergleich zum relativ einfachen Verfahren der intravesikalen Chemotherapie mit Mitomycin C oder BCG, welche problemlos ambulant vom behandelnden Urologen durchgeführt werden kann, ist die Thermochemotherapie mit Mitomycin C aus Sicht des benötigten Materials weitaus kostenintensiver. Aufgrund des notwendigen zusätzlichen Personals zur Überwachung während der Therapie und der Notwendigkeit der Durchführung in einer Tagesklinik oder Ambulanz muss sich das Verfahren neben der Frage nach medizinischer Wirksamkeit auch die der ökonomischen Leistbarkeit stellen. Denn für das Synergo-System wird frühestens 2015 mit einer DRG-Kodierung (DRG: Deutsche Radiologische Gesellschaft) gerechnet. Der derzeit verwendete Schlüssel hinterlässt eine negative Kostenbilanz von weit mehr als 500 € pro Behandlung, welche nicht abgebildet wird. Das Synergo-System muss somit aus betriebswirtschaftlicher Sicht derzeit sehr kritisch beurteilt werden.

3.3.8 Fazit

Auch 18 Jahre nach der ersten Publikation zur Thermotherapie beim Harnblasenkarzinom und trotz nachgewiesenen Nutzens beim niedrigdifferenzierten Sarkom ist die Datenlage zur Synergo-Thermochemotherapie derzeit immer noch als unzureichend zu bezeichnen. Dies liegt vornehmlich an der heterogenen Struktur der bisher durchgeführten Untersuchungen – mit niedrigen Fallzahlen, kurzen Nachbeobachtungszeiträumen und einer Mischung urothelialer Karzinomtypen mit ganz unterschiedlichem Rezidiv- und Progressionspotenzial.

Es scheint zumindest, dass in der Primärtherapie das prophylaktische, aber auch das ablative Protokoll die Rezidivrate der Intermediär- und Hochrisikokarzinome um mehr als 50 % reduzieren kön-

nen. Unklar ist allerdings, ob hierbei nicht lediglich der Zeitpunkt bis zum erneuten Auftreten eines Rezidivs verschoben wird. Unklar ist auch der Nutzen der Synergo-Thermochemotherapie als Zweitlinientherapie. Und auch die wichtige Frage, ob im Bedarfsfall die schließlich zystektomierten Patienten mit einem ähnlichen tumorspezifischen Überleben – im Vergleich zu den früh zystektomierten Patienten – rechnen können, ist derzeit nicht eindeutig zu beantworten. Dazu kommt noch eine im Vergleich zur Standardtherapie deutlich erhöhte Nebenwirkungsgrate, welche die Patientenakzeptanz weiter limitiert.

Der steigende ökonomische Druck lässt derzeit zweifeln, ob das kostenintensive Synergo-Thermochemotherapieverfahren dem Vergleich mit herkömmlichen, jedoch deutlich kostengünstigeren und nahezu äquieffektiven Methoden standhalten wird.

Literatur

Literatur zu Abschnitt 3.1

Advanced Bladder Cancer (ABC) Meta-analysis Collaboration (2005) Neoadjuvant chemotherapy in invasive bladder cancer: update of a systematic review and meta-analysis of individual patient data. Eur Urol 48(2):202–205; discussion 205–206

Babjuk M, Burger M, Zigeuner R, Shariat SF, van Rhijn BW, Comperat E, Sylvester RJ, Kaasinen E, Bohle A, Palou Redorta J, Roupret M, European Association of Urology (2013) EAU guidelines on non-muscle-invasive urothelial carcinoma of the bladder: update 2013. Eur Urol 64(4):639–653

Barentsz JO, Jager GJ, Witjes JA, Ruijs JH (1996) Primary staging of urinary bladder carcinoma: the role of MRI and a comparison with CT. Eur Radiol 6(2):129–133

Berrum-Svennung I, Granfors T, Jahnson S, Boman H, Holmang S (2008) A single instillation of epirubicin after transurethral resection of bladder tumors prevents only small recurrences. J Urol 179(1):101–105; discussion 105–106

Bohle A, Bock PR (2004) Intravesical bacille Calmette-Guerin versus mitomycin C in superficial bladder cancer: formal meta-analysis of comparative studies on tumor progression. Urology 63(4):682–686; discussion 686–687

Bostrom PJ, Kossi J, Laato M, Nurmi M (2009) Risk factors for mortality and morbidity related to radical cystectomy. BJU Int 103(2):191–196

Braendengen M, Winderen M, Fossa SD (1996) Clinical significance of routine pre-cystectomy bone scans in patients with muscle-invasive bladder cancer. Br J Urol 77(1):36–40

Capitanio U, Isbarn H, Shariat SF, Jeldres C, Zini L, Saad F, Graefen M, Montorsi F, Perrotte P, Karakiewicz PI (2009) Partial cystectomy does not undermine cancer control in appropriately selected patients with urothelial carcinoma of the bladder: a population-based matched analysist. Urology 74(4):858–864

Chung PW, Bristow RG, Milosevic MF, Yi QL, Jewett MA, Warde PR, Catton CN, McLean M, Moore M, Tannock IF, Gospodarowicz MK (2007) Long-term outcome of radiation-based conservation therapy for invasive bladder cancer. Urol Oncol 25(4):303–309

Dandekar NP, Tongaonkar HB, Dalal AV, Kulkarni JN, Kamat MR (1995) Partial cystectomy for invasive bladder cancer. J Surg Oncol 60(1):24–29

Donat SM (2006) Staged based directed surveillance of invasive bladder cancer following radical cystectomy: valuable and effective? World J Urol 24(5):557–564

Froehner M, Brausi MA, Herr HW, Muto G, Studer UE (2009) Complications following radical cystectomy for bladder cancer in the elderly. Eur Urol 56(3):443–454

Gudjonsson S, Adell L, Merdasa F, Olsson R, Larsson B, Davidsson T, Richthoff J, Hagberg G, Grabe M, Bendahl PO, Mansson W, Liedberg F (2009) Should all patients with non-muscle-invasive bladder cancer receive early intravesical chemotherapy after transurethral resection? The results of a prospective randomised multicentre study. Eur Urol 55(4):773–780

Han RF, Pan JG (2006) Can intravesical bacillus Calmette-Guerin reduce recurrence in patients with superficial bladder cancer? A meta-analysis of randomized trials. Urology 67(6):1216–1223

Herr HW, Bajorin DF, Scher HI (1998) Neoadjuvant chemotherapy and bladder-sparing surgery for invasive bladder cancer: ten-year outcome. J Clin Oncol 16(4):1298–1301

Hollenbeck BK, Taub DA, Dunn RL, Wei JT (2005) Quality of care: partial cystectomy for bladder cancer – a case of inappropriate use? J Urol 174(3):1050–1054; discussion 1054

Holzbeierlein JM, Lopez-Corona E, Bochner BH, Herr HW, Donat SM, Russo P, Dalbagni G, P Sogani C (2004) Partial cystectomy: a contemporary review of the Memorial Sloan-Kettering Cancer Center experience and recommendations for patient selection. J Urol 172(3):878–881

Huguet J (2013) Follow-up after radical cystectomy based on patterns of tumour recurrence and its risk factors. Actas Urol Esp 37(6):376–382

International Collaboration of Trialists, Medical Research Council Advanced Bladder Cancer Working Party (now the National Cancer Research Institute Bladder Cancer Clinical Studies Group), European Organisation for Research and Treatment of Cancer Genito-Urinary Tract Cancer Group, Australian Bladder Cancer Study Group, National Cancer Institute of Canada Clinical Trials Group, Finnbladder, Norwegian Bladder Cancer Study Group, Club Urologico Espanol de Tratamiento Oncologico Group, Griffiths G, Hall R, Sylvester R, Raghavan D, Parmar MK (2011) International phase III trial assessing neoadjuvant cisplatin, methotrexate, and vinblastine chemother-

apy for muscle-invasive bladder cancer: long-term results of the BA06 30894 trial. J Clin Oncol 29(16):2171–2177

Kassouf W, Swanson D, Kamat AM, Leibovici D, Siefker-Radtke A, Munsell MF, Grossman HB, Dinney CP (2006) Partial cystectomy for muscle invasive urothelial carcinoma of the bladder: a contemporary review of the Anderson Cancer Center experience. J Urol 175(6):2058–2062

Khaled HM, Shafik HE, Zabhloul MS, Ghoneim M, Saber RA, Manie M, Enein HA, Megeed HA, Mansur O, Sherbini ME, Mahran TZ, Kalawee ME, Badran A, Ramadan SM (2014) Gemcitabine and cisplatin as neoadjuvant chemotherapy for invasive transitional and squamous cell carcinoma of the bladder: effect on survival and bladder preservation. Clin Genitourin Cancer 12(5):e233–240

Kim DK, Lee JW, Park SY, Kim YT, Park HY, Lee TY (2010) Initial experience with robotic-assisted laparoscopic partial cystectomy in urachal diseases. Korean J Urol 51(5): 318–322

Knoedler JJ, Boorjian SA, Kim SP, Weight CJ, Thapa P, Tarrell RF, Cheville JC, Frank I (2012) Does partial cystectomy compromise oncologic outcomes for patients with bladder cancer compared to radical cystectomy? A matched case-control analysis. J Urol 188(4):1115–1119

Lei Y, Tong S, Zu X, Li Y, He W, Hu X, Liu W, Wang Z, Qi L, Chen M (2015) Extraperitoneal and transperitoneal laparoscopic partial cystectomy for benign non-urothelial bladder tumors: an initial experience. Urol Int 94(2):149–155

Leibovici D, Kassouf W, Pisters LL, Pettaway CA, Wu X, Dinney CP, Grossman HB (2007) Organ preservation for muscle-invasive bladder cancer by transurethral resection. Urology 70(3):473–476

Leow JJ, Martin-Doyle W, Rajagopal PS, Patel CG, Anderson EM, Rothman AT, Cote RJ, Urun Y, Chang SL, Choueiri TK, Bellmunt J (2014) Adjuvant chemotherapy for invasive bladder cancer: a 2013 updated systematic review and meta-analysis of randomized trials. Eur Urol 66(1): 42–54

Peress JA, Waterhouse K, Cole AT (1977) Complications of partial cystectomy in patients with high grade bladder carcinoma. J Urol 118(5):761

Picozzi S, Ricci C, Gaeta M, Ratti D, Macchi A, Casellato S, Bozzini G, Carmignani L (2012) Upper urinary tract recurrence following radical cystectomy for bladder cancer: a meta-analysis on 13185 patients. J Urol 188(6): 2046–2054

Ploussard G, Daneshmand S, Efstathiou JA, Herr HW, James ND, Rodel CM, Shariat SF, Shipley WU, Sternberg CN, Thalmann GN, Kassouf W (2014) Critical analysis of bladder sparing with trimodal therapy in muscle-invasive bladder cancer: a systematic review. Eur Urol 66(1): 120–137

Rosenblatt R, Sherif A, Rintala E, Wahlqvist R, Ullen A, Nilsson S, Malmstrom PU, Nordic Urothelial Cancer Group (2012) Pathologic downstaging is a surrogate marker for efficacy and increased survival following neoadjuvant chemotherapy and radical cystectomy for muscle-invasive urothelial bladder cancer. Eur Urol 61(6):1229–1238

Shelley MD, Wilt TJ, Court J, Coles B, Kynaston H, Mason MD (2004) Intravesical bacillus Calmette-Guerin is superior to mitomycin C in reducing tumour recurrence in high-risk superficial bladder cancer: a meta-analysis of randomized trials. BJU Int 93(4):485–490

Simone G, Papalia R, Ferriero M, Guaglianone S, Castelli E, Collura D, Muto G, Gallucci M (2013) Stage-specific impact of extended versus standard pelvic lymph node dissection in radical cystectomy. Int J Urol 20(4):390–397

Smaldone MC, Jacobs BL, Smaldone AM, Hrebinko RL Jr (2008) Long-term results of selective partial cystectomy for invasive urothelial bladder carcinoma. Urology 72(3): 613–616

Solsona E, Iborra I, Collado A, Rubio-Briones J, Casanova J, Calatrava A (2010) Feasibility of radical transurethral resection as monotherapy for selected patients with muscle invasive bladder cancer. J Urol 184(2):475–480

Soukup V, Babjuk M, Bellmunt J, Dalbagni G, Giannarini G, Hakenberg OW, Herr H, Lechevallier E, Ribal MJ (2012) Follow-up after surgical treatment of bladder cancer: a critical analysis of the literature. Eur Urol 62(2):290–302

Stein JP, Lieskovsky G, Cote R, Groshen S, Feng AC, Boyd S, Skinner E, Bochner B, Thangathurai D, Mikhail M, Raghavan D, Skinner DG (2001) Radical cystectomy in the treatment of invasive bladder cancer: long-term results in 1054 patients. J Clin Oncol 19(3):666–675

Stenzl A, Cowan NC, De Santis M, Kuczyk MA, Merseburger AS, Ribal MJ, Sherif A, Witjes JA, European Association of Urology (2011) Treatment of muscle-invasive and metastatic bladder cancer: update of the EAU guidelines. Eur Urol 59(6):1009–1018

Svatek RS, Shariat SF, Lasky RE, Skinner EC, Novara G, Lerner SP, Fradet Y, Bastian PJ, Kassouf W, Karakiewicz PI, Fritsche HM, Muller SC, Izawa JI, Ficarra V, Sagalowsky AI, Schoenberg MP, Siefker-Radtke AO, Millikan RE, Dinney CP (2010) The effectiveness of off-protocol adjuvant chemotherapy for patients with urothelial carcinoma of the urinary bladder. Clin Cancer Res 16(17):4461–4467

Sweeney P, Kursh ED, Resnick MI (1992) Partial cystectomy. Urol Clin North Am 19(4):701–711

van der Sylvester RJ, van der Meijden AP, Lamm DL (2002) Intravesical bacillus Calmette-Guerin reduces the risk of progression in patients with superficial bladder cancer: a meta-analysis of the published results of randomized clinical trials. J Urol 168(5):1964–1970

Vazina A, Dugi D, Shariat SF, Evans J, Link R, Lerner SP (2004) Stage specific lymph node metastasis mapping in radical cystectomy specimens. J Urol 171(5):1830–1834

Literatur zu Abschnitt 3.2

Baumann BC, Guzzo TJ, He J, Vaughn DJ, Keefe SM, Vapiwala N, Deville C, Bekelman JE, Tucker K, Hwang WT, Malkowicz SB, Christodouleas JP (2013) Bladder cancer patterns of pelvic failure: implications for adjuvant radiation therapy. Int J Radiat Oncol Biol Phys 85:363–369

Bellmunt J, Orsola A, Wiegel T, Guix M, De Santis M, Kataja V, ESMO Guidelines Working Group (2011) Bladder cancer:

ESMO Clinical Practice Guidelines for diagnosis, treatment and follow-up. Ann Oncol 22(Suppl 6):vi45–49

Chauvet B, Brewer Y, Felix-Faure C, Davin JL, Choquenet C, Reboul F (1996) Concurrent cisplatin and radiotherapy for patients with muscle invasive bladder cancer who are not candidates for radical cystectomy. J Urol 156:1258–1262

Chauvet B, Felix-Faure C, Davin JL, Choquenet C, Alfonsi M, Reboul F (1998) Results of long-term treatment of inoperable cancer of the bladder with cisplatin and concurrent irradiation: prognostic factors of local control and survival. Cancer Radiother 2(Suppl 1): 85s–91s

Coppin CM, Gospodarowicz MK, James K, Tannock IF, Zee B, Carson J, Pater J, Sullivan LD for the National Cancer Institute Trialist Group (1996) Improved local control of invasive bladder cancer by concurrent cisplatin and preoperative or definitive radiation. J Clin Oncol 14:2901–2907

Dees-Ribbers HM, Pos FJ, Betgen A, Bex A, Hulshof MC, Remeijer P, van Herk M (2013) Fusion of planning CT and cystoscopy images for bladder tumor delineation: a feasibility study. Med Phys 40:051713

Dunst J, Diestelhorst A, Kühn R, Müller AC, Scholz HJ, Fornara P (2005) Organ-sparing treatment in muscle-invasive bladder cancer. Strahlenther Onkol 181:632–637

Efstathiou JA, Bae K, Shipley WU, Kaufman DS, Hagan MP, Heney NM, Sandler HM (2009) Late pelvic toxicity after bladder-sparing therapy in patients with invasive bladder cancer: RTOG 89–03, 95–06, 97–06, 99–06. J Clin Oncol 27:4055–4061

Efstathiou JA, Spiegel DY, Shipley WU, Heney NM, Kaufman DS, Niemierko A, Coen JJ, Skowronski RY, Paly JJ, McGovern FJ, Zietman AL (2012) Long-term outcomes of selective bladder preservation by combined-modality therapy for invasive bladder cancer: the MGH experience. Eur Urol 61:705–711

Hoskin PJ, Rojas AM, Saunders MI, Bentzen SM, Motohashi KJ, BCON investigators (2009) Carbogen and nicotinamide in locally advanced bladder cancer: early results of a phase-III randomized trial. Radiother Oncol 91:120–125

Hoskin PJ, Rojas AM, Bentzen SM, Saunders MI (2010) Radiotherapy with concurrent carbogen and nicotinamide in bladder carcinoma. J Clin Oncol 28:4912–4918

Housset M, Maulard C, Chretien Y, Dufour B, Delanian S, Huart J, Colardelle F, Brunel P, Baillet F (1993) Combined radiation and chemotherapy for invasive transitional-cell carcinoma of the bladder: a prospective study. J Clin Oncol 2150–2157

Huddart RA, Hall E, Hussain SA, Jenkins P, Rawlings C, Tremlett J, Crundwell M, Adab FA, Sheehan D, Syndikus I, Hendron C, Lewis R, Waters R, James ND (2013) Randomized noninferiority trial of reduced high-dose volume versus standard volume radiation therapy for muscle-invasive bladder cancer: results of the BC2001 trial (CRUK/01/004). Int J Radiat Oncol Biol Phys 87:261–269

James ND, Hussain SA (2013) A multidisciplinary approach in muscle-invasive disease: novel chemotherapy combinations and targets in chemoradiation. Am Soc Clin Oncol Educ Book 33:200–206

James ND, Hussain SA, Hall E, Jenkins P, Tremlett J, Rawlings C, Crundwell M, Sizer B, Sreenivasan T, Hendron C, Lewis R, Waters R, Huddart RA, BC2001 Investigators (2012) Radiotherapy with or without chemotherapy in muscle-invasive bladder cancer. N Engl J Med 366:1477–1488

Jentzmik F, Schostak M, Stephan C, Baumunk D, Lingnau A, Weikert S, Lein M, Miller K, Schrader M (2010) Extraperitoneal radical cystectomy with extraperitonealization of the ileal neobladder: a comparison to the transperitoneal technique. World J Urol 28:457–463

Keck B, Ott OJ, Häberle L, Kunath F, Weiss C, Rödel C, Sauer R, Fietkau R, Wullich B, Krause FS (2013) Female sex is an independent risk factor for reduced overall survival in bladder cancer patients treated by transurethral resection and radio- or radiochemotherapy. World J Urol 31:1023–1028

Krause FS, Walter B, Ott OJ, Häberle L, Weiss C, Rödel C, Wullich B, Sauer R (2011) 15-year survival rates after transurethral resection and radiochemo-therapy or radiation in bladder cancer treatment. Anticancer Res 31:985–990

Meijer GJ, van der Toorn PP, Bal M, Schuring D, Weterings J, de Wildt M (2012) High precision bladder cancer irradiation by integrating a library planning procedure of 6 prospectively generated SIB IMRT plans with image guidance using lipiodol markers. Radiother Oncol 105:174–179

Milosevic M, Gospodarowicz M, Zietman A, Abbas F, Haustermans K, Moonen L, Rödel C, Schoenberg M, Shipley W (2007) Radiotherapy for bladder cancer. Urology 69 (Suppl 1):80–92

Mitin T, George A, Zietman AL, Kaufman DS, Uzzo RG, Dreicer R, Heney NM, Wallace HJ, Souhami L, Dobelbower MC, Sandler HM, Shipley WU (2014) Long-term outcomes among patients who achieve complete or near-complete responses after the induction phase of bladder-preserving combined modality therapy for muscle-invasive bladder cancer: a pooled analysis of RTOG 9906 and 0233. J Clin Oncol 32(Suppl 4):284

Munro NP, Sundaram SK, Weston PM, Fairley L, Harrison SC, Forman D, Chahal R (2010) A 10-year retrospective review of a nonrandomized cohort of 458 patients undergoing radical radiotherapy or cystectomy in Yorkshire, UK. Int J Radiat Oncol Biol Phys 77:119–124

Nishioka K, Shimizu S, Shinohara N, Ito YM, Abe T, Maruyama S, Kinoshita R, Harada K, Nishikawa N, Miyamoto N, Onimaru R, Shirato H (2014) Prospective phase II study of image-guided local boost using a Real-time Tumor-tracking Radiotherapy (RTRT) system for locally advanced bladder cancer. Jpn J Clin Oncol 44:28–35

Nieuwenhuijzen JA, de Vries RR, Bex A, van der Poel HG, Meinhardt W, Antonini N, Horenblas S (2008) Urinary diversion after cystectomy: the association of clinical factors, complications and functional results of four different diversions. Eur Urol 53:834–844

Rödel C, Grabenbauer GG, Kühn R, Papadopoulos T, Dunst J, Meyer M, Schrott KM, Sauer R (2002) Combined-modality treatment and selective organ preservation in invasive bladder cancer: long-term results. J Clin Oncol 20: 3061–3071

Rödel C, Weiss C, Sauer R (2006) Trimodality treatment and selective organ preservation for bladder cancer. J Clin Oncol 24:5536–5544

Shabsigh A, Korets R, Vora KC, Brooks CM, Cronin AM, Savage C, Raj G, Bochner BH, Dalbagni G, Herr HW, Donat SM (2009) Defining early morbidity of radical cystectomy for patients with bladder cancer using a standardized reporting methodology. Eur Urol 55:164–176

Witjes JA, Compérat E, Cowan NC, De Santis M, Gakis G, Lebret T, Ribal MJ, Sherif A (2013) EAU-guidelines on muscle-invasive and metastatic bladder cancer (update March 2013). http://www.uroweb.org/gls/pdf/07_Bladder %20Cancer_LR.pdf. Zugegriffen: 1. Januar 2014

Zapatero A, Martin de Vidales C, Arellano R, Bocardo G, Pérez M, Ríos P (2010) Updated results of bladder-sparing trimodality approach for invasive bladder cancer. Urol Oncol 28:368–374

Literatur zu Abschnitt 3.3

Ayres B, Connor A, Corbishley C, Bailey MJ (2010) 3-year single centre UK experience of radiofrequency hyperthermia and Mitomycin C in BCG failures. (Posterpräsentation im Rahmen des BAUS-Jahrestreffens am 23.06.2010 in Manchester, UK)

Colombo R, Lev A, Da Pozzo LF, Freschi M, Gallus G, Rigatti P (1995) A new approach using local combined microwave hyperthermia and chemotherapy in superficial transitional bladder carcinoma treatment. J Urol 153(3 Pt 2):959–963

Colombo R, Da Pozzo LF, Lev A, Freschi M, Gallus G, Rigatti P (1996) Neoadjuvant combined microwave induced local hyperthermia and topical chemotherapy versus chemotherapy alone for superficial bladder cancer. J Urol 155(4):1227–1232

Colombo R, Brausi M, Da Pozzo L, Salonia A, Montorsi F, Scattoni V, Roscigno M, Rigatti P (2001) Thermo-chemo-therapy and electromotive drug administration of mitomycin C in superficial bladder cancer eradication: a pilot study on marker lesion. Eur Urol J39(1):95–100

Colombo R, Da Pozzo LF, Salonia A, Rigatti P, Leib Z, Baniel J, Caldarera E, Pavone-Macaluso M (2003) Multicentric study comparing intravesical chemotherapy alone and with local microwave hyperthermia for prophylaxis of recurrence of superficial transitional cell carcinoma. J Clin Oncol 21(23):4270–4276

Colombo R, Salonia A, Leib Z, Pavone-Macaluso M, Engelstein D (2011) Long-term outcomes of a randomized controlled trial comparing thermochemotherapy with mitomycin-C alone as adjuvant treatment for non-muscle-invasive bladder cancer (NMIBC). BJU Int 107(6):912–918

Deutsche Krebsgesellschaft (2015) Hyperthermie-Behandlung. http://www.krebsgesellschaft.de/onko-internetportal/basis-informationen-krebs/therapieformen/hyperthermie-behandlung.html. Zugegriffen: 16. Juni 2015

Gofrit ON, Shapiro A, Pode D, Sidi A, Nativ O, Leib Z, Witjes JA, van der Heijden AG, Naspro R, Colombo R (2004) Combined local bladder hyperthermia and intravesical chemotherapy for the treatment of high-grade superficial bladder cancer. Urology 63(3):466–471

Halachmi S, Moskovitz B, Maffezzini M, Conti G, Verweij F, Kedar D, Sandri SD, Nativ O, Colombo R (2011) Intravesical Mitomycin C combined with hyperthermia for patients with T1G3 transitional cell carcinoma of the bladder. Urol Oncol 29(3):259–264. doi: 10.1016/j.urolonc.2009.02.012

van der Heijden AG, Jansen CF, Verhaegh G, O'Donnell MA, Schalken JA, Witjes JA (2004a) The effect of hyperthermia on mitomycin-C induced cytotoxicity in four human bladder cancer cell lines. Eur Urol 46(5):670–674

van der Heijden AG, Kiemeney LA, Gofrit ON, Nativ O, Sidi A, Leib Z, Colombo R, Naspro R, Pavone M, Baniel J, Hasner F, Witjes JA (2004b) Preliminary European results of local microwave hyperthermia and chemotherapy treatment in intermediate or high risk superficial transitional cell carcinoma of the bladder. Eur Urol 46(1):65–71

Herr HW (2000) Tumor progression and survival of patients with high grade, noninvasive papillary (TaG3) bladder tumors: 15-year outcome. J Urol 163(1):60–61

Herr HW, Sogani PC (2001) Does early cystectomy improve the survival of patients with high risk superficial bladder tumors? J Urol 166(4):1296–1299

Herr HW, Pinsky CM, Whitmore WF Jr, Sogani PC, Oettgen HF, Melamed MR (1986) Long-term effect of intravesical bacillus Calmette-Guerin on flat carcinoma in situ of the bladder. J Urol 135(2):265–167

Issels RD, Lindner LH, Verweij J, Wust P, Reichardt P, Schem BC, Abdel-Rahman S, Daugaard S, Salat C, Wendtner CM, Vujaskovic Z, Wessalowski R, Jauch KW, Dürr HR, Ploner F, Baur-Melnyk A, Mansmann U, Hiddemann W, Blay JY, Hohenberger P, European Organisation for Research and Treatment of Cancer Soft Tissue and Bone Sarcoma Group (EORTC-STBSG), European Society for Hyperthermic Oncology (ESHO) (2010) Neo-adjuvant chemotherapy alone or with regional hyperthermia for localised high-risk soft-tissue sarcoma: a randomised phase 3 multicentre study. Lancet Oncol 11(6):561–570

Jakse G, Hall R, Bono A, Höltl W, Carpentier P, Spaander JP, van der Meijden AP, Sylvester R (2001) Intravesical BCG in patients with carcinoma in situ of the urinary bladder: long-term results of EORTC GU Group phase II protocol 30861. Eur Urol 40(2):144–150

Krege S, Giani G, Meyer R, Otto T, Rübben H (1996) A randomized multicenter trial of adjuvant therapy in superficial bladder cancer: transurethral resection only versus transurethral resection plus mitomycin C versus transurethral resection plus bacillus Calmette-Guerin. J Urol 156(3):962–966

Lammers RJ, Witjes JA, Inman BA, Leibovitch I, Laufer M, Nativ O, Colombo R (2011) The role of a combined regimen with intravesical chemotherapy and hyperthermia in the management of non-muscle-invasive bladder cancer: a systematic review. Eur Urol 60(1):81–93

Lüdecke G (2013) Urothelial cancer treatment: Intravesical approaches: organ preservation in high and extreme high risk non-muscle-invasive bladder cancer (NMIBC): outcome analysis of an interventional cohort study of the German Hyperthermia Chemotherapy Group in efficacy and side effects. (Posterpräsentation im Rahmen des 28. jährlichen Kongresses der Europäischen Gesellschaft für Urologie (EAU) am 18.03.2013 in Mailand, Italien)

Lüdecke G, Hasner F, Hanitsch H, Schmidt M, Schäfer L, Weidner W (2013) The German study group of intravesical hyperthermia-chemotherapy in non muscleinvasive bladder cancer presents their longterm results in efficacy and tolerability for optimized adjuvant therapy and bladder preservation. (Posterpräsentation im Rahmen des Jahreskongresses der GU ASCO Sektion am 14.02.2013 in Orlando, USA)

Moskovitz B, Meyer G, Kravtzov A, Gross M, Kastin A, Biton K, Nativ O (2005) Thermo-chemotherapy for intermediate or high-risk recurrent superficial bladder cancer patients. Ann Oncol 16(4):585–589

Nativ O, Witjes JA, Hendricksen K, Cohen M, Kedar D, Sidi A, Colombo R, Leibovitch I (2009) Combined thermo-chemotherapy for recurrent bladder cancer after bacillus Calmette-Guerin. J Urol 182(4):1313–1317

Paroni R, Salonia A, Lev A, Da Pozzo LF, Cighetti G, Montorsi F, Rigatti P, Colombo R (2001) Effect of local hyperthermia of the bladder on mitomycin C pharmacokinetics during intravesical chemotherapy for the treatment of superficial transitional cell carcinoma. Br J Clin Pharmacol 52(3):273–278

Rigatti P, Lev A, Colombo R (1991) Combined intravesical chemotherapy with mitomycin C and local bladder microwave-induced hyperthermia as a preoperative therapy for superficial bladder tumors: a preliminary clinical study. Eur Urol 20(3):204–210

Robert-Koch-Institut (RKI) (Hrsg) (2010) Verbreitung von Krebserkrankungen in Deutschland. Entwicklung der Prävalenzen in Deutschland zwischen 1990 und 2010. Beiträge zur Gesundheitsberichterstattung des Bundes. RKI, Berlin. http://www.rki.de/Krebs/SharedDocs/Downloads/Krebspraevalenz.pdf?__blob=publicationFile. Zugegriffen: 14. April 2015

Svatek RS, Hollenbeck BK, Holmäng S, Lee R, Kim SP, Stenzl A, Lotan Y (2014) The economics of bladder cancer: costs and considerations of caring for this disease. Eur Urol 66(2):253–262

Sylvester RJ, van der Meijden AP, Lamm DL (2002) Intravesical bacillus Calmette-Guerin reduces the risk of progression in patients with superficial bladder cancer: a meta-analysis of the published results of randomized clinical trials. J Urol 168(5):1964–1970

Witjes J, Hendricksen K, Gofrit O, Risi O, Nativ O (2009) Intravesical hyperthermia and mitomycin-C for carcinoma in situ of the urinary bladder: experience of the European Synergo working party. World J Urol 27(3):319–324

Organerhaltende Operations- verfahren bei Hodentumoren

A. Heidenreich

M. Schostak, A. Blana (Hrsg.), *Alternative operative Therapien in der Uroonkologie*,
DOI 10.1007/978-3-662-44420-7_4, © Springer-Verlag Berlin Heidelberg 2016

4.1   Einleitung

Testikuläre Keimzelltumoren (KZT) repräsentieren die häufigsten soliden Malignome junger Männer im Alter von 20–40 Jahren. Ungefähr 2–3 % der Tumoren treten synchron oder metachron bilateral auf. Die bilaterale inguinale Ablatio testis stellte bis vor wenigen Jahren die Therapie der Wahl dar und resultierte in den negativen Konsequenzen der irreversiblen Infertilität, der lebenslangen Notwendigkeit einer Androgensubstitution sowie der psychologischen Problematik der Kastration in jungem Alter. Nachdem die überwiegende Mehrzahl der Hodentumorpatienten aufgrund der modernen Therapieverfahren sog. Langzeitüberlebende werden, sollte die therapieassoziierte Langzeitmorbidität wenn immer möglich vermieden oder reduziert werden.

Eine tatsächliche Kuration kann nur dann erreicht werden, wenn sich die posttherapeutische Lebensqualität hin zu den prätherapeutischen Ausgangswerten regenerieren lässt. Unter Berücksichtigung der Lebensqualität hat sich das Konzept der organerhaltenden Hodentumorchirurgie von einem Anfang der 1990er-Jahre individuellen und experimentellen Therapiekonzept bei Patienten mit bilateralem KZT oder einem in einem Solitärhoden diagnostizierten KZT zu einer mittlerweile leitlinienempfohlenen Behandlungsstrategie entwickelt (Heidenreich und Angerer-Shpilenya 2012; Heidenreich et al. 1997, 2001; Giannarini et al. 2012; Albers et al. 2011; Oldenburg et al. 2013).

Die Organerhaltung sollte bei allen Patienten mit einem metachronen oder synchronen KZT als Therapie der Wahl erwogen werden, während die bilaterale Ablatio testis heutzutage nur noch eine Ausnahmesituation darstellt. Zudem sollte allen Patienten mit einem Hodentumor unklarer Dignität, selbst bei Vorliegen eines gesunden kontralateralen Hodens, ein organerhaltendes Vorgehen angeboten werden, wenn die Kleinheit des Befundes oder die sonographische Morphologie auf einen benignen Tumor wie zum Beispiel eine Hodenzyste (■ Abb. 4.1) oder eine Epidermoidzyste (■ Abb. 4.2) hindeuten (Heidenreich et al. 1995; Hopps und Goldstein 2002; Buckspan et al. 1989; Dardashti et al. 2000).

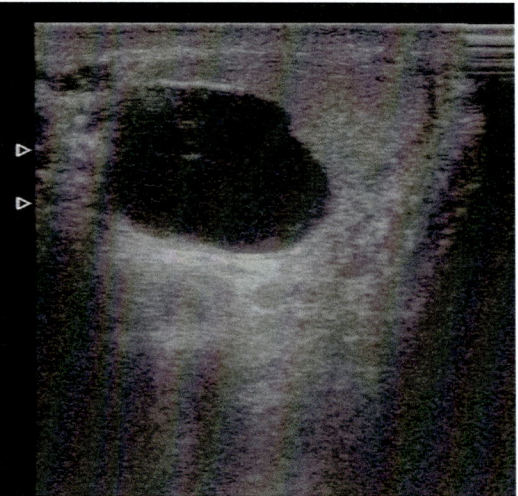

■ **Abb. 4.1** Sonographische Darstellung einer klassischen benignen Hodenzyste mit klarem Zysteninhalt, glatter Berandung und dorsaler Schallverstärkung. (Aus Heidenreich und Angerer-Shpilenya 2012, mit freundlicher Genehmigung)

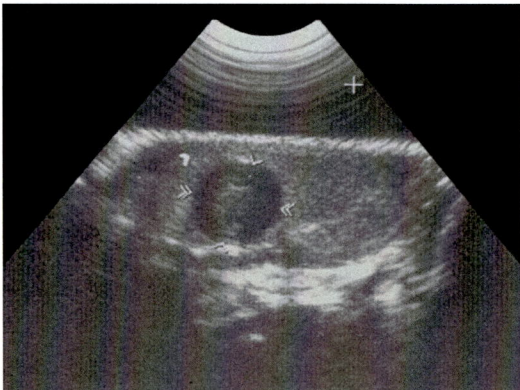

■ **Abb. 4.2** Sonographische Darstellung einer typischen Epidermoidzyste mit zwiebelschalenartigem Inhalt. (Aus Heidenreich und Angerer-Shpilenya 2012, mit freundlicher Genehmigung)

4.2   Diagnose

Die Diagnose eines testikulären Tumors wird klassischerweise durch den Palpationsbefund und das sonographische Bild eines soliden, ggf. solide-zystischen, intraparenchymatös gelegenen Hodentumors gestellt (Fuse et al. 1990). Ein skrotales Magnetresonanztomogramm (MRT) ist nur dann indiziert, wenn aufgrund des sonographischen Befun-

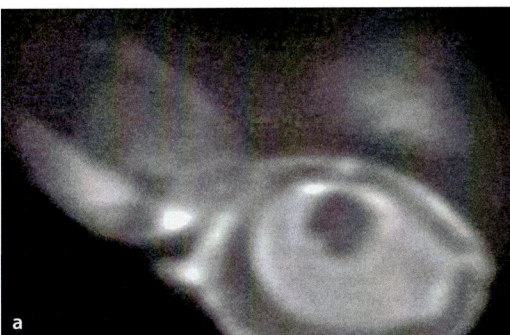

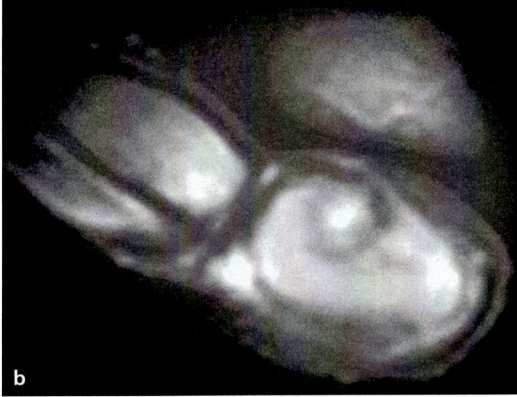

des der Verdacht auf einen multilokulären KZT besteht oder der hochgradige Verdacht auf einen benignen Tumor geäußert wird (Hopps und Goldstein 2002; ▣ Abb. 4.3).

Die Serumkonzentrationen der Tumormarker β-humanes Choriongonadotropin, α-Fetoprotein und Lactatdehydrogenase werden routinemäßig bereits präoperativ bestimmt.

4.3   Indikation zur organerhaltenden Hodentumorchirurgie

Patienten, bei denen eine Organerhaltung in Erwägung gezogen wird, sollten nach der Enukleation über ausreichend Hodenparenchym verfügen, um eine physiologische Testosteronsynthese zu gewährleisten. In aller Regel sollte der zu enukleierende Hodentumor eine Größe von 2 cm nicht wesentlich

überschreiten (Heidenreich et al. 1995; Heidenreich und Angerer-Shpilenya 2012). Die Serumkonzentrationen der Hormone Testosteron und luteinisierendes Hormon (LH) sollten präoperativ im Normbereich liegen. Erhöhte Serumkonzentrationen von LH bei physiologischen Testosteronkonzentrationen lassen eine kompensierte Leydig-Zell-Insuffizienz vermuten, die bei weiterer Resektion von Hodenparenchym und einer ggf. notwendigen postoperativen testikulären Radiatio dekompensieren kann. Die Patienten sind einem überproportional hohen Risiko der Entwicklung eines Hypogonadismus mit der Notwendigkeit einer dauerhaften Androgensubstitution ausgesetzt. Zudem sollte ein Spermiogramm angefertigt werden, um die aktuelle Fertilität beurteilen zu können und ggf. die Empfehlung zur Anlage eines Kryodepots aussprechen zu können (Heidenreich et al. 1995, 2001). Typischerweise erfolgt präoperativ die testikuläre Sonographie zur Beurteilung von Größe und anatomischer Lage des zu resezierenden Tumors. Eine testikuläre MRT ist nur dann notwendig, wenn der Verdacht auf multilokuläre Hodentumoren besteht (Menzner et al. 1997).

4.4   Alternative Therapieoptionen

Die Alternative zur organerhaltenden Hodentumorchirurgie unter den genannten Indikationen wäre die Ablatio testis, die den aktuellen Leitlinien und dem europäischen Konsensus entsprechend jedoch nicht mehr die Therapie der Wahl bei bilateralen Hodentumoren repräsentiert (Giannarini et al. 2012; Albers et al. 2011; Oldenburg et al. 2013).

4.5   Operationstechnik

Es erfolgt zur Hodenfreilegung ein inguinaler Zugang, der ca. 2 Querfinger oberhalb und parallel zum Leistenband gewählt wird (▣ Abb. 4.4). Die Inzision wird vom äußeren Leistenring über ca. 5 cm in kranialer Richtung geführt und bis auf die Externusaponeurose gelegt (▣ Abb. 4.5). Der meist direkt unterhalb der Faszie gelegene Nervus (N.) ilioinguinalis und der Ramus genitalis des N. genitofemoralis ist bei der weitergehenden Präparation zu schonen.

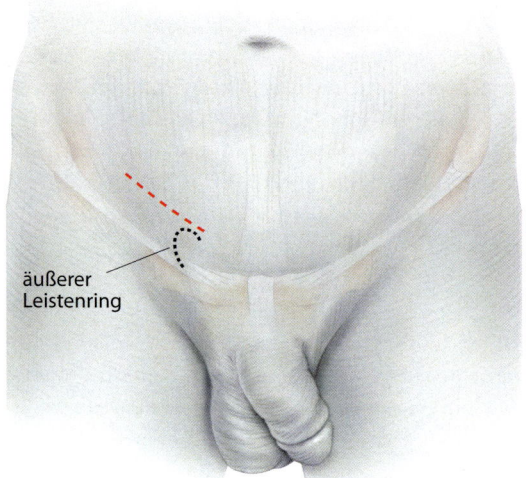

äußerer
Leistenring

■ **Abb. 4.4** Inzision am äußeren Leistenring. (Adaptiert nach Heidenreich und Angerer-Shpilenya 2012, mit freundlicher Genehmigung)

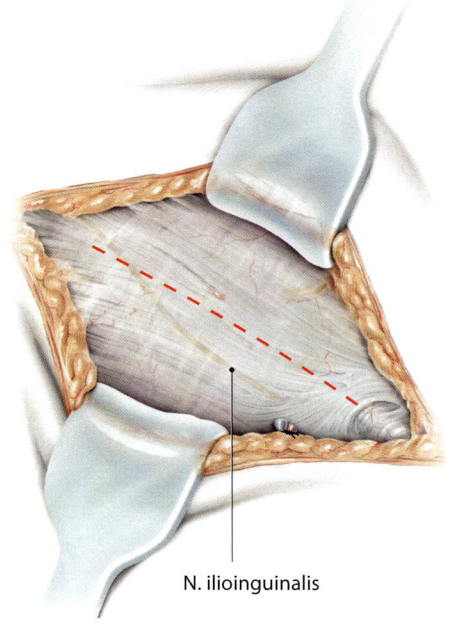

N. ilioinguinalis

■ **Abb. 4.5** Inzision der Externusaponeurose. (Adaptiert nach Heidenreich und Angerer-Shpilenya 2012, mit freundlicher Genehmigung)

Der Samenstrang wird in Höhe des Os pubis identifiziert, mit einem Vessel Loop angeschlungen und bis zum inneren Leistenring auspräpariert (■ Abb. 4.6, ■ Abb. 4.7). Der Samenstrang kann nun vor Luxation des tumortragenden Hodens in das Operationsfeld, wie auch bei der radikalen Orchiektomie üblich, mit einer weichen Klemme ausgeklemmt werden. Aus tumorbiologischer Sicht ist das Ausklemmmanöver jedoch nicht notwendig. Entscheidet man sich jedoch zu dem klassischen Vorgehen, sollten alle weitergehenden Manipulationen unter Bedingungen der kalten Ischämie ausgeführt werden, indem der Hoden in Eis gelegt wird (Goldstein und Waterhouse 1983; Hopps und Goldstein 2002).

Alternativ kann der Hoden auch ohne Ausklemmmanöver in das inguinale Operationsfeld luxiert werden, da ein einfaches Tumorzellshedding durch manuelle Manipulation nicht zu einer Metastasierungsgefahr beiträgt. Der Hoden kann vom Gubernaculum testis nach Ligatur getrennt werden.

Das Operationsfeld wird mit Bauchtüchern oder Kompressen umlegt, bevor die Tunica vaginalis des Hodens eröffnet wird. In Abhängigkeit von der Größe des Tumors kann dieser meist unmittelbar unter der Tunica albuginea palpiert werden. Kleine, intratestikuläre Tumoren machen eine

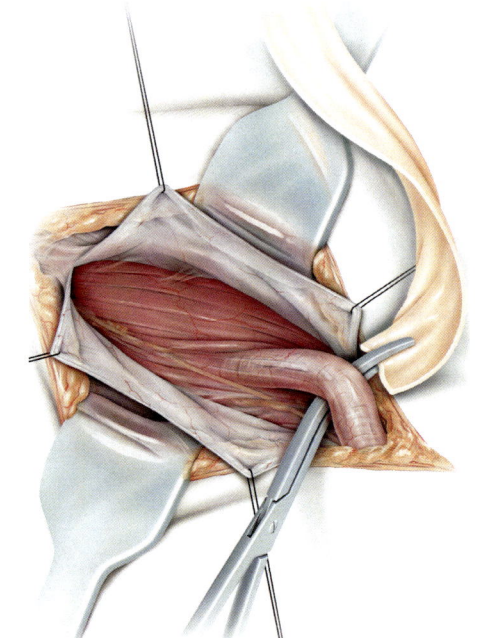

■ **Abb. 4.6** Isolieren und Anzügeln des Samenstrangs. (Aus Heidenreich und Angerer-Shpilenya 2012, mit freundlicher Genehmigung)

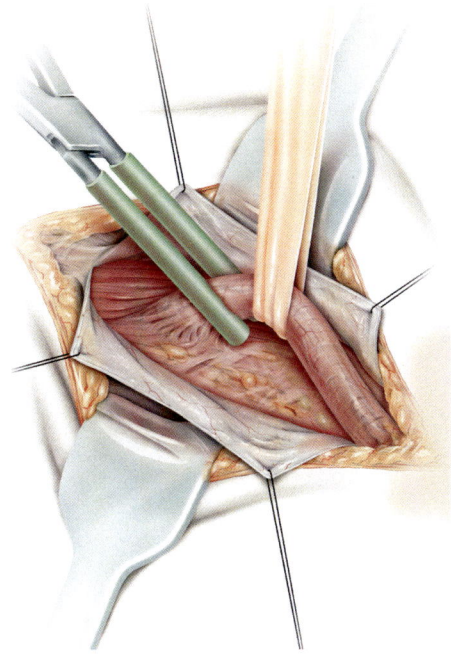

Abb. 4.7 Optionales Ausklemmen des Samenstrangs mit einer weichen Klemme. (Aus Heidenreich und Angerer-Shpilenya 2012, mit freundlicher Genehmigung)

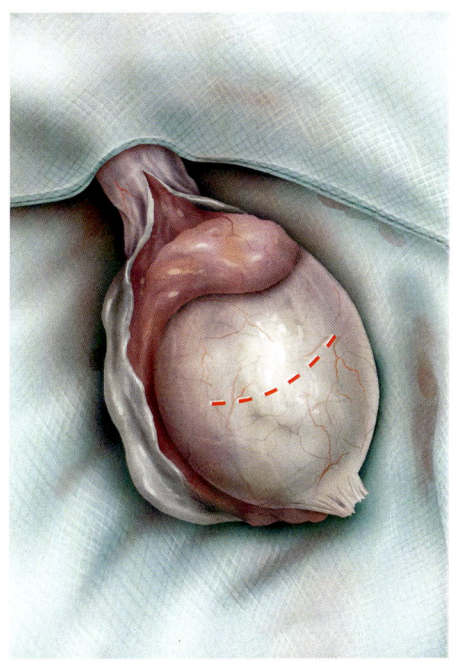

Abb. 4.8 Inzision der Tunica albuginea über dem Tumor. (Aus Heidenreich und Angerer-Shpilenya 2012, mit freundlicher Genehmigung)

Lokalisation durch intraoperative Sonographie mit einem 7,5- bis 10-MHz-Schallkopf notwendig (Buckspan et al. 1989).

Die Tunica albuginea wird gerade über dem Tumor inzidiert (■ Abb. 4.8). Gelegentlich kann der Einsatz einer Lupenbrille oder eines Operationsmikroskops mit 6- bis 10-facher Vergrößerung zur Identifikation kleine subtunikaler Gefäße (Dardashti et al. 2000) oder der Exzision kleinster Tumoren hilfreich sein (Hopps und Goldstein 2002). Da die meisten kleineren Hodentumoren mit einer Art Pseudokapsel umgeben sind, kann das benachbarte Parenchym mit einem kleinen Stieltupfer oder der Rückfläche eines Skalpells von der Tumoroberfläche abgeschoben werden (■ Abb. 4.9). Nachdem der Tumor innerhalb des Parenchyms mobilisiert ist, kann der Gefäßstiel mit der bipolaren Diathermie koaguliert und der Tumor abgetragen werden (■ Abb. 4.10).

Nach der Enukleation werden Biopsien aus dem Tumorbett entnommen und der Schnellschnittuntersuchung zugeführt, um eine Infiltration des Parenchyms auszuschließen (■ Abb. 4.11). Zu-

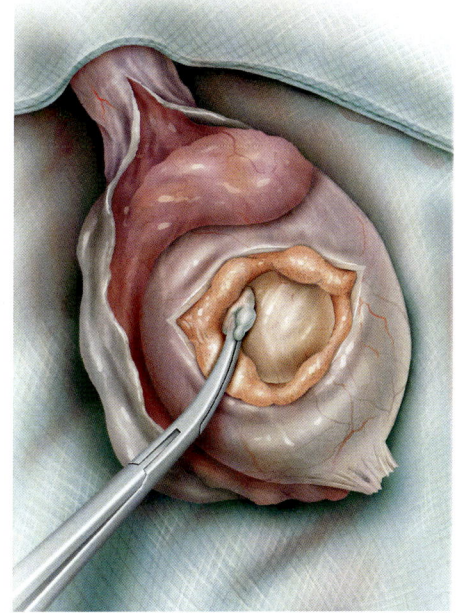

Abb. 4.9 Stumpfes Abschieben des den Tumor umgebenden Parenchyms. (Aus Heidenreich und Angerer-Shpilenya 2012, mit freundlicher Genehmigung)

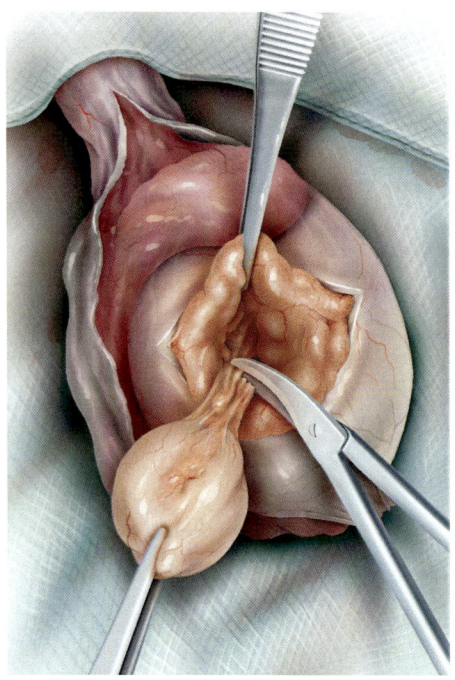

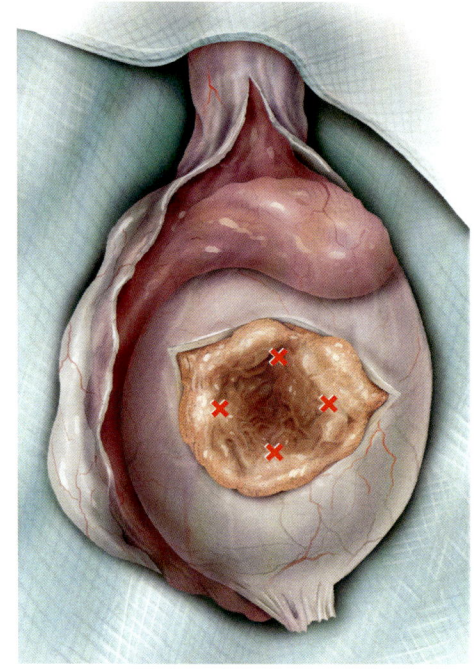

◘ **Abb. 4.10** Absetzen des enuklierten Tumors am Gefäßstiel. (Aus Heidenreich und Angerer-Shpilenya 2012, mit freundlicher Genehmigung)

◘ **Abb. 4.11** Entnahme von Tumorgrundbiopsien. (Aus Heidenreich und Angerer-Shpilenya 2012, mit freundlicher Genehmigung)

mindest in unserem Patientenkollektiv konnte die Schnellschnittuntersuchung sicher zwischen benignen und malignen Befunden differenzieren und kommt routinemäßig zum Einsatz. Eine weitere Biopsie aus dem peripheren Parenchym mit nachfolgender Fixierung in Bouin- oder Stieve-Lösung zum Nachweis einer testikulären intraepithelialen Neoplasie (TIN) kann fakultativ entnommen werden. Da alle KZT definitionsgemäß mit einer TIN assoziiert sein müssen, hat diese Biopsie keine therapeutische Konsequenz und kann auch unterlassen werden.

Kleine Blutgefäße werden bipolar koaguliert, die Tunica albuginea wird mit 4–0 Vicryl fortlaufend verschlossen (◘ Abb. 4.12) und der Hoden in das Hodenfach zurückverlagert. Sollte das Gubernaculum testis im Vorfeld durchtrennt worden sein, ist auf die korrekte Lage des Hodens ohne Verdrehung des Samenstranges zu achten. Die Einlage einer Drainage ist nicht notwendig, die Haut wird mit einer fortlaufenden Hautnaht verschlossen. Postoperativ erfolgt eine Schmerztherapie mit peripheren Analgetika und nichtsteroidalen

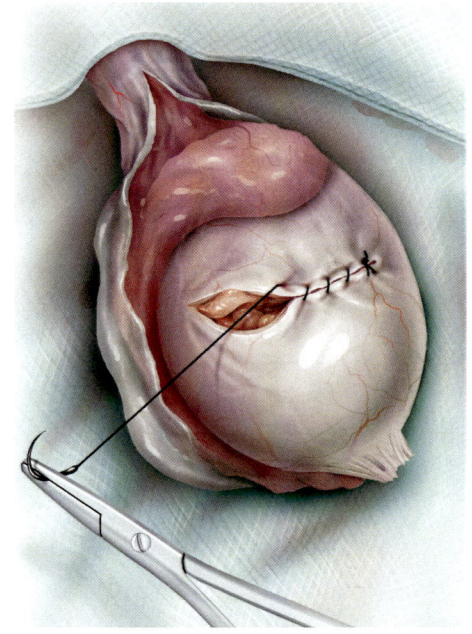

◘ **Abb. 4.12** Fortlaufende Naht der Tunica albuginea. (Aus Heidenreich und Angerer-Shpilenya 2012, mit freundlicher Genehmigung)

Antiphlogistika, um dem testikulären Ödem und Schmerz vorzubeugen.

Nach Abschluss der Wundheilung sollte eine adjuvante Radiatio des Hodens mit 18–20 Gy zur Eradikation der in allen Fällen vorhandenen TIN-Zellen durchgeführt werden, um das Risiko eines Lokalrezidivs zu minimieren. Lediglich bei vorhandener Fertilität (präoperatives Spermiogramm, präoperativer Hormonstatus, Spermiogenese in den Biopsien des Hodenparenchyms) und bestehendem Kinderwunsch sollte von dieser Maßnahme bei engmaschigem Follow-up abgesehen werden.

4.6 Ergebnisse

4.6.1 Komplikationen

Potenzielle Komplikationen beinhalten Nachblutung, Infektion und Hodenverlust. In unserem gesamten Kollektiv sind keine der genannten Komplikationen aufgetreten. 85–92 % der Patienten halten einen physiologischen Testosteronspiegel auch nach einer Nachbeobachtung von >6 Jahren aufrecht (Heidenreich et al. 2001).

4.6.2 Onkologische Ergebnisse

In unserer initialen Pilotstudie mit einer limitierten Anzahl von Patienten betrug die 5-Jahres-Überlebensrate nahezu 100 %; 92 % der Patienten zeigten normale Testosteronkonzentrationen im Serum (Heidenreich et al. 2001). In der retrospektiven Analyse der German Testicular Cancer Study Group wurden 101 Patienten mit einem Follow-up-Zeitraum von >8 Jahren evaluiert: Das krankheitsspezifische Überleben betrug 99 %, die Rate lokaler Rezidive lag bei 5,5 %. Alle Patienten wurden durch eine sekundäre Ablatio testis geheilt; in keinem Fall kam es zu einer systemischen Metastasierung. Ursache der Lokalrezidive war der Verzicht auf eine postoperative adjuvante Radiatio des verbliebenen Hodens in 5 Fällen sowie ein positiver Resektionsrand eines Teratoms in 1 Fall. 85 % der Patienten hielten eine physiologische Testosteronproduktion aufrecht und 10,5 % der Männer zeugten Nachwuchs.

4.6.3 Nachsorge

Die organerhaltende Hodentumorchirurgie macht eine konsequente Nachsorge aufgrund der potenziellen Gefahr eines lokoregionären Rezidivs notwendig. Die transskrotale testikuläre Sonographie mit einem 7,5-MHz-Schallkopf hat sich in unseren Händen als die beste Methode der bildgebenden Nachsorge etabliert. Wir empfehlen die erste sonographische Kontrolle 4–6 Wochen nach erfolgter Enukleation, wenn Narbengewebe das testikuläre Ödem ersetzt hat. Danach werden die sonographischen Kontrolluntersuchungen in 6-monatigen Intervallen, begleitet von einer testikulären Selbstpalpation durch den Patienten, durchgeführt (Heidenreich et al. 2001). Wurde bei den Patienten eine adjuvante testikuläre Radiatio vorgenommen, kann auf die Sonographie in der Nachsorge verzichtet werden; der Patient sollte in der testikulären Selbstpalpation angeleitet werden. Entwickelt sich ein Lokalrezidiv, ist die sekundäre Ablatio testis mit konsekutiver Androgendeprivation zu empfehlen (Heidenreich et al. 1997, 2005, 2011).

Die stadienspezifische Nachsorge erfolgt den risikoadaptierten Empfehlungen der Leitlinien entsprechend (Giannarini et al. 2012; Albers et al. 2011; Oldenburg et al. 2013). Zusätzlich werden die Serumkonzentrationen der Hormone Testosteron, LH und FSH (follikelstimulierendes Hormon) in jährlichen Intervallen bestimmt.

4.7 Zusammenfassung

Die organerhaltende Hodentumorchirurgie stellt heute die Therapie der Wahl bei Patienten mit synchronen oder metachronen bilateralen testikulären Keimzelltumoren bzw. bei Keimzelltumoren in einem Solitärhoden dar, sofern ausreichend Hodenparenchym für eine physiologische Testosteronsynthese erhalten werden kann. In diesen Fällen ist die Ablatio testis entsprechend den nationalen und internationalen Leitlinien obsolet. Postoperativ erfolgt eine adjuvante Radiatio des Hodens zur Eradikation der TIN-Zellen bzw. es kann bei bestehender Fertilität eine engmaschige lokale Nachsorge erfolgen. Metastasierungs- und Kurationsraten unterscheiden sich nicht von denjenigen der Patienten nach bilateraler Orchiektomie.

Literatur

Albers P, Albrecht W, Algaba F, Bokemeyer C, Cohn-Cedermark G, Fizazi K, Horwich A, Laguna MP, European Association of Urology (2011) EAU guidelines on testicular cancer: 2011 update. Eur Urol;60(2):304–319

Buckspan M, Klotz P, Goldfinger M (1989) Intraoperative ultrasound in the conservative resection of testicular neoplasms. J Urol 141:326–327

Dardashti K, Williams R, Goldstein M (2000) Microsurgical testis biopsy: a novel technique for diagnostic and thera-peutic retrieval of testicular tissue. J Urol 163:1206–1207

Fuse H, Shimazaki J, Katayama T (1990) Ultrasonography of testicular tumors. Eur Urol 17:273–275

Giannarini G, Dieckmann KP, Albers P, Heidenreich A, Pizzocaro G (2010) Organ-sparing surgery for adult testicular tumours: a systematic review of the literature. Eur Urol 57(5):780–790

Goldstein M, Waterhouse K (1983) When to use the Chevassu maneuver during exploration of intrascrotal masses. J Urol 130:1199–1200

Heidenreich A, Angerer-Shpilenya M (2012) Organ preserving surgery for testicular tumours. BJU Int 109:474–490

Heidenreich A, Bonfi R, Derschum W (1995) A conservative approach to bilateral testicular germ cell tumors. J Urol 153:10–13

Heidenreich A, Hollt W, Albrecht W (1997) Testis-preserving surgery in bilateral testicular germ cell tumors. Br J Urol 1997:253–257

Heidenreich A, Weissbach L, Hollt W (2001) Organ sparing surgery in malignant germ cell tumors of the testis J Urol 166:2161–2165

Hopps CV, Goldstein M (2002) Ultrasound guided needle localization and microsurgical exploration for incidental non-palpable testicular tumors. J Urol 168:1084–1087

Menzner A, Kujat C, Konig J (1997) MRI in testicular diagnosis: differenziation of seminoma, teratoma and inflammation using a statistical score. Rofo 166:514

Oldenburg J, Fosså SD, Nuver J, Heidenreich A, Schmoll HJ, Bokemeyer C, Horwich A, Beyer J, Kataja V, ESMO Guide-lines Working Group (2013) Testicular seminoma and non-seminoma: ESMO Clinical Practice Guidelines for diagnosis, treatment and follow-up. Ann Oncol 24(Suppl 6):vi125–132

Serviceteil

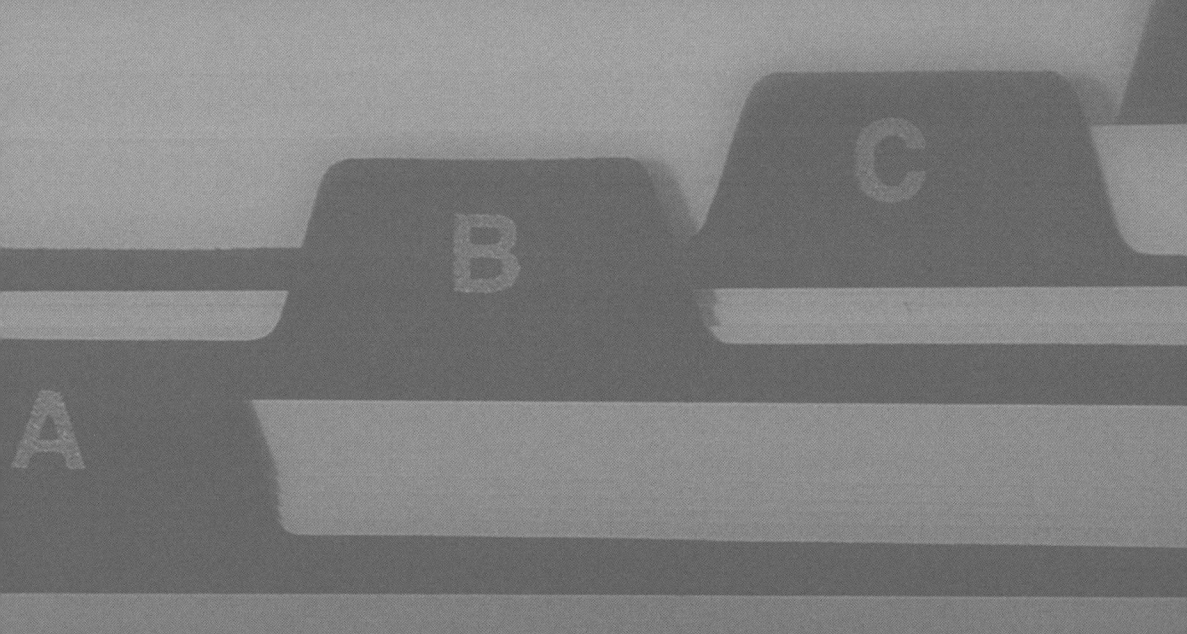

M. Schostak, A. Blana (Hrsg.), *Alternative operative Therapien in der Uroonkologie*,
DOI 10.1007/978-3-662-44420-7, © Springer-Verlag Berlin Heidelberg 2016

Stichwortverzeichnis

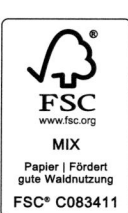

Zeitfracht Medien GmbH
Ferdinand-Jühlke-Straße 7
99095 Erfurt, Deutschland
produktsicherheit@kolibri360.de